国家级与北京市级非物质文化遗产『二十四节气中医导引养生法』之渊源

青城派峨眉派华山派三派合传丹道医学气脉内景导引之精粹

青城嫡传《萬寿仙書鈔本》丹医导引术

二十四节气导引术

——四时坐功却病图诀

张明亮 编著

人民体育出版社

图书在版编目（CIP）数据

二十四节气导引术：四时坐功却病图诀 / 张明亮编著. -- 北京:人民体育出版社, 2024

ISBN 978-7-5009-6435-3

Ⅰ. ①二… Ⅱ. ①张… Ⅲ. ①导引—养生（中医）Ⅳ. ①R247.4②R212

中国国家版本馆CIP数据核字(2024)第049504号

*

人民体育出版社出版发行
北京盛通印刷股份有限公司印刷
新华书店经销

*

710×1000　16开本　20.25印张　236千字
2024年7月第1版　2024年7月第1次印刷
印数：1—5,000册

*

ISBN 978-7-5009-6435-3
定价：98.00元

社址：北京市东城区体育馆路8号（天坛公园东门）
电话：67151482（发行部）　邮编：100061
传真：67151483　邮购：67118491
网址：www.psphpress.com
（购买本社图书，如遇有缺损页可与邮购部联系）

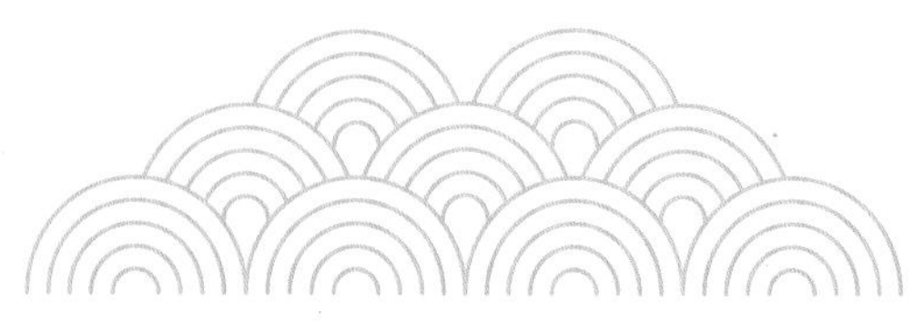

门人

代金刚　陈惠娟　冯尚华　谢继鼎

李利民　田文彬　张世炜　娜仁图雅

协助整理

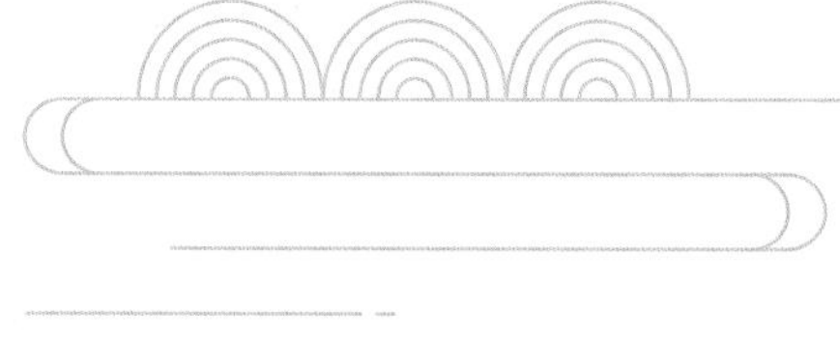

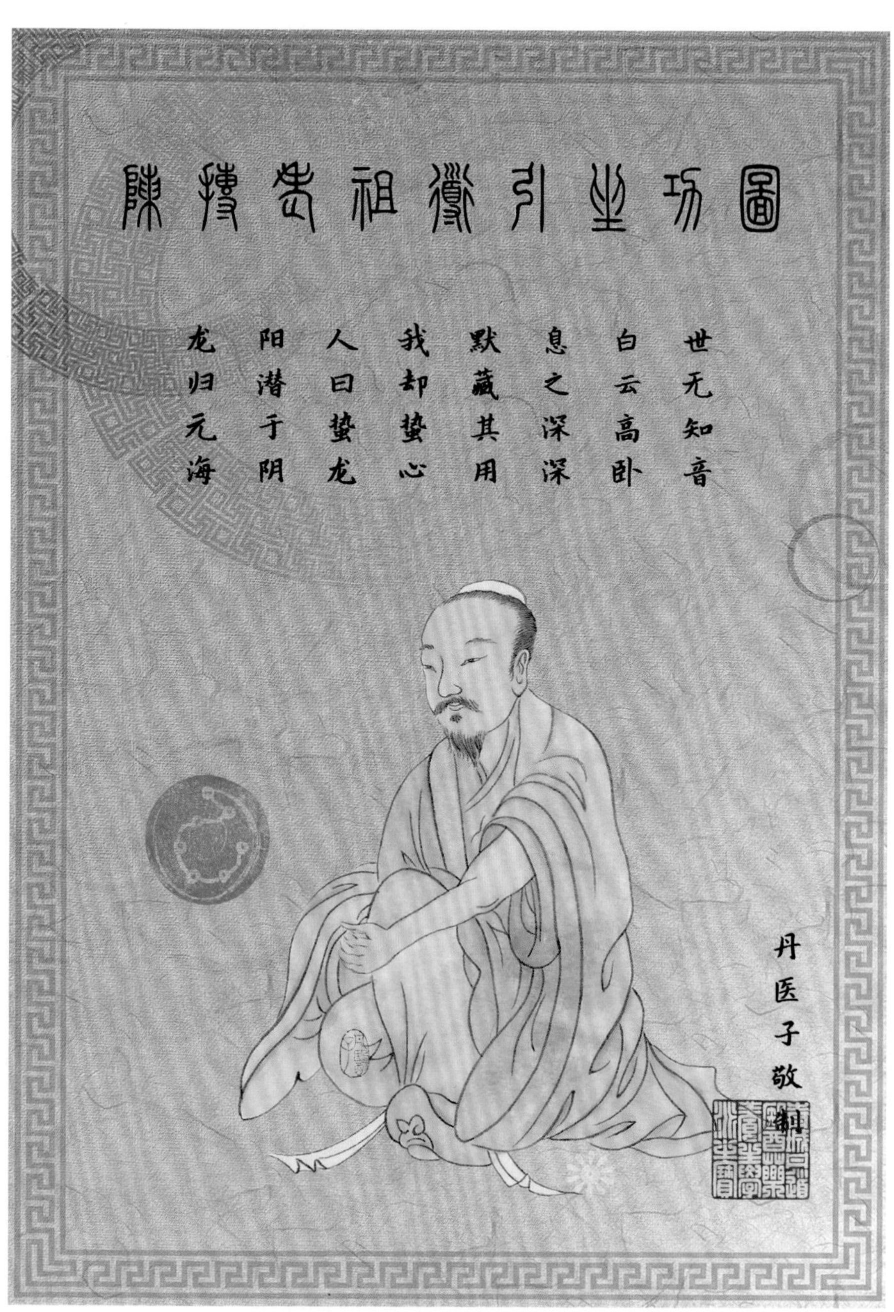
陳摶老祖導引坐功圖
世无知音
白云高卧
息之深深
默藏其用
我却蛰心
人曰蛰龙
阳潜于阴
龙归元海
丹医子敬制

青城二十四节气导引术开山祖师

陈抟老祖导引坐功图

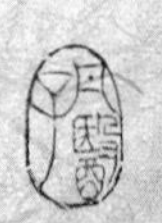

青城玄門
陳摶二十四節氣導引術

总诀

四时坐功 导引成图 妙术谁传 陈抟老祖

天人合一 人天共舞 法于阴阳 和于术数

二十四气 动静合度 坐应八方 造化相助

气脉内景 洞观脏腑 彻悟妙谛 跻乎仙伍

陈抟，字图南，号扶摇子，又号峨眉真人。唐末宋初著名的道学家、易学家、养生家。相传，陈抟尤精于睡功，二十四节气导引术亦为其所创。曾先后被唐僖宗赐号“清虚处士”、周世宗赐号“白云先生”、宋太宗赐号“希夷先生”，是继老子（道祖）、张道陵（教主）之后的又一位道教至尊，故被称为“陈抟老祖”“儒师道祖”。

丹医子张明亮
辛丑吉月敬录

青城玄门陈抟二十四节气导引术
总诀

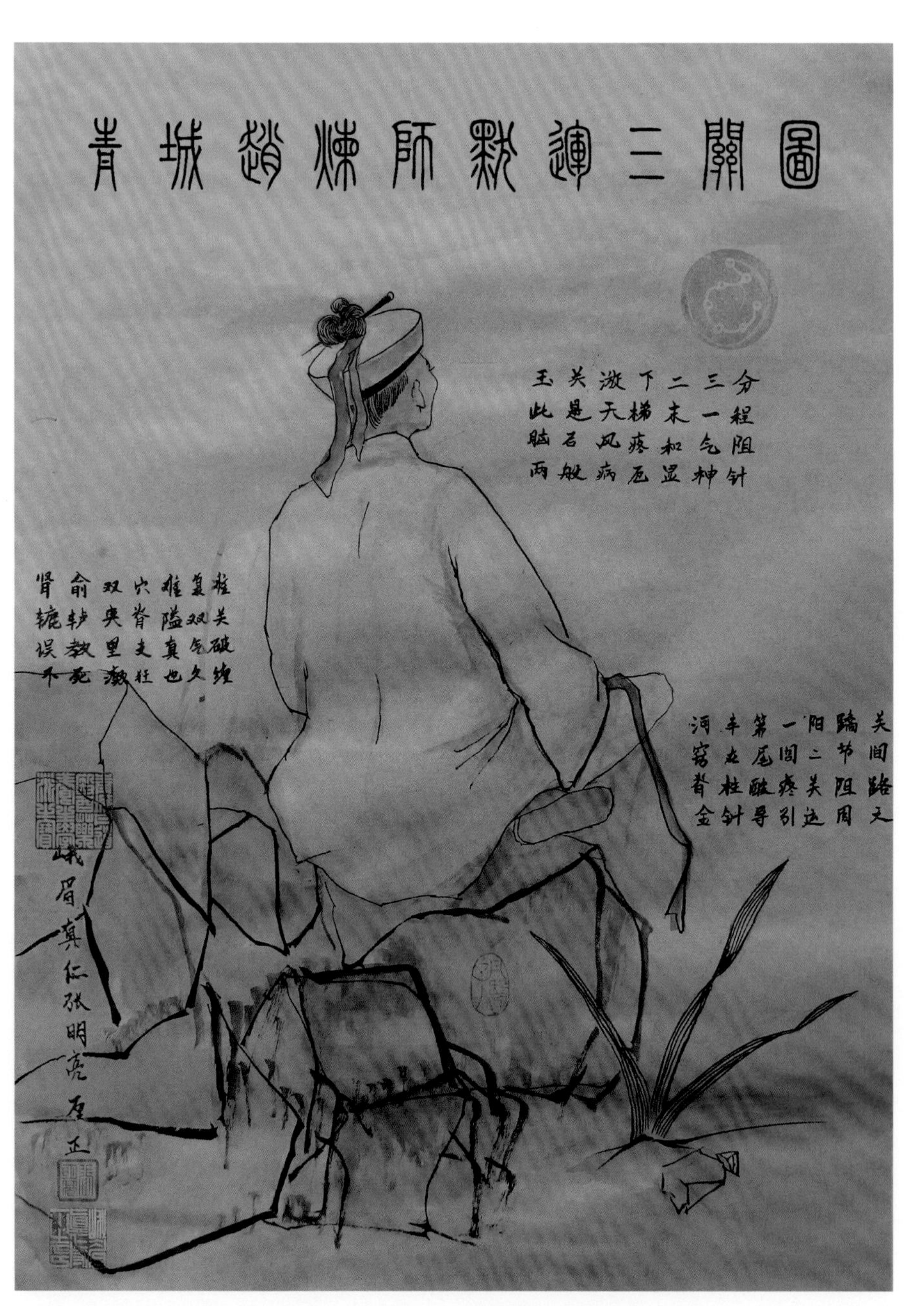

青城二十四节气导引术传承祖师

赵炼师运三关图

青城丹道醫藥養生學派

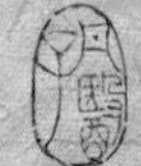

默運三關訣

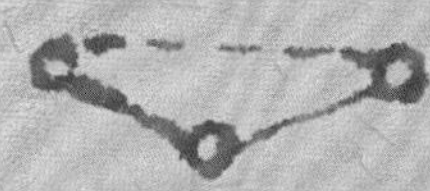

尾闾关第一

河车第一阴蹻关
窍在尾闾二节间
脊柱酸疼关阻路
金针导引运周天

夹脊关第二

肾俞双穴难复难
辘轳夹脊隘双关
误教里支真气破
不死癫狂也久缠

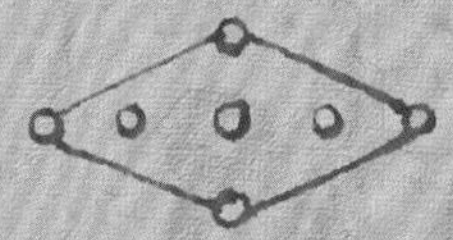

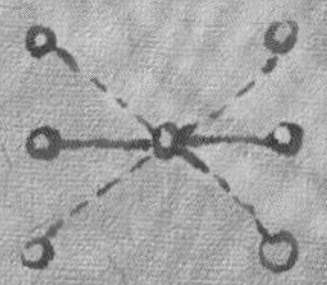

玉枕关第三

玉关漩下二三分
此是天梯未一程
脑户风疼和气阻
两般病厄显神针

赵炼师，生卒、生平不详，盖青城派玄门之真隐士也，于道法、丹法、医学、养生之术俱精，尤精于青城二十四节气导引术与龙门派毒龙丹及药饵服食治病养生之法。兹摘其所传默运三关诀如上。

丹医子张明亮
辛丑吉月谨记

青城丹道医药养生学派
默运三关诀

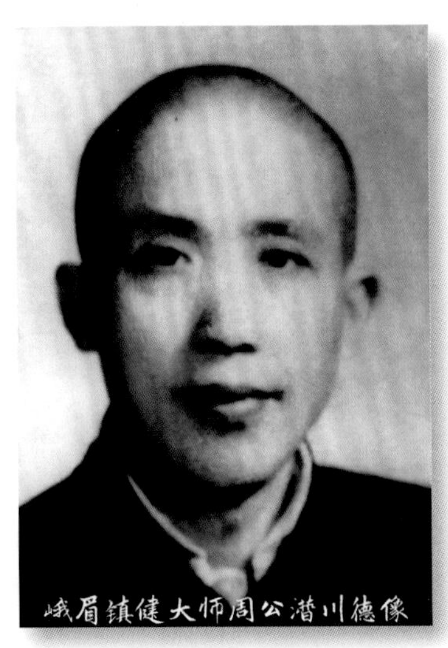

峨眉真仁 敬制

周潜川(1907—1971年)，祖籍四川，原山西省中医研究所名老中医，当代著名气功大师，著有《气功药饵疗法与救治偏差手术》《峨眉十二庄释密》《峨眉天罡指穴法》《农村医药卅门》等。周潜川除系统从学于峨眉派高僧永严法师、丹道中医大师黄子箴之外，约在20世纪30年代，曾师从青城派赵炼师学修二十四节气导引术等，并获得青城派秘传的《万寿仙书钞本》。

再传弟子峨眉真仁守一

辛丑十月十二日记

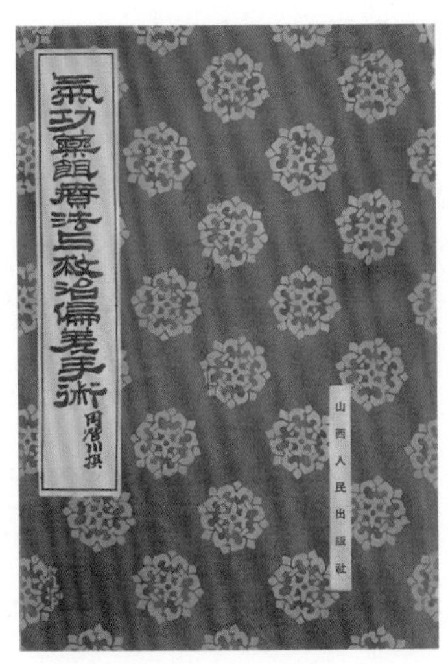

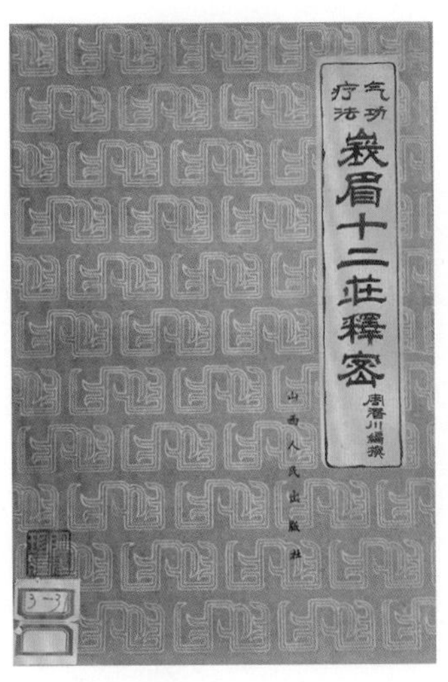

青城二十四节气导引术传承师祖

周潜川先生及其代表著作

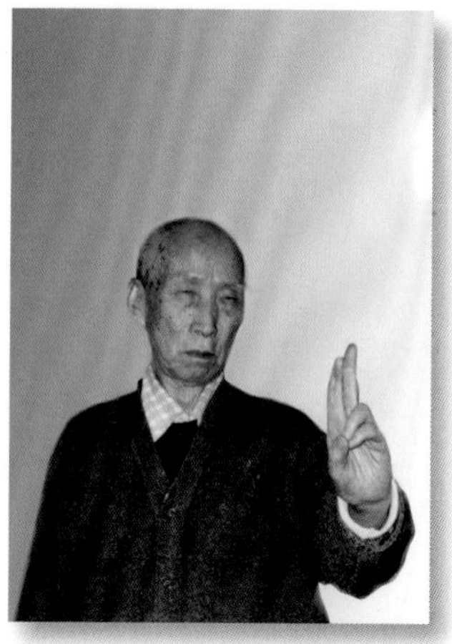

徐一贯先生(1914—2013年)

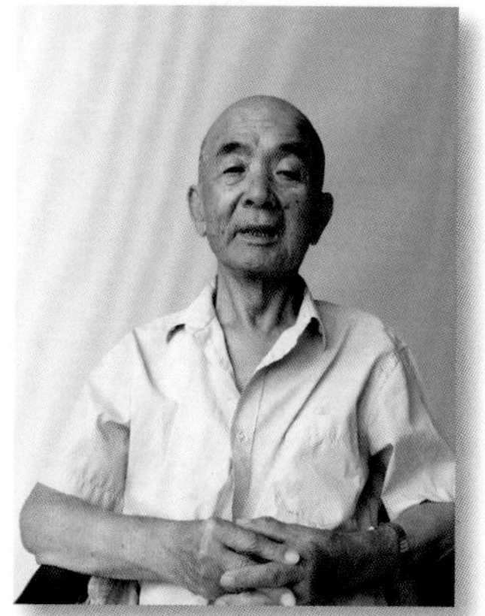

杨凯先生(1926—2018年)

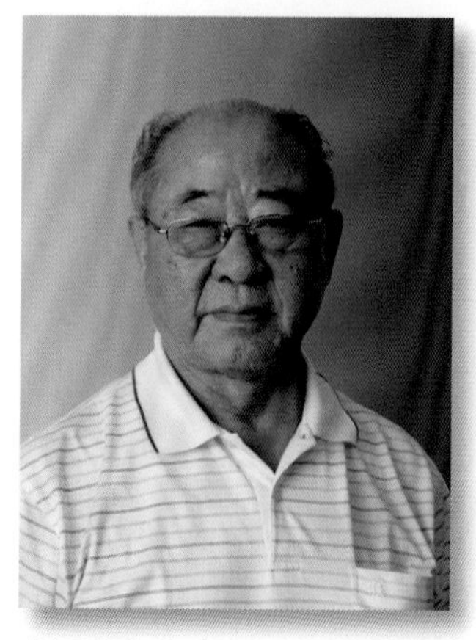

李国章先生(1934—2016年)

徐一贯、杨凯、李国章三师均师承于周潜川先生，也是本书所传青城二十四节气导引术之传承上师。徐老早年因病而得识周先生，后二人成亦师亦友之至交，徐老也因久病而明医得法。杨凯、李国章二师则均出生中医世家且自幼学医，系医科大学同学。后因品学兼优而被推荐为研究生，时曰“又红又专接班人”，统一拜入山西省中医研究所名老中医周潜川等名师门下学医练功。后二师均成一方名医。

张明亮辛丑十月十二日记

青城二十四节气导引术传承上师

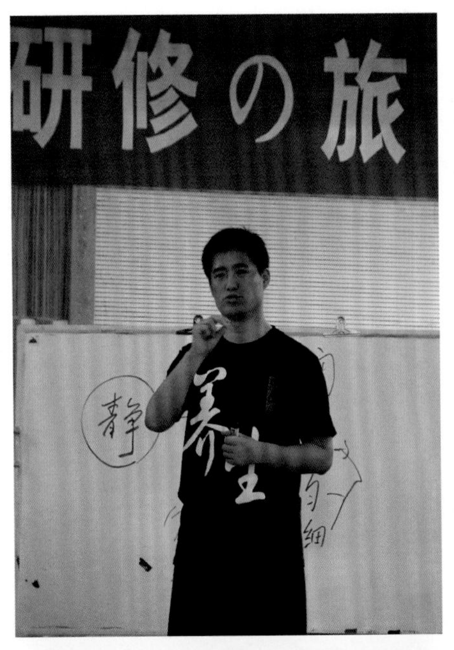

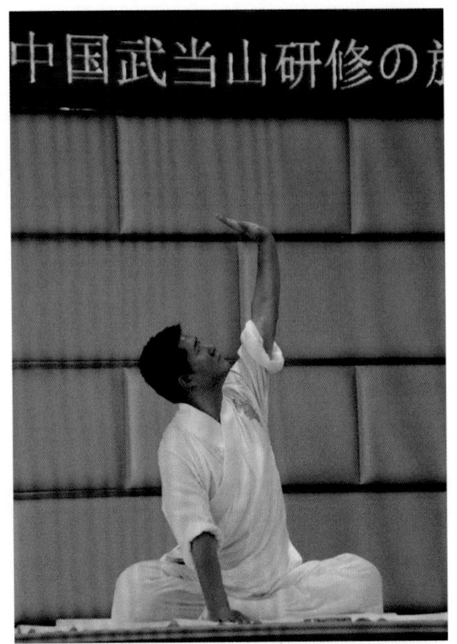

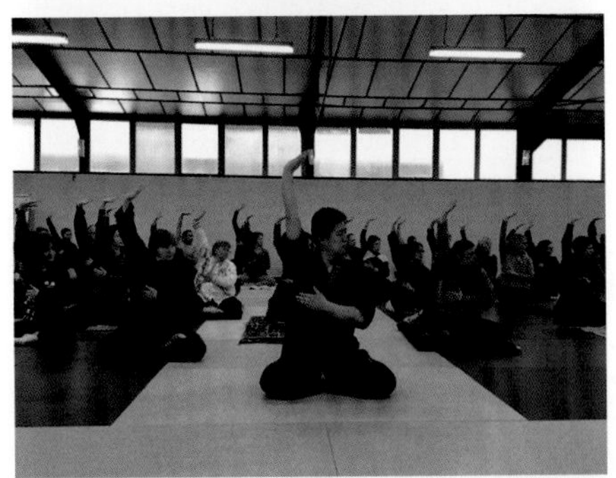

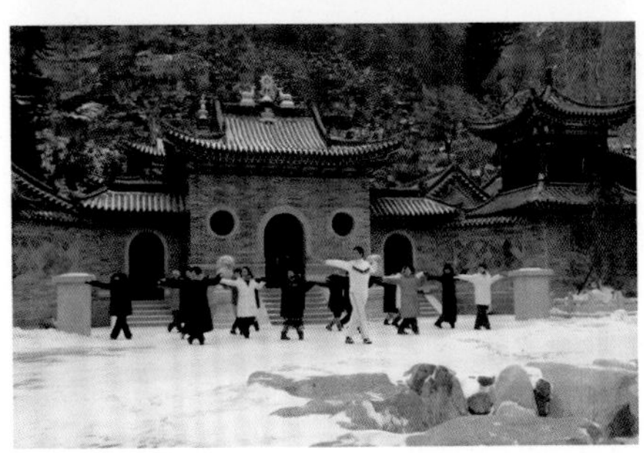

张明亮先生，自幼即从师学医、练功，学有师承、修有证境，为国内外著名的健身气功及中医导引养生专家，多年来曾应邀赴全国各省及世界数十个国家讲学教功，也曾连续多年、多次带领国外学生到中国各大名山研修。同时，青城二十四节气导引术、峨眉内功导引按蹻术，以及健身气功六字诀、易筋经、五禽戏、八段锦、十二段锦等也随之得到了广泛的推广与普及。

青城二十四节气导引术
当代传承人张明亮

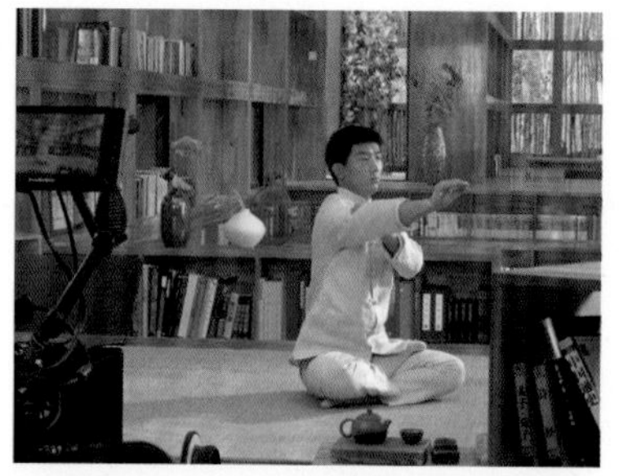

中国中医科学院研究员、博士研究生导师代金刚博士，是青城二十四节气导引术新一代传承人中的佼佼者，在中医导引疗法方面颇有建树，在临床、科研工作之外，还经常在各大媒体宣讲。

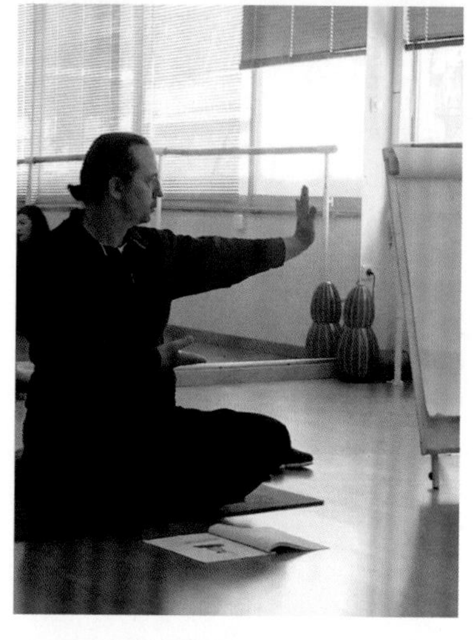

帕纳吉奥提斯·康塔克萨基斯(Panagiotis Kontaxakis) 是 20 世纪 80 年代希腊撑杆跳高国家冠军及纪录保持者，也是最早将青城二十四节气导引术推广到希腊的人。

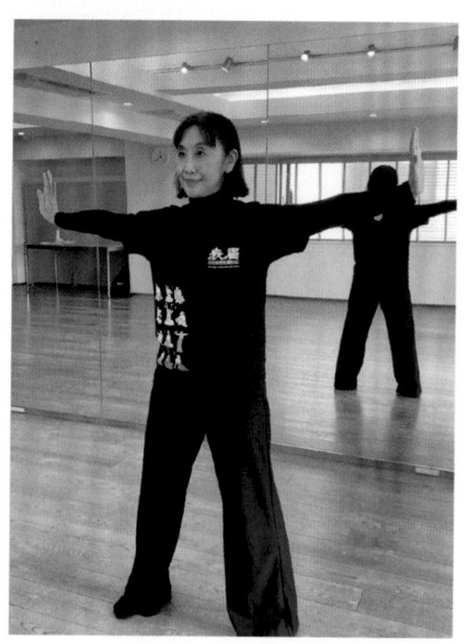

日本峨眉养生文化研修院创办人之一及常务理事鸟饲美和子，多年来一直致力于青城二十四节气导引术及峨眉丹医导引养生学在日本的推广与普及工作。

青城二十四节气导引术
新一代传承人

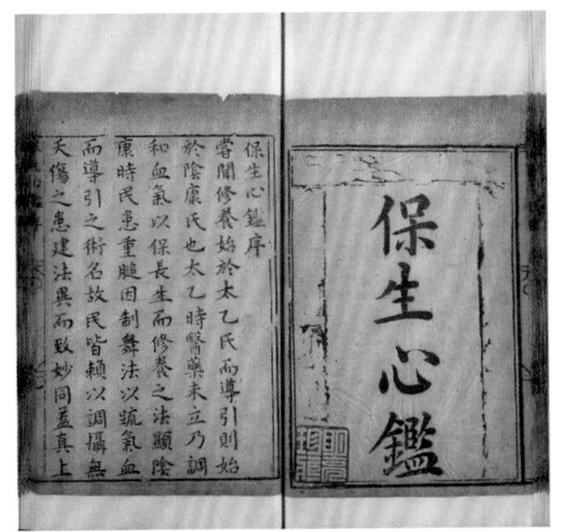
保生心鑑序
嘗聞修養始於太乙氏而導引則始
於陰康氏也太乙時醫藥未立乃調
和血氣以保長生而修養之法顯陰
康時民患重腿因制舞法以疏氣血
而導引之術名故民皆賴以調攝無
天傷之患迹法異而致妙同蓋真上

保生心鑑

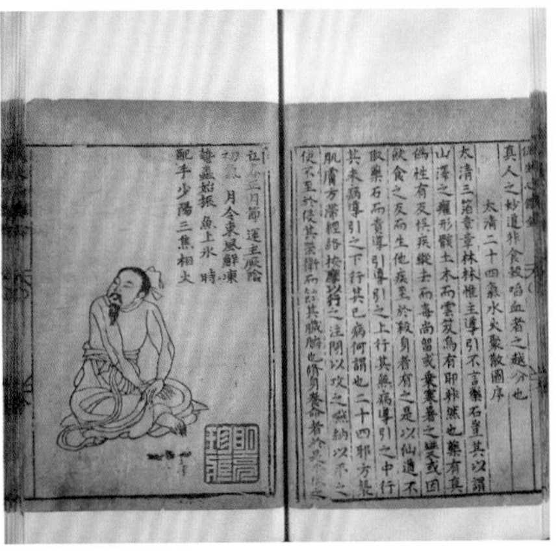

1506 年刊行的铁峰居士《保生心鉴》一书，是目前发现最早记载二十四节气导引术的古代文献，书中称二十四节气导引术为“太清二十四气水火聚散图”。图为现藏于美国加利福尼亚大学伯克利分校明万历年二十年（1592 年）虎林胡氏文会堂刊本《寿养丛书》第十四集收录的《保生心鉴》书影。

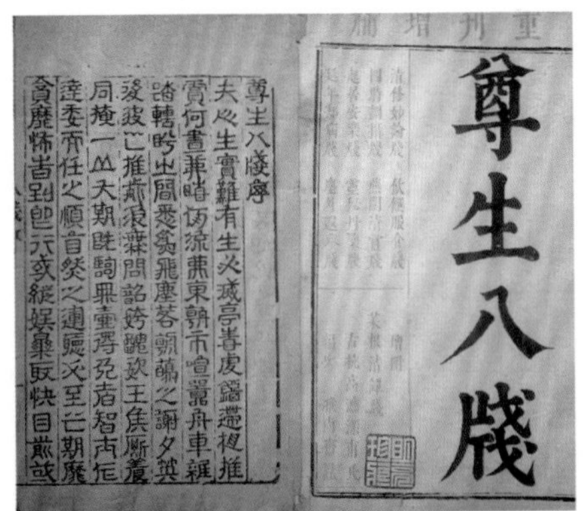
重刊增補

尊生八牋

尊生八牋序

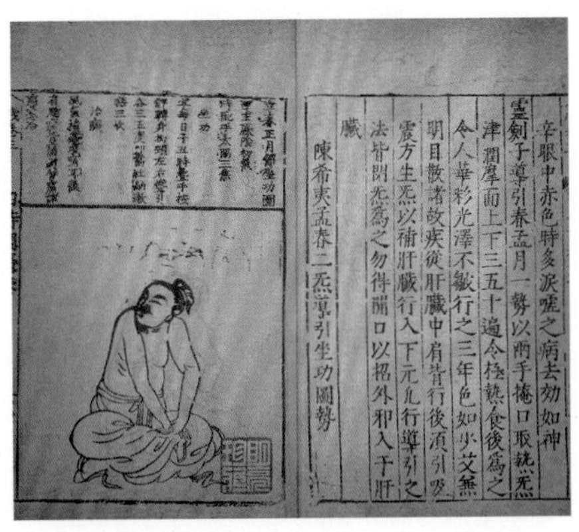
陳希夷孟春二炁導引坐功圖勢

成书于 1591 年的《遵生八笺》一书，为明代名仕高濂所著。该书《四时调摄笺》中载有“陈希夷二十四气导引坐功图”，是目前发现最早将二十四节气导引术冠以“陈希夷”之名的古代文献。图为现藏于美国哈佛大学哈佛燕京图书馆明万历时期雅尚斋刊本重刊增补的《遵生八笺》书影。

青城二十四节气导引术
传承文献之一

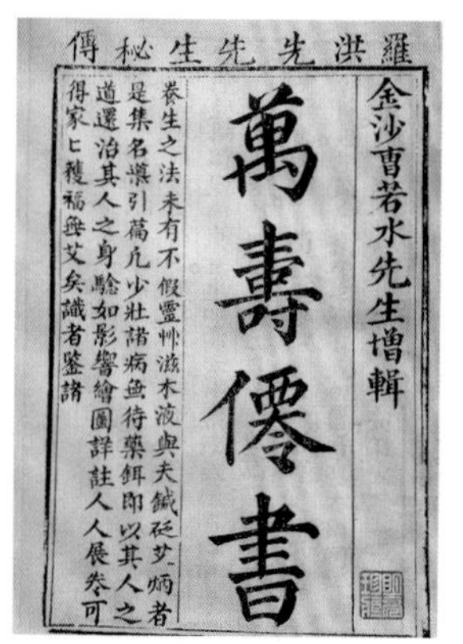

羅洪先先生秘傳

金沙曹若水先生增輯

萬壽僊書

養生之法未有不假靈艸滋木液與夫鍼砭艾焫者是集名導引萬凡少壯諸病無待藥餌即以其人之道還治其人之身驗如影響繪圖詳註人人展卷可得家匕獲福無艾矣識者鑒諸

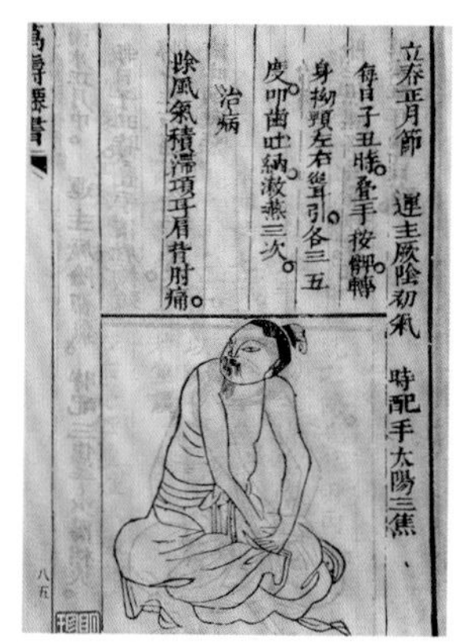

立春正月節　運主厥陰初氣　時配手太陽三焦

每日子丑時。疊手按髀轉身拗頸左右聳引各三五度。叩齒吐納漱嚥三次。

治病

除風氣積滞項耳肩背肘痛。

署名为明·罗洪先先生秘传，金沙曹若水先生增辑的《万寿仙书》，因其内容丰富、图文并茂，理、法、方、药咸备，是一部颇有价值的导引养生、祛病延年的专著，故为历代医家及养生家传抄与珍藏，是明清之际流传极为广泛的一部著作，现存有多种版本与抄本。书内所载二十四节气导引术、诸仙导引方诀、华佗五禽图等也随之在民间广泛流传。

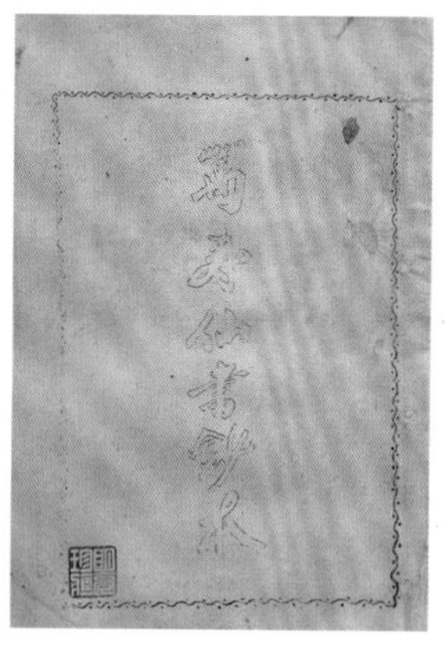

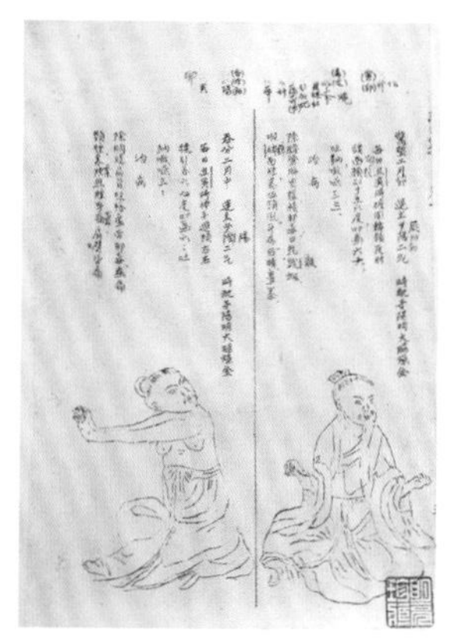

1940 年左右，青城派高道赵炼师将青城派秘传的《万寿仙书钞本》传之于周潜川先生，该《钞本》为历代丹道家内部传承之秘密法本，其中不仅载有二十四节气导引术等养生秘法，而且还载有玄门秘传毒龙丹二十四候用药治病及诸仙导引治病方诀等。该《钞本》也是本书作者的主要法脉传承与本书的重要底本。图为 1960 年左右周潜川先生刻印并传给徐一贯、杨凯、李国章等诸师的油印本，内有周先生亲自所写“跋后”，并可见多处诸师核校之痕迹。

青城二十四节气导引术

传承文献之二

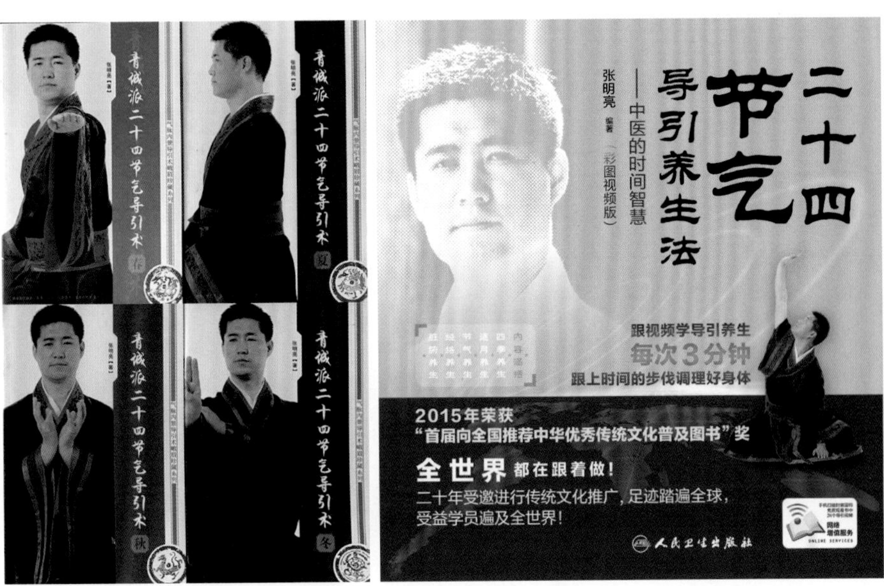

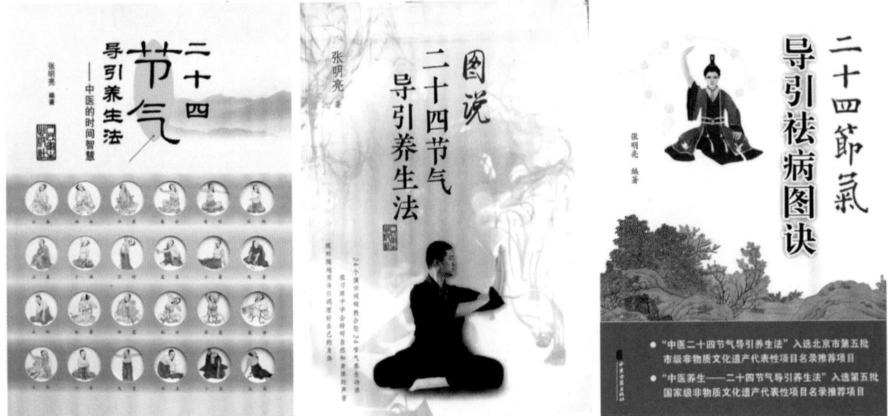

目前为止，张明亮及其学术团队已经陆续整理出版了有关二十四节气导引术的数部专著，并先后在中央电视台、北京电视台、《中国中医药报》《中医养生保健》《北京晨报》等多家媒体上发表。其中，由人民卫生出版社2014年出版的《二十四节气导引养生法——中医的时间智慧》一书入选了国家新闻出版广电总局“首届向全国推荐中华优秀传统文化普及图书”。

青城二十四节气导引术
相关出版物

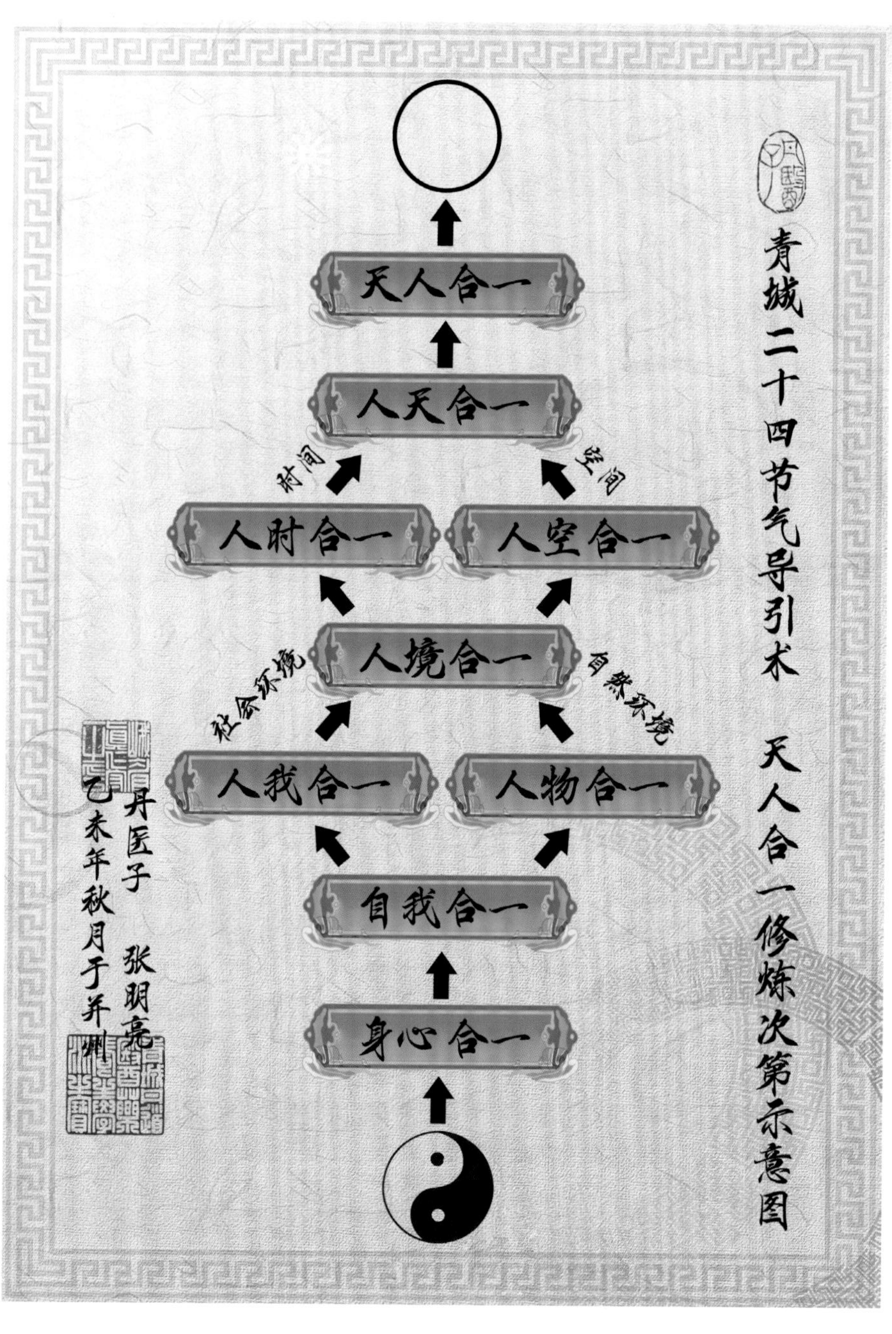

青城二十四节气导引术
天人合一修炼次第示意图

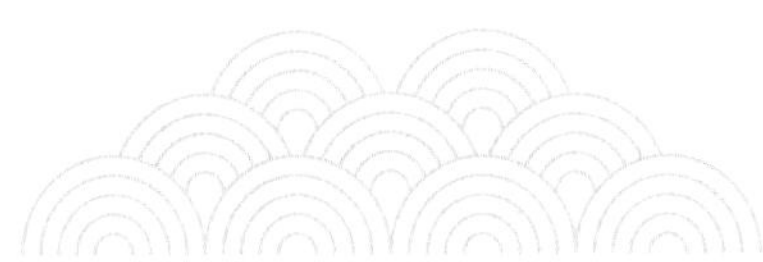

序一　青城节气导引　中国时间智慧

我是来自日本的鸟饲美和子，也是日本峨眉养生文化研修院理事。得知张明亮老师新著“青城嫡传《万寿仙书钞本》丹医导引术”《二十四节气导引术——四时坐功却病图诀》即将出版，思绪万千。还记得是在2010年，我们日本学生第一次学习二十四节气导引术。张老师告诉我们，二十四节气导引术包含自己的身体、心理、行为及周围的环境，通过身、心、行、境四个方面的修习而使它们协调融合，最终达到天人合一的境界。张老师还告诉我们这个功法是从华山派的陈抟传到青城派，然后再传到峨眉派，并逐步发扬光大。所以该方法属于青城派、峨眉派、华山派三派合传，也是丹道医学气脉内景导引之精粹。就是从那时起，我们第一次学习并体验了从立春到谷雨的春季导引术，并非常鲜明地感受到了功法中身体动作和伴随动作呼吸的变化及其与节气变化的对应关系。在此后的10多年中，我们一直学习、研究并在日本推广二十四节气导引术。期间有很多难忘的回忆，在此想和大家略作分享。

2013年12月，17名日本学生聚集在中国四大佛教圣地之一的五台山。

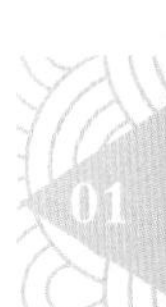

这17名学生均是从2004年张老师第一次来日本时就开始跟随他学习练功的“铁粉”“金粉”。为了表示我们的决心，大家在寒冷的冬季一起到达了清凉圣境五台山。当时，那里的气温每天都在零下10度以下，最低时达到零下23度。记得恰逢“大雪”节气，又刚刚下过一场大雪，张老师饶有兴趣地对大家说：“我们去户外一起练习大雪节气的导引术吧。”于是我们一起来到了五台山文殊洞门前练功。天气很冷，对于我们这些来自“温暖国度”的日本人而言，很多人都是第一次感受这么寒冷的天气，感觉到手指仿佛冻得差点要断掉似的，不过我们的内心却都感到很温暖、很快乐，并似乎与张老师一起重温年轻时在五台山修学的感觉！从那时起，我们更坚定了一直追随着张老师学习的决心！每个人都充满了希望。我们也永远不会忘记那天青城嫡传二十四节气导引术的“大雪活步通臂式”。

此后，我们便在日本成立了“峨眉养生文化研修院”，作为研究、学习、推广张明亮老师所传承的中国丹医导引养生与文化的专门组织。疫情之前，张老师每年来日本两次，从2016年到2018年3月，我们学习了5次二十四节气导引术，总共有两年半的时间，最后还举行了严格的笔试和功法考试。

近年来，越来越多的日本人开始关注二十四节气的文化内涵，二十四节气导引术则是对大众介绍中国文化的有效载体。因此，我们决定设立“节气导引普及指导员”，由指导员帮忙传播节气导引术，经过进一步的研修和资格考试，产生了21名“节气导引普及指导员”。

为了让大众有机会体验二十四节气导引术，我们在日本关西、关东地区都举办了不少活动。2019年6月，以关西地区的普及指导员为中心人物在大阪举办了大众可以参加的“二十四节气导引术——大家来见面张

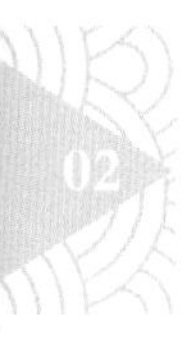

老师”活动。活动取得了巨大的成功，吸引了100多人参加，普及指导员及其他工作人员都展示了他们各自专业领域的能力，之后，普及指导员集合在一起持续复习功法，在疫情的状况下，通过网络一起研究互相交流。

关东地区的普及指导员日向寺 (Midori Hyugaji) 介绍：“我在东京每周教三到五次养生功，让学生选择网课或面授。我在每节课快结束时，通过练习伸展功把身体充分伸展，然后练习二十四节气导引术。正如张老师所说，在正确的姿势下，气血会正确地运行，所以我关注动作并指导学生让他们尽量正确地做动作。”她的学员中，一位26岁的女性一直有心悸并心律不齐，思虑过度，时常感到不安、焦虑。那天练习寒露导引术后感到心情平静、积极，在合掌结束时，呼吸均匀，感到无我、安宁。这只是一个例子，二十四节气导引术非常受学生欢迎。

顾名思义，二十四节气导引术是一种独特的健身养生术，包含导引、吐纳和存思等方法。动作看似有点复杂，其实二十四个动作都有不同的妙义，处在动功与静功之间。因此，通过青城嫡传《万寿仙书钞本》等辗转流传下来的功法确实是十分难能可贵的。这可以说是将一个古老的传承，在21世纪重新赋予了生命。

我希望这本书能更广泛、正确地传播在21世纪复兴的二十四节气养生和中国文化，进而来到身、心、行、境和谐的世界。

日本峨眉养生文化研修院理事

鳥飼美和子

2022年11月

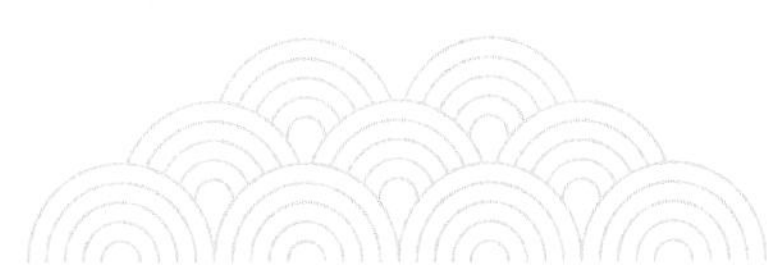

序二　节气导引术　源于中国　世界共享

张明亮老师请我为他的大作“青城嫡传《万寿仙书钞本》丹医导引术”《二十四节气导引术——四时坐功却病图诀》一书写序言，我感到荣幸之至。我是一名专业田径运动员，曾获1988年希腊安卡拉巴尔干运动会跳高冠军和1989年欧洲布达佩斯国际室内锦标赛跳高第八名。我也是一位中医导引研究者，从小就爱上了中国文化，习练中国导引术已有27年。2009年，我来北京交流学习，经人引荐，我有幸见到张明亮老师。

张老师在养生、中医等领域卓有建树，我也早有耳闻。第一次见面并向张老师请教，让我惊叹于中国传统文化的博大精深，惊叹于中医导引流派传承有序，惊叹于张老师在讲解中医和导引时的深入浅出。短短一个小时的见面，我对张老师有着奇妙的感受，个子很高，言谈富有幽默感，有很大的天赋；对中国文化和中医药的理解深邃彻底，并且在讲解中医术语、传统思想和哲学等概念时用词准确、简洁，并富有激情，也让我下定了跟张老师学习的决心。

张老师传承的是峨眉丹道医药养生学派和青城嫡传《万寿仙书钞本》

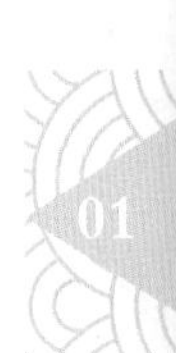

学术体系，并师从多位老师，全面系统地继承峨眉派、青城派学术思想。更为幸运的是，在后期的学习过程中，张老师带我见了他的老师——徐一贯老师、杨凯老师、李国章老师、师怀堂老师等。

张老师的教学为我打开了一个崭新的领域，让我徜徉在中国文化的迷人世界里。每次跟张老师见面，我都会问无数个问题，像风一样吹向他，他面带微笑，自信地作答，像光一样洒向我。有一次我看到张老师的资料上介绍陈抟所传的“二十四节气养生术”，我的眼睛立刻睁大了。作为一个西方人，我对“儒师道祖”陈抟有一定了解，他知名的睡功和二十四节气导引术让我梦寐以求。我曾在 20 世纪 80 年代的各种书籍中看到过这些内容，但只有一两张动作图，很少有完整的文字介绍。在 20 世纪 80 年代，有很多西方人在探究东方文化，尤其是富有传说性质的中医理论和导引功法，其中就包括二十四节气导引术。那时教太极拳、八段锦、武术的人比较多，但我没听说哪位老师教二十四节气导引术。所以，当我看到相关介绍时，我感觉这是“神”的安排，“上帝”的旨意，我需要“把握机会”，我开门见山地问张老师是否可以教我这一套方法。从那时起，在张老师的启蒙下，我开始研究二十四节气。多年以来在中国养生文化的研究中，我头脑中的那些不明确和不理解的问题逐渐有了答案。

通过聆听张老师的教诲，按照张老师的指导去练习，我从一开始就感觉到了二十四节气导引术锻炼的效果。二十四节气的练习有助于你在实践和理论上构建一种基于中医文化的身心感觉方式，这会使你的练习更加有效且相对平衡。后来，张老师邀请我参加 2012 中国汉字及文化的新年发布会，在现场我和代金刚、李云宁、苑中娟等师兄妹配合张老师

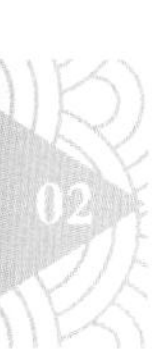

的演讲做了导引的展示，那是二十四节气导引术首度向公众公开。

随后，张老师面向国内、国外组织了一系列二十四节气导引术推广课程，包括现场课程、在线课程、直播，学生受众遍布欧洲各国、日本和中国各省市。现在这本你手上拿着的“青城嫡传《万寿仙书钞本》丹医导引术”《二十四节气导引术——四时坐功却病图诀》，就是前期所有工作的凝练和结晶。

张老师所著的《二十四节气导引术》是给大家的一份礼物，为读者、从业者实现和谐与幸福作出了个人指导。书中以清晰的说明和图片，详细介绍了这些练习，为每个人打开了一扇门，让我们体验到中国养生艺术和中医智慧所支持的健康和治愈的深层含义。二十四节气导引术是一种精神能量移动的艺术，让习练者在当下即可体验自我全部。任何一个坚持练习二十四节气导引术的人都会“苟日新，日日新，又日新”。

张明亮老师在二十四节气导引术的研究、教学、宣传方面步伐坚定，卓有成效，该方法已成功获批中国国家级非物质文化遗产，将其介绍给了当代中国人，也介绍给了全世界。

我为张明亮老师的非凡成就而喝彩。

希腊快乐龙养生文化中心

Kontaxakis Panagioti

Panagiotis Kontaxakis

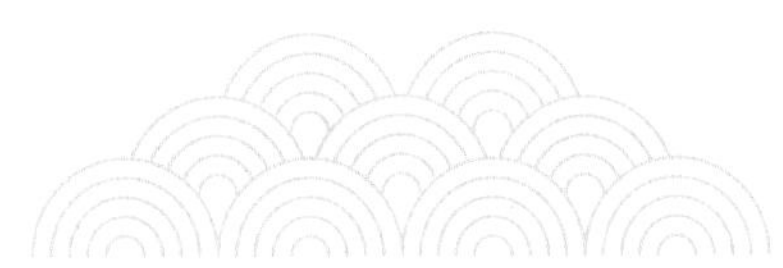

序三　传承中医药非遗养生　助力身心健康

二十四节气是中国独有的文化体系，蕴含了东方的哲学理论、思维方式和时间智慧，是中国传统文化的精华，它已正式列入联合国教科文组织非物质文化遗产名录，并且被誉为“中国第五大发明”。导引是中医传统运动方法，“导气令和，引体令柔”。大家熟知的八段锦、五禽戏等都是经典导引法。二十四节气导引术与其他导引法最大区别是不同节气习练针对性的导引动作，一年二十四套动作，有助于顺应天时、调节脏腑和经络功能，对养生防病作用事半功倍。该方法讲求“按时行功，分经治病；身心行境，天人相应”，极具中国传统文化与中医学特色。

二十四节气导引术，又称二十四节气导引养生法、二十四气水火聚散图、四时坐功却病图诀等，相传为唐末宋初时期陈抟老祖所编创。在明·铁峰居士《保生心鉴》、明·罗洪先《万寿仙书》、明·高濂《遵生八笺》、清代《四库全书》中都有完整记载。然而能完整习练这套导引术的少之又少，本书作者张明亮老师得到青城派嫡传《万寿仙书钞本》的系统学术传承，弥足珍贵。

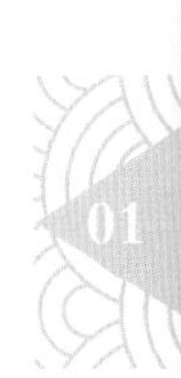

张明亮老师作为青城嫡传“二十四节气导引术”当代传承人，带领团队开展了一系列针对节气导引的传承、科研和传播工作。陆续出版了《五脏的音符——中医五脏导引术》《唤醒你的身体——中医形体导引术》《傅山手录〈丹亭真人卢祖师玄谈〉校释》《二十四节气导引养生法——中医的时间智慧》等书，“二十四节气中医导引养生法”入选国家级和北京市级非物质文化遗产代表作名录。

作为张老师学术团队一员，我深感荣幸。我毕业于北京中医药大学，就职于中国中医科学院。从工作伊始，对中医导引的研究、传播、教学从未间断，并取得点滴成绩，如带领中国中医科学院职工参加国家中医药管理局养生操比赛获得第一名、编创了中医特色工间操并得到广泛应用、编创健心健康操并以最多人数习练打破吉尼斯世界纪录，二十四节气导引术亮相央视《健康之路》，基于现代仪器设备开展导引法科学内涵研究，中医导引学被纳入研究生院课程，《中医导引养生学》的出版，《诸病源候论》导引法研究获中国民族医药学会科技进步一等奖，二十四节气中医导引养生法入选国家非遗名录等。

中医界前辈和同行经常问及我学习导引的初心和经历，我都会认真的从 20 多年前的一次“邂逅”讲起。刚到北京中医药大学就读时，脑子里都是高中阶段的数理化思维，虽受家庭熏陶有几年中医和导引术童子功的基础，但对中医理论仍有很多不解，对抽象的哲学无法领会。有幸在一次学校社团“学士沙龙”组织的交流活动中，结识张明亮老师。

通过聆听张老师对中医理论的解读，以及导引术习练，我仿佛找到了古人学习和体悟中医的思路和方法，习练导引术时，伸展的身体、徐

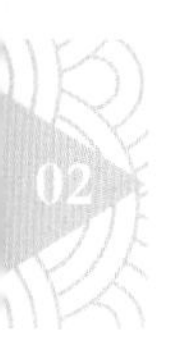

缓的呼吸、放松的心情，让我们理解中医形神统一的理论；拉伸肢体、舒畅经络、调节脏腑，让我们理解中医脏腑经络与四肢百骸的联系；左右转换、上下协调、表里同调，让我们理解阴阳学说……

如果能在接受院校教育的同时，通过传统师承的方式跟张老师学习，这样就能更好地领悟中医学知识。于是跟老师表达了学习的愿望，张老师欣然应允并赐诗如下："师门翘踵视望殷，安得起舞几刘琨，勤勤学学苦苦修，安苟苟，哇休休……"并跟我介绍按照师门要求，通常把鳏、寡、孤、独、穷、残、良、智这8种人作为传授的对象，对于前6种人传授，是为了帮助他们掌握一门学问和技术，渡过生活难关，对品德优秀，且有智慧、尊师重道、吃苦耐劳的"良""智"之材，师门更是翘首以待。

学习的道路不会一帆风顺，甚至是艰难险阻。院校的课程占用了绝大部分时间，张老师也常各地讲学，能在北京跟老师学习的时间很少。为了提高学习效率，于是利用国庆节、劳动节、春节假期时间，赴山西太原老师家中学习，系统学习了青城嫡传《万寿仙书钞本》学术体系。大学的5年，漫长且短暂，感恩的是打下了良好的基础，且初心仍在、使命不减。

青城嫡传二十四节气导引术是跟张老师学习的重要内容。节气导引术蕴含了医理、文化、导引等，是中国人的养生智慧。春、夏、秋、冬对应人体脏腑，相应时令应当针对性地调理脏腑。春季导引，以头颈及气的升发为主，以应肝；夏季导引，以手足及气的开散为主，以应心；秋季导引，以胸腹、脊柱及气的收敛为主，以应肺；冬季导引，以腰腿、手足及气的沉降为主，以应肾。

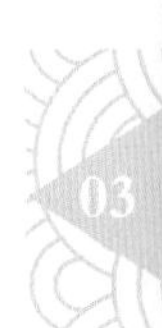

二十四节气导引术让我们跟上时间的节拍，一起升、一起降、一起绽放、一起收拢，充分体现了老子“人法地，地法天，天法道，道法自然”的道理。

本书揭晓了二十四节气导引术的传承脉络、历史经纬、理论渊源，很多内容都是首度公开，非常值得中医药工作者、养生爱好者、传统文化修习者研读。青城嫡传《万寿仙书钞本》是一个传统养生知识宝库，张明亮老师还会带领团队围绕该系列开展深入研究，如“诸真祛病导引方诀”“八段锦坐功图诀”“六字诀”“华佗五禽图诀”“陈希夷睡功图诀”“按摩导引诀”“诸真养生秘录”等内容。相关书籍会陆续出版，也欢迎大家加入导引术习练者的行列，德贵日新，与时偕行。

“乐之道深矣，故工之善者，必得于心应于手而不可述之言也。”能够遇到张明亮老师，系统传承青城嫡传《万寿仙书钞本》学术思想，并参与本书的编纂，是我莫大的感恩与荣幸。

点滴心得，愿与诸位共勉，是为序。

中国中医科学院医学实验中心研究员、博士生导师

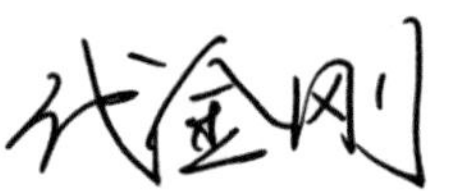

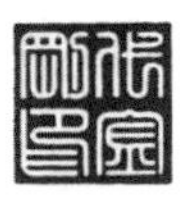

2022 年 12 月

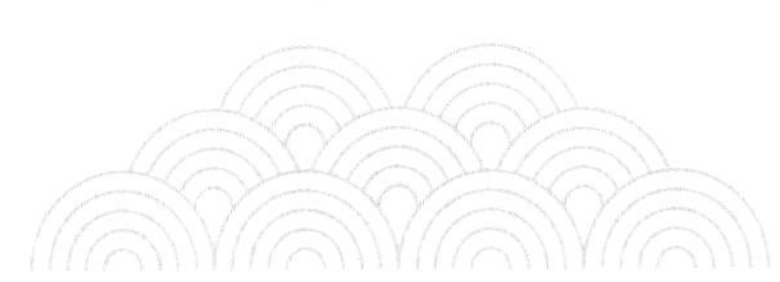

总论　青城嫡传《万寿仙书钞本》钩沉

一、明清之际的中医养生名著《万寿仙书》

署名罗洪先先生秘传、金沙曹若水先生增辑的《万寿仙书》一书，是明清之际一部著名的中医养生奇书。由于该书内容丰富、理法方药兼备，并且简便实用、图文并茂，所以一经刊出即受到人们的广泛关注和喜爱，在中医界、养生界及道教界等流传广泛、影响深远，直至今天。

1.“大明状元”罗洪先秘传

在《万寿仙书》的大部分版本中均署名有“罗洪先先生秘传”的字样，而罗洪先则是鼎鼎有名的“大明状元”。罗洪先（1504—1564年），字达夫，号念庵，道号太玄散人，明代江西吉安府吉水人。罗洪先15岁学王守仁《传习录》，22岁（明世宗嘉靖五年，即1526年）中举人，25岁（明世宗嘉靖八年，即1529年）中进士第一名（即“状元”），授翰林院修撰，后因直谏忤旨而被罢黜撤职，卒后赠光禄少卿，谥文庄。

《明史·罗洪先传》记载，他归隐后“甘淡泊，炼寒暑，跃马挽强，考图观史，自天文，地志，礼乐，典章，河渠，边塞，战阵攻守，下逮阴阳，

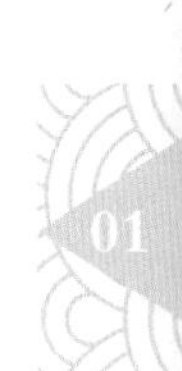

算数，靡不精究。至人才，吏事，国计，民情，悉加以谘访”。罗洪先不仅是一位著名的理学家、文学家、杰出的地理制图学家，同时他在儒学、道学、佛学，以及医学、养生学等方面的成就也极负盛名，而被人们亲切地称为“罗状元”。其中，《罗状元醒世歌》更是脍炙人口而为世人津津乐道，言简意赅、朗朗上口，读后常使人豁然开朗，所以流传极广。此外，罗洪先还根据师传辑录有《卫生真诀》一书流传后世。

《卫生真诀》亦名《仙传四十九方》，是一部有关运气、导引、内丹、外丹、方药、治病的专书，尤其是书中所载的四十九方，均以古代仙人命名，一位仙人配合一套功法、一帖药方、一张图谱、一首诗歌对治一类病症而独具特色。这部分内容不仅是《卫生真诀》一书的核心内容，也是后来曹无极所辑《万育仙书》《万寿仙书》的重要内容，更是《万寿仙书》署名“罗洪先先生秘传”的真正原因所在，详见后述。兹据中国中医研究院图书馆所藏的《卫生真诀》手抄本，将全书目录整理并附列如下，以便使读者诸君可以得窥全貌。

新镌卫生真诀上卷

八卦周天图

卫生真诀叙

运气口诀

导引要法歌

西王母蒸脐固基法

彭祖红铅接命方

汉钟离老祖阴阳二仙丹

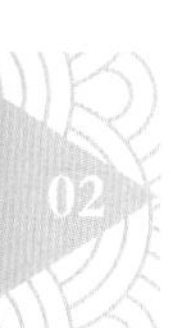

吕纯阳却病乌须延年仙茶方

玉虚真人鼻吸水火仙丹

新镌卫生真诀下卷

紫清运气火候图

仙传四十九方

李老君抚琴图

太清祖师尊真形

徐神翁存气开关法

铁拐仙指路诀

何仙姑久久登天势

白玉蟾虎扑食形

丘长春搅辘轳法

马丹阳周天火候诀

张紫阳捣硙势

黄花姑王祥卧冰

汉钟离鸣天鼓法

赵上灶搬运息精法

虚静天师睡法

李栖蟾固精法

张真奴神注图

魏伯阳破风法

薛道光摩踵形

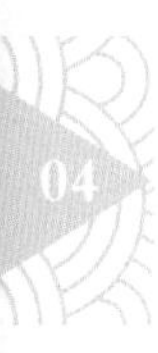

李野朴童子拜形

蓝采和乌龙摆角势

张无梦金乌独立势

夏云峰乌龙横池势

郝太古托天形

刘希古猛虎施威势

孙不二姑摇旗形

常天阳童子拜观音

东方朔捉拇法

彭祖明目法

附：五禽图

第一虎形

第二熊形

第三鹿形

第四猿形

第五鸟形

2.青城派金莲正宗曹无极真人增辑

在明清之际，有两本颇具影响的中医养生专著，一本名为《万育仙书》，另一本名为《万寿仙书》，这两本书的书名仅一字之差，且署名均为曹无极辑。

根据中国中医科学院图书馆馆藏明代天爵堂刊本《万育仙书》，全书分上下两卷，上卷为按摩目，主要讲述育儿常识、面诊、手诊、小儿推拿及儿科常见各类疾病的诊治等；下卷为导引目，主要讲述导引祛病

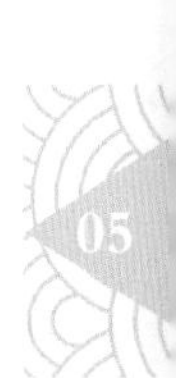

的基础理论与方法、八段锦坐功法、四时坐功却病图、诸仙导引却病图等。其中的“四时坐功却病图”就是我们后来整理、出版、推广的《二十四节气中医导引养生法》，而书中的“诸仙导引却病图”则正是罗洪先《卫生真诀》一书中重点讲述的《四十九仙方》。

据有关人士初步考证，由于《万育仙书》下卷内的导引内容丰富、简便实用、图文并茂而独具特色，故曾多次刊行。后又有佚名氏在《万育仙书》下卷的基础上，重新“剜改”、增补、厘订为4卷，改名为《万寿仙书》。需要说明的是，这两本书在内容上虽有一定的承继关系，但两书内容有着较大的差别，应当分别作为不同的书进行学习。同时，这两本书在内容上不仅有一定的承继关系，而且署名均为曹无极辑，所以应当把这两本书的内容进行对照参考学习。

又考，曹无极，字若水，金沙人，明末清初医学家、养生家，余不详。天爵堂主人陆嘉谷(穗三)在《万育仙书跋》中曾写到：“曹子若水先生，身体力行，内莹外澈，其信心明悟处必谘异人异书，湛潜印证，笔之简端，著有成册。此《万育仙书》上下两卷所为作也……先生祖贯金沙。尝游寓于先人救庐之天爵堂。每丙夜聚谭，互为商较，知其传习最真，订正最确，因发其箧，付而梓之，广为传布。”

《万育仙书》一书，卷上署名为：金沙曹无极若水氏订定，古杭张文启开之氏、陆嘉谷穗三氏同参；卷下署名为：金沙曹无极若水甫手辑，古杭陆嘉谷穗三、古越陆堃天臣氏参阅。由此可见，虽然《万育仙书》的下卷是以讲述导引为主，虽然该卷内也收录了罗洪先《卫生真诀》中的“仙传四十九方”，但在署名及书中却并未提及罗洪先之名。而在相

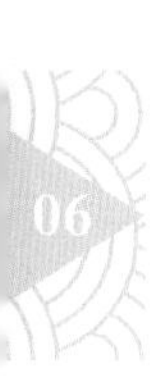

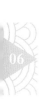

对于《万育仙书》流传更广、版本更多、影响更大的《万寿仙书》一书中，几乎全部署名为：罗洪先先生秘传，金沙曹若水先生增辑。虽然《万寿仙书》中收录了罗洪先《卫生真诀》中“仙传四十九方”的全部内容，但该内容也仅占《万寿仙书》全书的一小部分，《万寿仙书》依然署名为“罗洪先先生秘传”，从传承的角度而言，似乎显得更为合理。

又，据师传所授青城派嫡传《万寿仙书钞本》所载，曹无极真人系青城派金莲正宗传人。所谓金莲正宗，乃太上玄门正宗，是道教中的一大宗派，又称为全真派、全真教、全真道等。该派嗣太上老君遗教，秉东华帝君演教，承钟离权和吕洞宾二祖传教，开宗于辅极帝君王重阳真人，门下有著名的“全真七子”，均演教开派而盛极一时。

3.“后来居上”而流传广泛的《万寿仙书》

相对于《卫生真诀》《万育仙书》而言，《万寿仙书》的面世更晚些，并且具有一定的承继关系。但是《万寿仙书》自刊行以来，就深受大众的喜爱，流传极其广泛、影响极为深远，大有后来者居上之势。

万寿，是万寿无疆的意思，用现代语言描述的话就是健康长寿的意思；仙，是长生不老、升天而去的意思，这样一本可以使人们健康长寿，甚至升天成仙的宝书，哪有人会不喜欢呢？《万寿仙书》是一部颇有价值的中医导引疗法、药物疗法及养生学著作，书中不仅详细讲述了八段锦导引却病法、四时坐功导引却病法、诸仙导引却病法及相应的药物疗法等，还收集摘录了诸如《神农本草经》《道林摄生论》《养生大要》《庄子》《吕氏春秋》《三因极一病证方论》等古代文献的精华言论，以及诸如先秦诸子、孙思邈、白玉蟾等众多古代名人的经验汇粹。纵观《万寿仙书》，全书

从疾病的对治、日常的健康养生，到修身养性、修真悟道，乃至达到“凡少壮诸病，无待药饵，即以其人之道，还治其人之身，验如影响”的境界，可谓纵深有序、次第分明。

《万寿仙书》自刊行之后，不仅受到了中医界、武术界、养生界的广泛好评和喜爱，甚至在道教、佛教等修真界也得到了广泛的传播。故而《万寿仙书》曾有很多种版本刊行并流传于世，但鉴于当时印刷规模和方便程度的限制，有限的印刷本显然不能满足需求，于是在相互传抄中又形成了无以计数的《万寿仙书》抄本，特别是在各家流派、不同师承的过程中，更是形成了异彩纷呈、各具特色的《万寿仙书》抄本。其中，我们所传承的《万寿仙书》，就是曾经一直在四川青城山少数丹道家内部秘密流传的朱砂抄本的内容，在很多内容、细节、系统、运用等方面都远远超出了坊间流传的《万寿仙书》，并进一步融入了青城派丹道医药、导引养生学的内容，从而形成了独有的特色，故名：青城嫡传《万寿仙书钞本》。有关具体内容，详见后述，此处从略。

青城山，位于中国西南部四川省，历史悠久，文化底蕴十分深厚，可谓人杰地灵、名士辈出。尤其是作为中国道教的发祥地，在中国道教史上有着重要的意义与独特的地位，正如唐·钱起诗云：“蜀山西南千万重，仙经最说青城峰。”此外，青城山在中医、导引、养生、武术等方面，更是独树一帜“青城派”的发源地与祖庭。

二、青城嫡传《万寿仙书钞本》传承人物

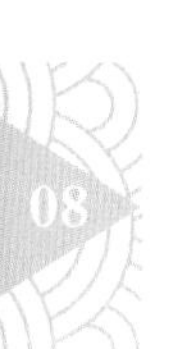

青城派嫡传的《万寿仙书钞本》究竟始于何时、何人，现在已经无

从考证了，我们仅仅根据《万寿仙书钞本》中的相关记载，并结合师传口授的部分内容，将有关的传承人物按照顺序初步整理如下：

1. 青城高道赵炼师

根据周潜川先生为青城嫡传《万寿仙书钞本》所作“跋后”的相关论述，初步推断，大约在20世纪三四十年代，周潜川曾师事青城派高道赵炼师，学习青城派丹道中医、内功导引等，并得到青城派嫡传《万寿仙书钞本》的系统传承，尤其是其中的二十四节气导引术，以及与之密切相关的毒龙丹二十四候炼制、服用法等。

炼师，是指对精通炼丹之术、养生之法且道德高深的某些道士的一种尊称。如唐·颜真卿《有唐茅山玄靖先生广陵李君碑铭》：“与天台司马炼师子微为方外交。”这里所说的司马炼师，就是唐代著名道士、道教理论家，被称为“仙踪十友”之一的司马承祯（647—735年）。司马承祯，字子微，法号道隐。

赵炼师，是隐修练道于青城、法嗣金莲正宗龙门派的一位高道，除此之外，其余生平事迹等均不详。

2. 丹医大师周潜川

周潜川（1907—1971年），四川威远人。原山西省中医研究所名老中医，当代丹医大师、气功养生大师，峨眉丹医养生学派第十二代传人，青城嫡传《万寿仙书钞本》的重要传承人。

出生于书香门第，自幼学习诸子百家、经史典籍、诗词歌赋等。早年从军，后因病离职，专门学医，兼修佛、道、气功，主要师从于峨眉高僧永严法师、丹道大师黄子箴先生等。曾先后行医于川、沪、京等地，1958年受聘

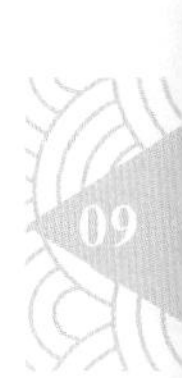

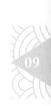

于山西省中医研究所，从事中医临床及中医基础理论等的研究，并率先开展了气功疗法、食饵疗法、“南药北移”、丹医丹药，以及民间草药的临床运用与研究等多项工作。生前著有《气功药饵疗法与救治偏差手术》《气功疗法峨眉十二庄释密》《峨眉天罡指穴法》《农村医药卅门》等著作。

周先生继承了在中国秘密流传了近千年的峨眉派学术体系，精通医、释、道、儒、武等诸家经典，功理功法精深广博，医理医法独树一帜，尤其在气功、大小导引、针灸、丹药、草药，以及阴阳论、经络论、气化论等很多方面都有所发现、有所创新，且自成一家。他以一生的实践，得到学界和人民的高度评价。1985 年，当时的卫生部党组成员，中医局局长吕炳奎在一次讲话时曾说，周潜川是我国气功的一位代表人物。

约在 20 世纪 30 年代，周先生曾得到青城派赵炼师的亲传秘授，并获得了《万寿仙书钞本》及青城派之嫡传。该书系丹道家内部传抄手本，故与坊间流传版本有异，尤其是对于二十四节气导引术的时辰、经络等做了重要的修正，书中所记载的运用丹道秘传毒龙丹以应二十四节气及“诸仙导引图诀”中方药炮制的方法等更是本派所独有。20 世纪 50 年代末，周先生根据师传及体证，对所藏的《万寿仙书钞本》进行了详细点校，随后刻录并油印了极少数量的《万寿仙书钞本》传授给徐一贯、杨凯、李国章等人。此外，在《万寿仙书钞本》（油印本）的卷末，周潜川先生还亲自写了“跋后”及“再留言”，使得青城嫡传的二十四节气导引术等古代丹医导引养生之法得以继承和保存下来。

3. 嫡传《钞本》三恩师

青城嫡传《万寿仙书钞本》继周潜川先生之后，在下一辈的传承之中，主要有徐一贯、杨凯、李国章等人，这三位老师也是青城嫡传《万寿仙书钞本》当代传承人张明亮的授业恩师。

徐一贯（1914—2013年），原名徐以贯，山西晋城人。早年参加革命及解放战争，后曾任《山西农民报》首任总编、山西省委副秘书长、山西省政协副秘书长等。20世纪50年代，因病而与周潜川先生相识、相知，后二人交往甚密，互为师友。徐老家学渊源，又承丹道秘传，大隐于世、躬身实修数十年，于丹道炼养之学造诣尤深，故能以带病之身起修，而终获健康百岁高龄。徐老当年曾协助青城嫡传《万寿仙书钞本》的整理及油印工作，现今我们所传承的《万寿仙书钞本》原本亦是徐老珍藏多年而传授给其弟子张明亮先生的。

杨凯（1926—2008年），山西沁源人。周潜川先生两名“研究生”之一、入室弟子，杨氏家传中医第五代、原山西建设机械厂医院院长、主任医师、名老中医、临床中医药家。

李国章（1934—2016年），河北易县人。周潜川先生两名“研究生”之一、入室弟子，中医世家、原山西省中医研究所副所长、主任医师、名老中医、中医血液病专家。

杨凯、李国章二师，1959年于山西医学院毕业后，被医学院推荐为首批“西医学习中医”的研究生，选派到山西省中医研究所投入周潜川先生等名老中医门下，学习和继承名老中医的学术思想与经验。二师当年除了每日随师门诊治病、学医练功、整理医案之外，也曾随周先生一起上峨眉、访名师、寻草药、炼丹药，亦曾随师外出各地讲学治病等。周潜川先生的《气功药饵疗法与救治偏差手术》《气功疗法峨眉十二庄

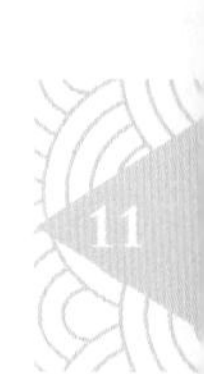

释密》《峨眉天罡指穴法》等代表性著作，以及《养生学讲习班讲义》《养生学问答》《峨眉草药简辑》《玄门大小丹药》等内部课徒资料，二师均参与了整理、编辑、校对等大量工作，故深得周师之真传。有关三位恩师更详尽的介绍，敬请参阅张明亮编著的《二十四节气导引祛病图诀》《九针从师录——师怀堂针灸临床带教纪实》等。

青城嫡传《万寿仙书钞本》中的很多内容，诸如方药的核校、释义，丹药的炼制、用法，疾病的辨证分型，以及二十四气丹、四季导引助功丹，尤其是二十四节气导引术与毒龙丹等丹药的配合服食方法，均是在杨凯、李国章二师的指导下，逐步整理、实践而完成的，二师也均将其倾囊相授于其弟子张明亮，为今天二十四节气导引术，乃至青城嫡传《万寿仙书钞本》丹医导引系列的传承奠定了坚实的基础。

4. 当代传人张明亮

青城嫡传《万寿仙书钞本》及青城丹道医药养生学、青城二十四节气导引术的当代传承人是张明亮先生。

张明亮，男，1970年生，山西太原人。自幼通过师徒传承的方式，先后得到李正修、释寂度、徐一贯、杨凯、李国章、周巢父等10多位老师的传授，注重勤修实证、行解并重而理法圆融，对中国传统医药学、内功导引按蹻术、中医导引疗法、中医九针疗法、食饵疗法、玄门大小丹药，以及道家、佛家、儒家等传统修养功夫与文化有着深入的研究与精深的造诣，迄今已出版专著10余部，曾多次应邀赴各地讲学，足迹遍及全国各省及世界五大洲数10个国家和地区。

张明亮自获得青城嫡传《万寿仙书钞本》的传承之后，数十年如一日，

不仅勤修实证，而且广阅经藏、四处访师，对《万寿仙书钞本》进行了多种刊本的比对，逐篇整理、逐字校对，重新厘订并整理出了目前最为完整的青城嫡传《万寿仙书钞本》（部分内容及目录详见后述）。不仅如此，为了更方便读者阅读和习练，服务于现代人的健康，他还对《万寿仙书钞本》中的所有内容进行了现代诠释，尤其是其中的“四时导引却病图”部分，也就是我们现在传授的“二十四节气导引术”。

张明亮在《万寿仙书钞本——四时坐功却病图》基础上，全面、系统地整理二十四节气导引术，从古籍文献的校释、语译、动作路线还原、要领提炼、功用阐释，到图谱绘制、祛病原理解读与节气关系等逐一详细挖掘整理，并拍摄二十四节气导引术教学、演示视频，编写内部教材。

2014 年 4 月，由张明亮编著、代金刚等协助整理的《二十四节气导引养生法——中医的时间智慧》一书由人民卫生出版社出版，该书于 2015 年 12 月入选国家新闻出版广电总局“首届向全国推荐中华优秀传统文化普及图书”。又陆续出版了《二十四节气导引祛病图诀》《唤醒你的身体——中医形体导引术》《图说二十四节气导引养生法》等多部著作。《中国商界》《CHINEPULS（法国）》《家庭中医药》《中国保健营养》《生命时报》《大众医学》《中国中医药报》，以及中国中央电视台、北京电视台等多家媒体都先后对二十四节气导引术进行宣传报道。

截至目前，张明亮携其学术团队已经陆续整理出版了《青城派二十四节气导引术》（于中国香港出版）《二十四节气导引养生法——中医的时间智慧》《图说二十四节气导引养生法》《二十四节气导引养生法——中医的时间智慧（彩图视频版）》《二十四节气导引祛病图诀》《中医导引养生学》等6部有关二十四节气导引术的著作，从2017年开始在北京黄亭中医药研究院微信公众号连续5年按节气发布项目原创作品130多篇。近年来，还举办过各种形式的公益讲座、师资培训等，学员遍及北京、山西、内蒙、陕西、江苏、云南等多个省市，以及日本、法国、瑞士、希腊、加拿大等多个国家，使原来仅有简单文字及图谱记载而濒临失传的二十四节气导引术，变成了大家可以学得会、带得走、用得上的身心锻炼法与中国优秀传统文化的代表与载体，而走入千家万户！

张明亮在挖掘整理、普及推广的过程中多次赴青城山讲学、交流，并高度重视传承人及师资的培养，逐渐培养出一批专业精、水平高的学术团队，如中国中医科学院医学实验中心研究员代金刚博士，经常在中国中央电视台、北京电视台等媒体进行二十四节气导引术等的普及宣传；北京王府中西医结合医院治未病科主任王颖辉副主任医师则开始在中医治未病及临床治疗中尝试、探索二十四节气导引术的运用；山西大学体育学院博士研究生导师李金龙教授则从中国古代体育的角度对二十四节气导引术进行了许多有益的探索与研究……

三、青城嫡传《万寿仙书钞本》厘订内容

以师门所授青城嫡传《万寿仙书钞本》为基础，参校坊间流传的多种《万寿仙书》刊行本、手抄本、复写本，以及《卫生真诀》《保生心鉴》《万育仙书》等相关专著，结合自己多年的学习、研究与实践，张明亮对青城嫡传《万寿仙书钞本》进行了重新厘订，使条目更加清晰、内容更加完善，现将目录摘录介绍于下，供读者研读参考！

青城嫡传《万寿仙书钞本》（丹医子张明亮 重新厘订）

万寿仙书自序

卷一　养生秘录篇

一、性命说

二、卫生宝训

1. 孙真人枕上记

2. 养生铭

3. 白玉蟾秘诀

4. 左野云口诀

5. 许真君垂世八宝

6. 唐子西古砚铭

三、修养妙法

四、导引却病要诀

五、去病延寿六字诀

1. 治心气法

2. 治肝气法

3. 治脾气法

4. 治肺气法

5. 治肾气法

6. 太上玉轴六字气诀

六、快活无忧散

七、寡欲宝训

1. 上阳子

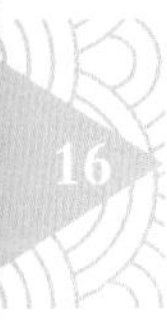

二、术语解

1. 却病论（有目录，无内文）

2. 运气歌（有目录，无内文）

3. 玄牝论

4. 呼吸解

5. 吐纳解

三、六气诀

1. 一曰嘘

2. 二曰呵

3. 三曰呼

4. 四曰呬

5. 五曰吹

6. 六曰嘻

四、按摩导引诀

1. 仰和天真

2. 俯按山源

3. 拭摩神庭

4. 营治城廓

5. 下摩生门

6. 止观代药

五、四时坐功却病图诀

1. 立春正月节

2. 雨水正月中

3. 惊蛰二月节

4. 春分二月中

5. 清明三月节

6. 谷雨三月中

7. 立夏四月节

8. 小满四月中

9. 芒种五月节

10. 夏至五月中

11. 小暑六月节

12. 大暑六月中

13. 立秋七月节

14. 处暑七月中

15. 白露八月节

16. 秋分八月中

17. 寒露九月节

18. 霜降九月中

19. 立冬十月节

20. 小雪十月中

21. 大雪十一月节

22. 冬至十一月中

23. 小寒十二月节

24. 大寒十二月中

六、尊真人法（有目录，无内文）

卷三 诸仙导引图

一、八卦周天图

二、李老君抚琴图（枣矾丸 治久病黄肿）

三、太清祖师尊真形（导气汤 治腹痛乍寒乍热）

四、徐神翁存气开关法（保和丸 治肚腹虚饱）

五、铁拐仙指路诀（顺气散 治瘫痪）

六、何仙姑久久登天势（盐汤探吐法 治绞肠痧腹疼）

七、白玉蟾虎扑食形（宽中大补汤 治绞肠痧）

八、丘长春转辘轳法（通气汤 治背膊疼痛）

九、马丹阳周天火候诀（人参黄芪汤 治元气衰败）

十、张紫阳捣碓势（宽中汤 治肚腹膨胀雷鸣）

十一、黄花姑王祥卧冰形（建中大补汤 治色劳虚怯）

十二、汉钟离鸣天鼓法（加味白虎汤 治头昏）

十三、赵上灶搬运息精法（玉关丸 治夜梦遗精）

十四、虚静天师睡功（养心汤 治梦中泄精）

十五、李栖蟾固精法（固精丸 治精滑梦遗）

十六、张真奴神注图（却痛散 治心虚疼痛）

十七、魏伯阳破风法（全生虎骨散 治年久瘫痪）

十八、薛道光摩踵形（龟鹿二仙膏 治专养元精）

十九、葛仙翁开胸诀（宽中散 治胸膛痞闷）

二十、王玉阳散痛法（人参顺气散　治时气遍身作痛）

二十一、麻姑摩疾诀（木香流气饮　治气脉不通）

二十二、张果老抽添火候图（菊花散　治三焦血热上攻眼目昏暗）

二十三、陈自得大睡功（羌活散　治四时伤寒）

二十四、石杏林暖丹田诀（加味五苓散　治小肠气冷疼）

二十五、韩湘子活人心形（舒经汤　治腰曲头摇）

二十六、昭灵女行病诀（防风天麻散　治冷痹腿脚疼痛）

二十七、吕纯阳任脉诀（治百病易简方　治百病）

二十八、陈希夷降牛望月形（神芎汤　专治走精）

二十九、孚佑帝君拔剑势（落盏汤　治一切心疼）

三十、徐神祖摇天柱形（消毒散　治头面肩背一切疮疾）

三十一、陈泥丸拿风窝法（羌活白芷汤　治混脑头风）

三十二、曹国舅脱靴势（羌活鞠芎汤　治腿脚肚腹疼痛）

三十三、曹仙姑观太极图（明目流气饮　治火眼肿痛）

三十四、尹清和睡法（健脾丸　治脾胃虚弱五谷不消）

三十五、孙玄虚乌龙探爪形（牛膝酒　治腰腿疼痛）

三十六、高象先凤张势（流气饮子　治腰腿疼痛）

三十七、傅元虚抱顶诀（大黄汤　治头昏）

三十八、李弘济玩月势（和气养血汤　治和气血顺气不攻）

三十九、铁拐李靠拐势（当归拈痛汤　治腰背疼痛）

四十、玉真山人和肾膛法（清热胜湿汤　治腿疼）

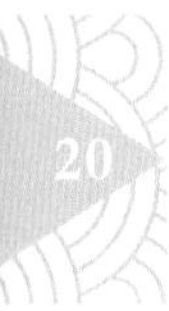

四十一、李野朴童子拜形（海桐皮饮　治腿疼）

四十二、蓝采和乌龙摆角势（畅经汤　治遍身疼痛）

四十三、张无梦金乌独立形（十补汤　治遍身疼痛）

四十四、夏云峰乌龙横地势（三合汤　治背脊疼痛）

四十五、郝太古托天形（香砂苓皮饮　治肚腹虚肿）

四十六、刘希古猛虎施威势（白芍药汤　治赤白痢疾）

四十七、孙不二姑摇旗形（真人养脏汤　治赤白痢疾）

四十八、常天阳童子拜观音（枳缩二陈汤　治前后心疼）

四十九、东方朔捉拇法（茴香丸　治疝气）

五十、彭祖明目法（明目地黄丸　治目不明）

五十一、华佗五禽图

第一　虎形

第二　熊形

第三　鹿形

第四　猿形

第五　鸟形

五十二、陈希夷睡功图

1. 左睡功图

2. 右睡功图

卷四　延年要论篇

一、《神农》曰

二、《道林摄生论》曰

三、《养生大要》曰

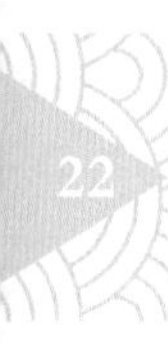

由上可知，《万寿仙书》既是流传最广的中医导引疗法专著，又是百科全书式的中医养生宝典，是古代中医养生名著的精华摘录，又是历代中医养生名家经验汇粹。故而，《万寿仙书》在中医养生学中价值之重、地位之高，也便不言而喻了。

四、青城嫡传《万寿仙书钞本》丹医导引系列

长期以来，《万寿仙书钞本》一直在少数丹道家之间秘密传承，后又经过赵炼师、周潜川以及徐一贯、杨凯、李国章等三代人、多位老师的进一步传授，尤其是经当代传承人张明亮及其学术团队重新厘订之后的青城嫡传《万寿仙书钞本》，系统更完整、条目更清晰、内容更完整，而更具有鲜明的特色。诀曰：

丹道秘本，教外别传；
青城峨眉，立派寿仙；
导引药饵，理法不偏；
防治疾病，修真延年。

为了进一步倡导“大健康”“治未病”“体医融合”的理念，为了更好地为人们的健康服务，为了进一步传承与弘扬国学、国医、国术等中国传统文化，为了使传承数百年的《万寿仙书》服务于当今社会与人类，我们拟将该书中的内容，进行全面的整理与诠释，并将陆续分别进行出版与传授，称之为“青城嫡传《万寿仙书钞本》丹医导引系列丛书”。兹将本系列丛书涉及的部分主要内容简介如下：

1．四时坐功却病图诀

四时坐功却病图诀，即二十四节气导引祛病图诀，载于青城嫡传《万寿仙书钞本》卷二，是全书中最主要的导引术之一。导引从“立春正月节”开始，到“大寒十二月中”结束，一年二十四个节气，每个节气包含：节气、运主、配经、导引、治病共5项内容。兹将青城嫡传《万寿仙书钞本》二十四节气导引术列表简介如下：

青城嫡传《万寿仙书钞本》二十四节气导引术

序号	节气	运主	配经	导引	治病	四季
1	立春	厥阴初气	手少阳三焦相火	叠掌按髀式	除风气积滞，项、耳、肩、背、肘痛	春
2	雨水	厥阴初气	手少阳三焦相火	昂头望月式	除三焦经络留滞邪毒，嗌干，喉痹，耳聋，目痛	
3	惊蛰	厥阴初气	手阳明大肠燥金	握固炼气式	除腰膂、肺胃蕴积邪毒，口干，鼽衄，喉痹，面肿，暴哑，头风，牙疼，目暗，鼻塞	
4	春分	少阴二气	手阳明大肠燥金	排山推掌式	除胸臆、肩背、经络虚劳、邪毒，齿痛，颈肿，寒栗，热肿，耳聋，肩臂背痛	

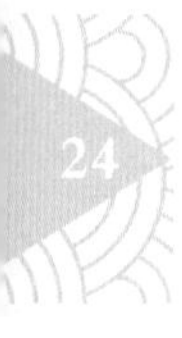

续表

序号	节气	运主	配经	导引	治病	四季
5	清明	少阴二气	手太阳小肠寒水	开弓射箭式	除腰肾、肠胃虚邪积滞，嗌痛，颈疼不可回顾及肩臂、腰软诸痛	
6	谷雨	少阴二气	手太阳小肠寒水	托掌须弥式	除脾胃结瘕瘀血，目黄，鼻衄，颌颊肿痛及臂肩痛，掌中热	
7	立夏	少阴二气	手厥阴心包络风木	足运太极式	除风湿留滞经络，臂腋肿，手心热	夏
8	小满	少阳三气	手厥阴心包络风木	单臂托举式	除肺腑蕴滞邪毒，胸胁支满，心中憺憺大动，面赤，掌中热	
9	芒种	少阳三气	手少阴心君火	掌托天门式	除腰肾蕴积虚劳，嗌干，心痛，胁痛，目黄，消渴欲饮，身热，头项痛，上咳吐，下气泄，善惊恐	
10	夏至	少阳三气	手少阴心君火	手足争力式	除风湿积滞，腕膝痛，臑臂痛，腰背痛，身体重，诸痛皆愈	
11	小暑	少阳三气	手太阴肺湿土	翘足舒筋式	除腿、膝、腰、髀风湿，肺胀喘咳，小腹脐右胀痛，半身不遂，哮喘，脱肛，手挛，体重	

续表

序号	节气	运主	配经	导引	治病	四季
12	大暑	太阴四气	手太阴肺湿土	踞地虎视式	除头、项、胸、背风毒，咳嗽，气喘，胸满，臂痛，皮麻，小便数洒，寒热	
13	立秋	太阴四气	足少阳胆相火	缩身拱背式	补虚益损，去腰肾积气，口苦，心胁痛，不能动头、颈、目，腋肿痛，汗出振寒	秋
14	处暑	太阴四气	足少阳胆相火	反捶背脊式	风湿留滞，肩、背、胸、胁、髀、膝及诸骨节痛，咳嗽气喘，悉除	秋
15	白露	太阴四气	足阳明胃燥金	正身旋脊式	除风气留滞腰背，恶寒，疟疾，颈肿痛，瘅不能言，狂歌登高	秋
16	秋分	阳明五气	足阳明胃燥金	掩耳侧倾式	除风湿积滞胁肋、腰股、膝膑及腹胀气响，胃寒，喘满	秋
17	寒露	阳明五气	足太阳膀胱寒水	托掌观天式	除风寒湿邪挟胁、头、项、腰、脊痛及痔，疟，癫狂，目黄，鼻衄，霍乱	秋
18	霜降	阳明五气	足太阳膀胱寒水	两手攀足式	除风湿入腰脚不能屈伸及便脓血，小便难，筋寒，脚气，脱肛，痔漏	秋

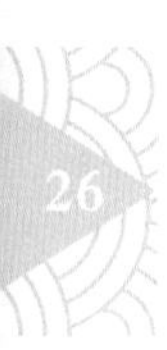

续表

序号	节气	运主	配经	导引	治病	四季
19	立冬	阳明五气	足厥阴肝风木	挽肘侧推式	除胸胁积滞、虚劳邪毒，胸满，呕逆，飧泄，耳聋，目肿，腹胁四肢满闷	冬
20	小雪	太阳终气	足厥阴肝风木	蛇行蛹动式	除风湿热毒，闭癃，诸疝，阴缩，筋挛，五淋，洞泄	
21	大雪	太阳终气	足少阴肾君火	活步通臂式	除脚膝风湿，口热，舌干，咽肿，黄疸，饥不欲食，咳血，多恐	
22	冬至	太阳终气	足少阴肾君火	升嘶降嘿式	除手足经络寒湿，足痿，脊、股、胸、腹、胁下痛，嗜卧，便难，咳嗽，腰冷	
23	小寒	太阳终气	足太阴脾湿土	只手擎天式	除荣卫气蕴，食即呕，胃脘痛，腹胀，饮发中满，食减，善噫，溏泄，注下	
24	大寒	厥阴初气	足太阴脾湿土	单腿地支式	除经络蕴积诸气，舌强作难动摇，或不能卧，腹胀，肠鸣，飧泄，足不收行，九窍不通	

2．诸真祛病导引方诀

诸仙导引图，是青城嫡传《万寿仙书钞本》卷三中的主要内容，也是除“四时坐功却病图诀”之外，全书最精华、最特色的部分。这部分内容记载了分别以49位神仙命名的导引、方药、歌诀、主治等，是将导引与医药联合运用于治病、养生的典范，所以我们将原书“诸仙导引图”更名为“诸真祛病导引方诀”。这部分内容也正是罗洪先《卫生真诀》一书中最主要的内容，也被称为“仙传四十九方”。这也是《万寿仙书》一直以来署名“罗洪先先生秘传”的重要原因。具体内容请参见前述。

3．八段锦坐功图诀

八段锦坐功图诀，又称为坐式八段锦、钟离八段锦等，载于青城嫡传《万寿仙书钞本》卷二，是一套流传非常广泛的坐式导引功法。坐式八段锦与站式八段锦相比而言，坐式八段锦更偏重于形体细节的锻炼、精神思想的凝炼、呼吸吐纳的调节以及气脉内景的修炼，是介于导引动功、打坐静功之间的过渡和纽带。兹将青城嫡传《万寿仙书钞本》八段锦坐功图诀功式摘录如下：

八段锦坐功图诀

第一　叩齿集神；

第二　摇天柱；

第三　舌搅漱津；

第四　摩肾堂；

第五　单关辘轳；

第六　双关辘轳；

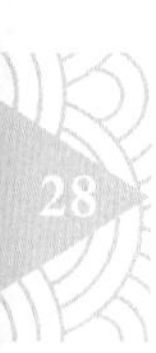

第七　左右按顶；

第八　钩攀。

4．六字诀

六字诀是以呼吸吐纳为主要手段，并在吐气时发出嘘、呵、呼、呬、吹、嘻六种声音，用以治病、防病、保健、养生的一种功法。根据练功次第或养生、治病等目的的不同，发声可以分为大声、轻声、无声等，有些六字诀功法还配有相应的导引动作。

青城嫡传《万寿仙书钞本》中分别有三处收录了六字诀：

第一处，载于卷一的《去病延寿六字诀》，内容分为治心气法、治肝气法、治脾气法、治肺气法、治肾气法、治胆气法（原书缺）。

第二处，载于卷一的《太上玉轴六字气诀》。

第三处，载于卷二的《六气诀》。

只有将这三处文献合起来进行研究和习练，才能更好地理解和体会到六字诀治病、养生的奇妙功效。

5．华佗五禽图诀

五禽戏，是一套历史悠久、独具特色的仿生导引类功法，最早为东汉名医华佗所传，在民间流传极为广泛，并形成了众多流派而异彩纷呈。

青城嫡传《万寿仙书钞本》在卷三收录有一套五禽图诀，其名目为：

华佗五禽图诀

第一　虎形；

第二　熊形；

第三　鹿形；

第四　猿形；

第五　鸟形。

应北京中医药大学等相关部门的邀请，张明亮主持并参加了“中医导引·五禽戏”的整理、编创工作，以作为2022年北京冬奥会期间向全世界推广、体验的中医药文化体验项目之一，并获得了巨大的成功与广泛的好评。张明亮也因此被聘为北京中医药大学“体医融合发展研究”客座教授，并获得了“2022年北京冬奥会、冬残奥会服务保障工作北京中医药大学突出贡献奖”。而这套“中医导引·五禽戏”就是在青城嫡传《万寿仙书钞本》所载的华佗五禽图的基础上整理编创的。

6. 陈希夷睡功图诀

在青城嫡传《万寿仙书钞本》卷三之末，载有陈希夷左睡功图、右睡功图，有图、有诀，故名之曰：陈希夷左右睡功图诀。

唐末宋初著名的道教养生家陈抟（陈希夷），不仅被后世尊称为“儒师道祖”“陈抟老祖”，还因为尤善“睡功”而被称之为“天下睡仙第一人”“真得睡仙三昧者”。除左右睡功图之外，最著名的为其整理传承的“华山十二睡功图诀”。

祖国医学历来重视睡养之道，认为“眠食二者，为养生之要务”“能眠者，能食者，能长生”“养生之诀，当以睡眠居先”……睡功功法是一门全息对应、安全可靠又功效独特的功法，更是一种天人合一、身心合一的修炼法，睡眠与练功合二为一修炼，精气神并炼，性命双修，炼气与养气完美结合，乃是睡功功法独有的特色。

此外，相传二十四节气导引术也为陈抟所创，故有“陈希夷二十四

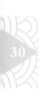

气导引坐功图势”之名。

7. 按摩导引诀

青城嫡传《万寿仙书钞本》在卷二中载有“按摩导引诀”六则，是属于通过自我按摩导引的方法，从而达到驻颜保健、养生延年的目的。具体目录如下：

按摩导引诀

第一，仰和天真；

第二，俯按山源；

第三，拭摩神庭；

第四，营治城廓；

第五，下摩生门；

第六，止观代药。

8. 诸真养生秘录

在青城嫡传《万寿仙书钞本》中，收录了许多先贤、真士等重要的养生言录与方法，这部分内容主要收录于原书卷一之中，诸如：孙真人枕上记、白玉蟾秘诀、左野云口诀、许真君垂世八宝、唐子西古砚铭等，其详细目录请参见前述。

9. 诸真延年要论

诸真延年要论，主要载于《万寿仙书钞本》卷四，收录了许多经典、名著等有关延年的重要论述，如《指归》《庄子》《吕氏春秋》《道林摄生论》《三因极一病证方论》等，其详细目录请参见前述。

此外，在《万寿仙书钞本》卷四中，甚至还收录了诸如崔子玉《座

右铭》、范尧夫《布衾铭》《百药自治》，以及《太上真人感应篇》《文昌帝君阴骘文》《玄天上帝宝训》《醒世范俗笺》《佛说三世因果经》《新纂三字告状词全图》《志公和尚叹世偈》等，这些内容乍看之下，似乎与本书好像关系并不大，甚或让人觉得有点杂乱，但正如大清道光壬辰年《万寿仙书》浙江巡抚采进本书末一段话所言："国朝曹无极，字若水，金坛人，是书哀辑调息、导引之法，而崔子玉《座右铭》、范尧夫《布衾铭》之类亦採入焉，盖守静默、寡嗜欲，为黄老养生之本，其文虽似不伦，而其理实一家之学也。"

青城丹道医药养生学派 青城嫡传《万寿仙书钞本》

当代传承人 張明亮 張明亮

2022 年 9 月 12 日于龙城法济堂

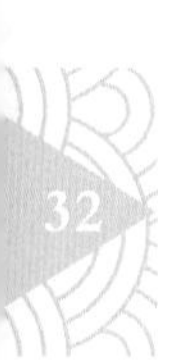

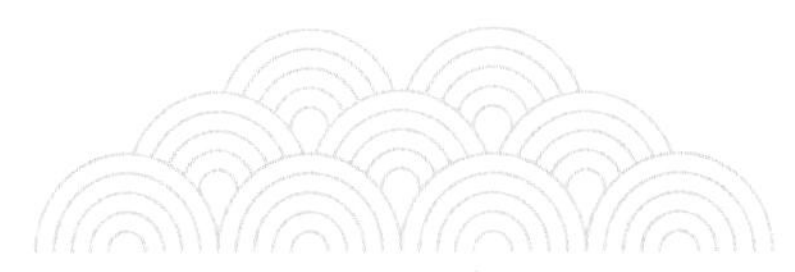

目 录

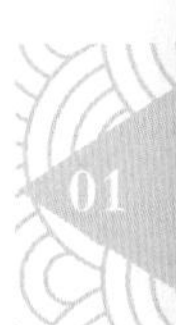

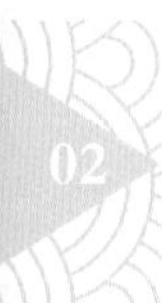

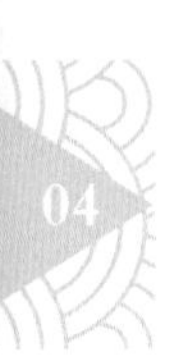

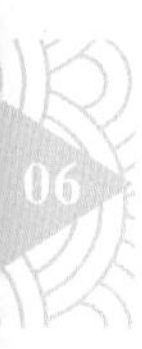

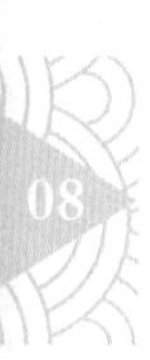

第一章

二十四节气导引术概述

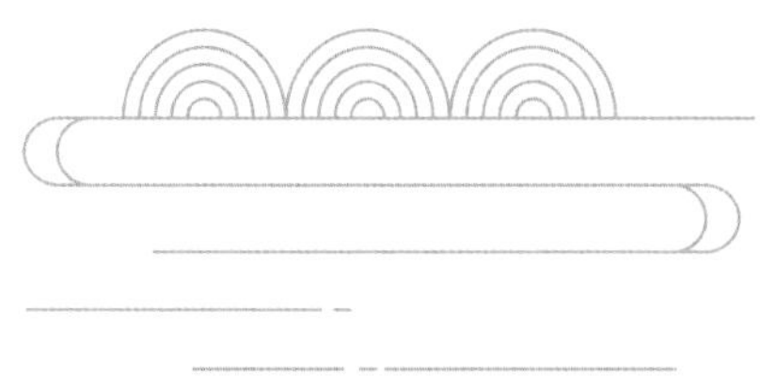

二十四节气导引术，又称为二十四节气导引养生法、四时坐功却病图、二十四气水火聚散图等。二十四节气导引养生法突出其中医学理论和养生原则，笔者在前期书籍和文章中应用较多。四时坐功却病图突出该方法合则为一个整体，一个套路；分则为四套导引动作，对应四时；散则为二十四个小套路，对应二十四节气，属于坐功导引，既能养生又能祛病。二十四气水火聚散图则突出该方法在调平阴阳、调畅气机等方面的作用。二十四节气导引术则突出该方法以导引动作为主，三调合一，是一门需要去实践和感知的操作技术。所有的理论体系、哲学思想都需要躬行实践。该方法是青城嫡传《万寿仙书钞本》学术体系的核心内容，如同少林派的易筋经、峨眉养生学派的峨眉十二庄，都是镇派之宝。其传承过程辗转曲折，甚至不绝如缕。

一、天人合一的具体体现与技术

二十四节气是中国独有的文化体系，导引是中医传统运动方法。青

城嫡传《万寿仙书钞本》二十四节气导引术根据不同节气特点习练针对性导引动作，有助于顺时养生，是天人合一理论的具体应用。天人合一理论认为，人体是一个有机整体，人与自然也是相互统一和协调的。二十四节气导引术就是通过导引运动，让人们更加适应一年四季二十四节气气候变化。

1. 顺时养生 四季各有侧重点

随着四季转移，寒暑交叠，人体脏腑经络、气血阴阳、升降开合亦随之运化。《黄帝内经》曰："阴阳四时者，万物之终始也，死生之本也。逆之则灾害生，从之则疴疾不起，是谓得道。"二十四节气导引术能让习练者顺天时、通气血、调阴阳。

中医学认为，春夏秋冬对应人体脏腑，相应时令应当有针对性地对脏腑进行调理。春季导引，以头颈及气的升发为主，以应肝；夏季导引，以手足及气的开散为主，以应心；秋季导引，以胸腹、脊柱及气的收敛为主，以应肺；冬季导引，以腰腿、手足及气的沉降为主，以应肾。

2. 天人合一　调理形神养身心

二十四节气导引术基于中医学整体观念、天人合一的理论，采用中医导引运动的手段和方法，让习练者更好地调整脏腑、气血、经络，以顺时养生。每个节气一套动作，一共二十四套动作，讲求"按时行功，分经治病；人境合一，天人相应"，极具中国传统文化与中医学特色，是节气养生的有效载体。该方法让人跟上时间的节拍，一起升、一起降、一起绽放、一起收拢，充分体现了老子"人法地，地法天，天法道，道法自然"的道理。

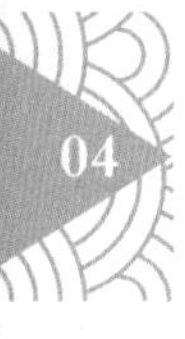

二十四节气导引术把人体经络的气血运行规律与大自然气候往复变化的规律结合在一起，是把导引练功与时间、治病结合在一起，是把身、心、境结合在一起，是把形体导引、呼吸吐纳、存思观想结合在一起，是把柔筋健骨、强壮脏腑、调畅气血、炼气修脉结合在一起，是把天人合一、四季养生、十二月养生、二十四节气养生、十二时辰养生以及经络养生、气脉内景等的理论和方法完美地融为一体，讲求“按时行功，分经治病；身心行境，天人相应”，是一种典型的人身小宇宙与天地大宇宙同参共修的方法，既可以养生保健、对症治病，又可以悟道修真、修身养性。对于提高人体免疫及自愈系统的能力，促进身与心、人与人、人与社会、人与自然之间的适应与协调能力，拓展人体各种潜在的能力，都具有非常奇妙的作用。同时，它也是实践天人相应、人天合一、子午流注、经络藏象以及古天文学、古气象学、古农学等传统文化的一种具体方法。

3. 发皇古义 让更多群体受益

二十四节气导引术动作简明易学，一个节气一个动作，一套共有二十四个动作。很多学者重视将节气养生的思想、方法应用于防病和康复实践之中，二十四节气导引术是中医学的特色和优势，近年得到高度认可和广泛应用。如在教学方面，其作为中国中医科学院“中医导引学”课程内容，深受学生喜欢；在慢病防治方面，如糖尿病、高血压、冠心病等，其作为辅助治疗方法，得到充分认可；在康复保健方面，其作为简便易行、操作简单的中医特色方法，为医生提供了治疗思路与手段；在大众健康方面，其作为日常保健养生操，为百姓健康带来了极大的裨益；在疫情防控方面，其作为居家养生操，有益身心健康，丰富居家防疫手段。

二、最早见于明·铁峰居士《保生心鉴》

目前我们能够看到的文献中，最早完整记载关于二十四节气导引术的是明代署名为铁峰居士的《保生心鉴》，该书刊行于明武宗正德丙寅年，即公元 1506 年（图 1–1、图 1–2）。

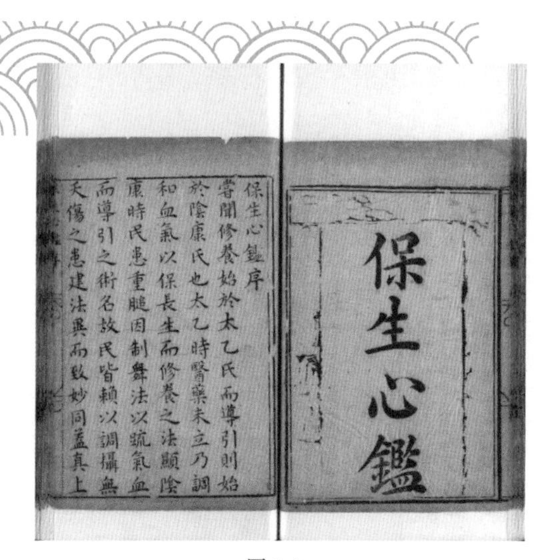

保生心鑑

保生心鑑序

嘗聞修養始於太乙氏而導引則始於陰康氏也太乙時醫藥未立乃調和血氣以保長生而修養之法顯陰康時民患重腿因制舞法以疏氣血而導引之術名故民皆賴以調攝無夭傷之患建法異而致妙同蓋真上

图 1–1

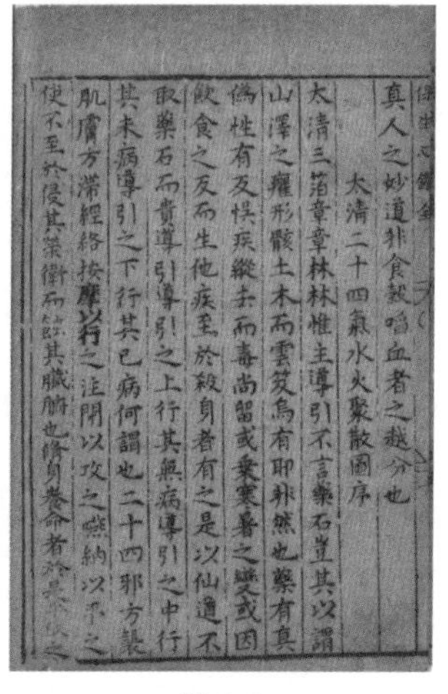

真人之妙道非食穀啗血者之越分也

太清二十四氣水火聚散圖序

太清三篇章章林林惟主導引不言藥石豈其以謂山澤之癯形骸土木而雲笈烏有耶非然也藥有真偽性有反悞疾縱去而毒尚留或乘寒暑之變或因飲食之反而生他疾至於殺身者有之是以仙道不取藥石而貴導引導引之上行其無病導引之中行其未病導引之下行其已病何謂也二十四氣方集肌膚方滯經絡按摩以行之注閉以攻之吐納以平之使不至於侵其榮衛而蝕其臟腑也修身養命者於是

图 1–2

铁峰居士，明代南沙（今江苏常熟）人，具体生平未详。根据其在序言中所说的，《保生心鉴》一书是在《圣贤保修通鉴》一书的基础上，以时间为顺序，参考《素问》《灵枢》《素问入式运气论奥》及《救命索》《山居录》《心印绀珠经》《十四经发挥》等众多医经，查漏补缺，并绘制了插图，精心编撰而成。兹据明万历二十年（公元 1592 年）虎林胡氏文会堂刊本《寿养丛书》第十四集收录之《保生心鉴》摘录其目录如下：

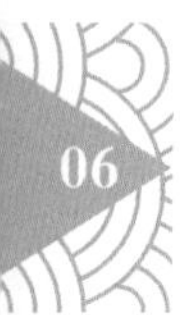

主气之图　　客气之图　脏腑配经络图　经络配四时图

太上养生要诀　太清二十四气水火聚散图　附：活人心序

根据目录我们可以看到本书的大致内容，前面讲述修真养生、导引练功的要诀与理论基础，包括五运六气、脏腑经络及经络四时的配属关系等，后面着重讲授“太清二十四气水火聚散图”即二十四节气导引术。书中依据节气月令的顺序，对每个节气的五运六气、气候变化、脏腑经络配属以及导引练功的方法、时辰、功用、主治等都做了精要的论述，并逐一配制了精美的绘图共计24幅，成为了“二十四节气导引术”文献的底本，后世有关二十四节气导引术之论著都是在此基础上发展演变而来的。

兹将该书“太清二十四气水火聚散图序”摘录及语译如下：

【原文】

太清三箔，章章林林，惟主导引，不言药石。岂其以谓山泽之癯形骸，土木而云籍？有耶？非然也！

药有真伪，性有反误。疾纵去而毒尚留，或乘寒暑之变、或因饮食之反而生他疾，至于杀身者有之。是以仙道不取药石而贵导引。

导引之上行其未病，导引之下行其已病。何谓也？

二十四邪方袭肌肤、方滞筋络，按摩以行之，注闭以攻之，咽纳以平之，不至于侵其荣卫而蚀其脏腑也。修身养命者，于是乎取之。

【语译】

道家的典籍，林林总总，但大多主要讲述导引的方法，而不太讲述药物的运用。难道是那些闲居于山泽之间无所事事的人们所讲的子虚乌有之事？不是这样的！

因为药品有真有假，药性有相反及误用，所以即使治好了疾病，体内也留下了药物的毒性，这些毒性可能会趁着寒暑季节交替之际、或是遇到性质相反的饮食而诱发其他疾病，甚至危及生命也是有可能的。所以修仙、修道者不用药物而看重导引的作用。

导引的较高层次是在无病状态下起作用，导引的中等层次是在未发生疾病之前起作用，导引的低层次是在生病的时候起作用。为什么这么说呢?

在二十四节气季节交替之时，若有邪气刚刚侵袭体表、刚刚阻滞经络，我们就用导引按摩的方法疏散通行邪气，用集中注意力和闭气的方法攻伐邪气，用咽津、吐纳的方法平和邪气，使邪气不至于侵入机体伤及营卫和脏腑。修身养命的人，于是都采取导引这种方法。

三、最早被冠以“陈希夷”之名

1. 高濂与《遵生八笺》

但据目前文献考证，二十四节气导引术被冠以陈希夷之名，始见于明代高濂的《遵生八笺》（图1–3）。高濂，字深甫，号瑞南道人，浙江钱塘（今杭州）人，是明代著名戏曲家，同时通医理，兴趣广泛，对诗文、琴棋书画、茶、香、花等皆喜，而且藏书甚丰。《遵生八笺》正是他博览群书，汇聚经典编纂而成。根据该书序言中

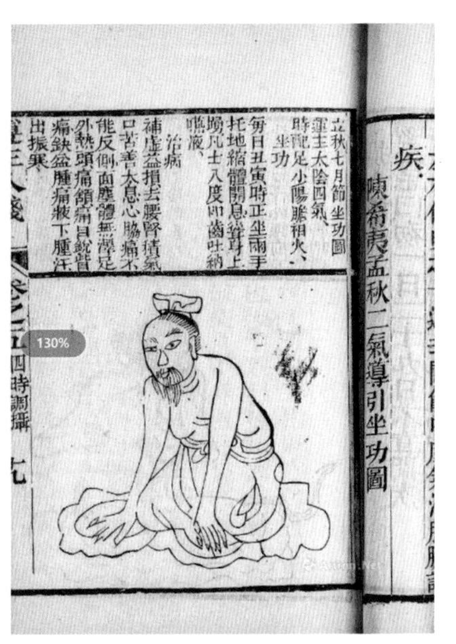
陳希夷孟秋二氣導引坐功圖

立秋七月節坐功圖
運主太陰四氣、
時配足少陽膽相火、
坐功
每日丑寅時正坐兩手
托地縮體閉息聳身上
踴凡七八度叩齒吐納
嚥液、
治病
補虛益損去腰腎積氣
口苦善太息心脇痛不
能反側面塵體無澤足
外熱頭痛頷痛目銳眥
痛缺盆腫痛腋下腫汗
出振寒、

图1–3

所说,《遵生八笺》成书于万历辛卯年,也就是万历十九年(公元1591年)。

《遵生八笺》全书按内容分为八笺,计有:清修妙论笺、四时调摄笺、起居安乐笺、延年却病笺、饮馔服食笺、燕闲清赏笺、灵秘丹药笺、尘外遐举笺,故名。

该书从各个角度讲述如何养生,包括理论、四季养生、起居、祛病方法、休闲兴趣、饮食及丹药,内容丰富,并且有理论、有方法,可谓是中国养生学的一部“小道藏”。其中在《四时调摄笺》及《却病延年笺》中收入了很多导引养生及祛病的方法。尤其是《四时调摄笺》,更是直接分为春、夏、秋、冬四卷,每卷中的内容均按照该季节的三个月份顺序排列归纳,二十四节气导引术就被收录在每个月份的养生方法下,例如:正月下有“陈希夷孟春二气导引坐功图”(孟春二气,指立春、雨水两个节气),二月下有“陈希夷仲春二气导引坐功图”(仲春二气,指惊蛰、春分两个节气),以此类推。

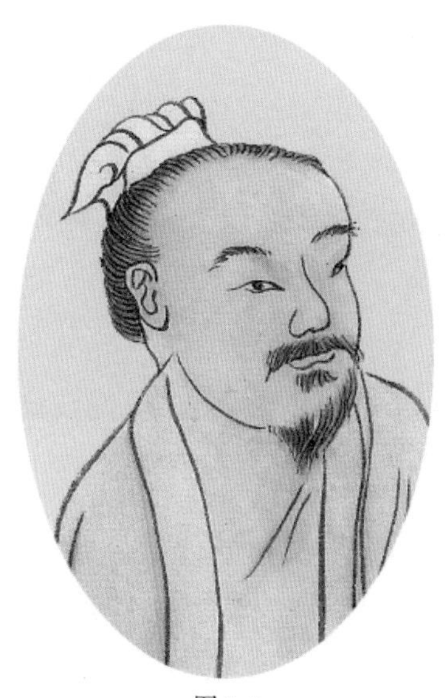

图1-4

2. 陈抟老祖陈希夷——二十四节气导引术发明人

陈抟(871年11月25日—989年8月25日),字图南,号扶摇子,赐号“白云先生”“希夷先生”,亳州真源(今河南省鹿邑县,另说在今亳州市)(或云普州崇龛县,今重庆市潼南区崇龛镇)人(图1-4)。

陈抟精通“易学”“理学”“养生学”,在中国道教史和科技史上具有特殊的重要

意义。无论是以“易图”建构各学科的框架体系，还是以易理为指导思想规范各学科的学术走向，都对中华文化学科产生了深刻的影响。广泛流传的“二十四节气导引术”“陈抟睡功”便是对其学术思想的综合运用。

宋太宗对其评价：“抱道山中，洗心物外，养太素浩然之气，应上界少微之星，节配巢由，道遵黄老。怀经纶之长策，不谒王侯；蕴将相之奇才，未朝天子。”

今人对陈抟仍然非常尊敬，在河南省鹿邑县城东南隅、紫气大道南侧，有一个占地300余亩的公园，叫陈抟公园（图1–5）。公园内湖水荡漾，绿树掩映，青草如茵。公园东南角建有陈抟庙和陈亭，这里就是鹿邑人纪念陈抟的地方——陈抟庵。据史料记载，陈抟庵，又名白云庵。明朝嘉靖年间，为纪念陈抟，鹿邑有一位张姓乡绅捐献土地300余亩，始建陈抟庵，后清朝又重修。

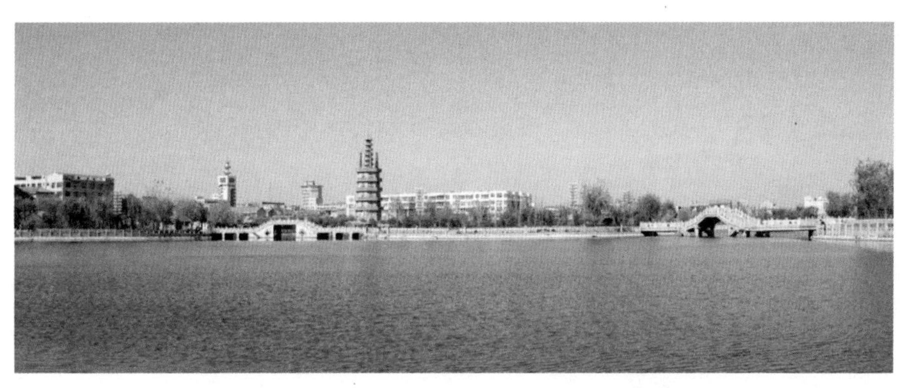

图1–5

陈抟庙位于亳州市南郊陈庄，庙内有山门、碑亭、主殿、后殿、左右配殿及陈抟文化长廊组成。希夷故里陈抟庙是一座庙祠，同时也

是陈抟纪念馆和重要文化旅游景点（图 1–6）。

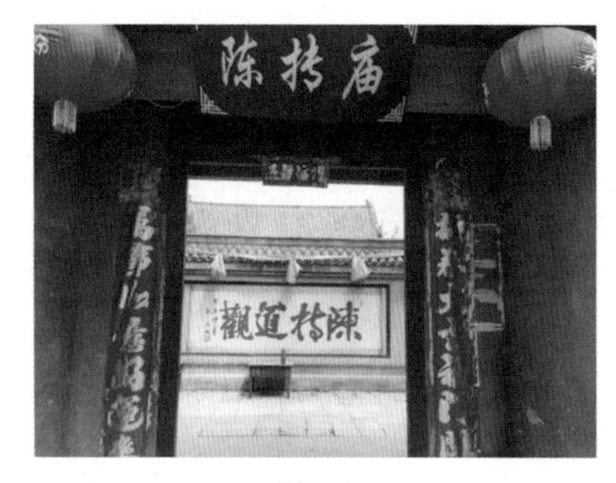

图 1–6

四、被中医养生书籍广泛转载

1.《万育仙书》

《万育仙书》（图 1–7）已经在总论中予以介绍，为清代曹无极撰，分上下两卷，上卷内容为育儿，下卷内容为养生。上卷首列观手面五指、望虎口三关、察面部五位气色诸项以辨病之深浅、症之顺逆。所举详，仅三关指纹形色就有十六种之多，并将面部分为五个部位，一一与五脏对应，提出了既有理论，又有实践的诊断依据。下卷所论养生，虽多出自道家摄生之功法，但其摒弃了炼丹、神仙方术之说，而注重导引的治疗作用。治疾与养生相结合，药物与气功相结合的养生学特点。全卷图文并茂，形象生动，易学易记。所授功法、简便实用，有病却病，无病养寿。

2.《万寿仙书》

《万寿仙书》相关内容见前述。

3.《中外卫生要旨》

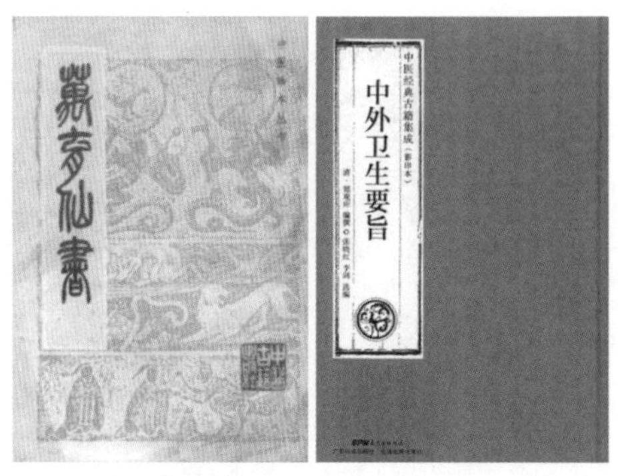

图 1–7　图 1–8

《中外卫生要旨》（图 1–8）是清代郑官应（号陶斋）编著的一部养生类中医著作，成书于清光绪十六年 (1890 年)，共 4 卷。卷一引述历代名医、养生家养生要论；卷二择要列述泰西名医海德兰氏诸医书

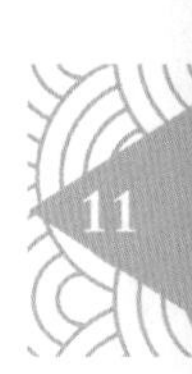

中的保健论说、日常调摄；卷三分述十五类常用食物之性味、功用及配合宜忌；卷四载二十四节气导引术、易筋经、八段锦、陈希夷睡功等图说，其图象文字多采自《陆地仙经》《卫生要术》。

《中外卫生要旨》是中医养生和西医养生内容兼有的养生著作，作为第一部引进西洋保健内容的中医养生书籍，对于我国养生学的意义不容忽视。书中辑录了丰富的中医养生知识，征引文献丰富。通过研究其中医的养生思想，进而总结其思想特点，有助于人们了解掌握中医养生的方法，并正确地把这些养生知识运用到生活中，有一定的积极意义。

4.《四库全书》

《四库全书》（图 1–9）全称《钦定四库全书》，是清代乾隆时期编修的大型丛书。在清高宗乾隆帝的主持下，由纪昀等 360 多位高官、学者编撰，3800 多人抄写，耗时十三年编成。分经、史、子、集四部，故名“四库”。据文津阁藏本，共收录 3462 种图书，共计 79338 卷，

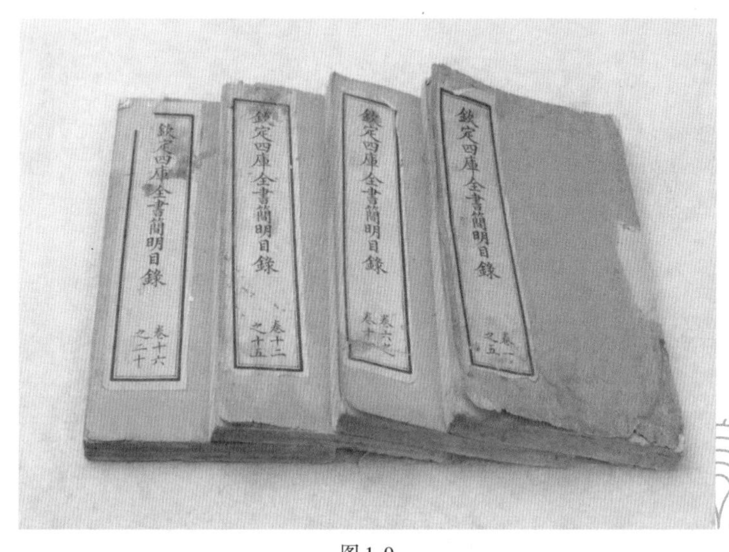

图 1–9

36000余册。它是中国古代最大的文化工程，对中国古典文化进行了一次最系统、最全面的总结，呈现出了中国古典文化的知识体系。该书收录了“二十四节气导引术”相关内容，并对其传播起到了积极作用。

《四库全书》可以称为中华传统文化最丰富、最完备的集成之作。中国文、史、哲、理、工、农、医，几乎所有的学科都能从中找到源头和血脉。《四库全书》不仅是中国，也是世界范围内一部空前的巨著。它集中国古代典籍之大成，对保存中国古代文献作出了巨大的贡献，并对当时及后来的中国学术与文化产生了巨大的影响，也对东方乃至整个世界都发挥了无与伦比的作用。

5.《寿世传真》

《寿世传真》（图1–10）为中医养生著作，共分八卷，清代徐文弼撰。卷一为“修养宜行外功”，叙述了心功、身功、首功、面功、耳功、目功、口功、舌功、齿功、鼻功、手功、足功、肩功、背功、腹功、腰功、肾功，皆按摩导引之法。又有十二段锦诀与图（此由坐式八段锦发展而来）、八段杂锦歌、擦面美颜诀、六字治脏诀等内容。作者认为，“延年却病，以按摩导引为先”，故外功皆为导

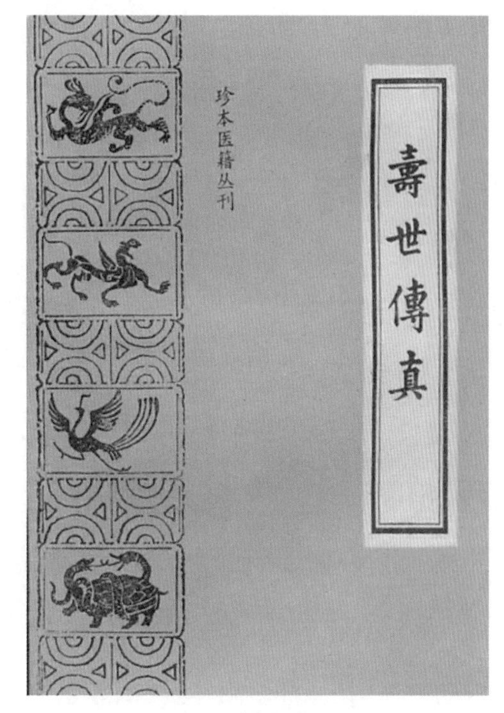

图1–10

引按摩之法；卷二为“修养宜行内功”，主述息心静气的“内功”法，即调息和小周天功法（含静坐、内视、叩齿、鼓漱、咽津和运气于任督二脉），并附图三幅以说明内功之作法；卷三为“修养宜宝精宝气宝神”，专述精气神三者对人体的重要性及保养方法；卷四为“修养宜知要知忌知伤”，是叙述卫生保健知识；卷五为“修养宜四时调理”，是以四时调理，自护其身为论点，谈春、夏、秋、冬之调理法；卷六专谈食疗法；卷七专叙说五脏受病之因、辨病之法和免病之诀；卷八为载验方，以供人采择。该书前四卷深受习武者重视，少林寺僧人采用了其中许多内容，编入了少林《内功图》。

作者提出修养宜行内外功，要宝精、宝气、宝神，还须知要、知忌、知伤，注意四时调理和饮食调理。在外功方面，有针对五官、四肢、腰背的按摩之术，提倡应用动静结合、顺时养生。本书内容涉及广泛，收罗前人经验甚多，对后世的保健养生有一定的影响。

原文摘录：

延寿之法，惟自护其身而已。冬温夏凉，不失时序，即所以自护其身也。故前人云：知摄生者，卧起有四时之早晚，兴居有至和之常制，调养筋骨有偃仰之方，节宣劳逸有予夺之要，温凉合度，居处无犯于八邪，则身自安矣。真西山先生四时调理春月歌云：尝闻避风如避箭，春风多厉须防患，况因阳发毛孔开，风才一入成瘫痪。夏月歌云：四时惟夏难调理，阳神在外阴在里，心旺肾衰何所防，特忌贪欢泄精气。秋月歌云：时到秋来多疟痢，浣漱沐浴宜暖水，瓜茄生菜不宜餐，卧冷枕凉皆勿喜。冬月歌云：伏阳在内三冬月，切忌汗多阳气泄，阴雾之中勿远行，冻雪严霜宜早歇。春夏秋

冬历一年，稍知调护自无愆，安然无病称真福，莫恃身当壮盛年。细玩五歌，语虽浅而法实周，欲护其身者，故当书绅三复。

五、青城嫡传二十四节气导引术专著

2014 年，由张明亮老师编著的《二十四节气导引养生法——中医的时间智慧》在人民卫生出版社出版，青城二十四节气导引术专著首次与读者公开见面。该书是作者在师传及实修、实证基础上，融合了中医学、传统体育、导引养生、传统文化等学科编著而成。该法充分应用了四季养生、逐月养生、节气养生，以及经络养生、脏腑养生等理论和方法，讲求“按时行功，分经治病；人境合一，天人相应”，以达到养生保健、健康快乐的目的。书籍一经出版，即受到业内人士及众多媒体的喜爱和关注。2014 年起，《中国商界》《中国保健营养》《中国中医药报》《家庭中医药》《生命时报》《大众医学》《北京晨报》、法国《CHINEPLUS》以及中央电视台《健康之路》《中华医药》等都对二十四节气导引术进行了一系列的宣传与报道。中央电视台不仅在《健康之路》二十四节气养生系列节目中陆续播出，同时还以二十四节气导引术为主题拍摄了《四季中国》宣传片，并在 CCTV—4 亚洲、欧洲、美洲等国际频道重复播出长达一年，使亿万观众领略到了二十四节气导引术的精妙。

《二十四节气导引养生法——中医的时间智慧》中：入门篇有练习姿势、姿势要领、呼吸方法、功前热身、功后导引；诀窍篇包括春、夏、秋、冬四季导引术各一篇。每一导引术均从以下 12 个方面进行介绍，即节气（每个节气的特点以及人体相应的变化）、三候（相应节气代表性动植

物的变化）、古代图谱原文、动作名称及其内涵、口诀、导引动作、要点、功用、方向、时间、说明、摄养。全书图文并茂，便于广大读者学练。书籍出版后，教师与学生可以作为课间操；公务员、医生与白领可以作为工间操；瑜伽、健身与体育教练可以作为新的功法创意；普通百姓可以作为早晚锻炼的居家养生操；参加会议和培训的人员可以作为茶歇热身操。可以说，该书给所有人带来养生健身的新气息、新方法与新时尚。

该书被人民卫生出版社推荐，获国家新闻出版广电总局“首届向全国推广优秀传统文化图书”称号。该书的出版是二十四节气导引术传承过程中的里程碑，为该法申报国家级非物质文化遗产、北京市级非物质文化遗产奠定了坚实的基础。

六、入选国家级、北京市级非物质文化遗产保护项目

1. 传承有序 谱系清晰

二十四节气导引术源于唐末宋初，有近千年历史。自青城赵炼师至今，二十四节气导引术传承谱系清晰，可追溯传承已经超过百年，该方法融合了节气与中医药、传统导引，蕴含了丰富的中医药和中国传统文化知识，是中医经典养生方法之一，是天人合一理论的有效载体。项目传承人通过国家中医药管理局国家级继续教育项目，中国中医科学院研究生院课程、院内外系列讲座，培养学员、爱好者超2000名，其中骨干学员50余名。分布在中国中医科学院及其二级单位、医院、大学等。

该书作者多次在《健康之路》《中华医药》等栏目录制“二十四节气导引养生”系列节目，在《中国中医药报》《生命时报》《大众医学》、

法国《CHINEPLUS》等杂志开设专栏并连载。通过电视节目、新媒体、书籍，增加了该方法的知名度和影响力。项目传承人还将节气导引传播到瑞士、法国、日本、新西兰等国。法国巴黎东方文化中心、日本东京峨眉养生文化研修院、瑞士道文化协会等都有长期固定习练者。

通过不同形式的传承活动，项目核心内容、技术得到充分保留，做好项目系统性传承、保护和研究等工作将对中医药文化的传承传播作出更大贡献。2021 年 5 月，经国务院批准公布，“二十四节气中医导引养生法”入选第五批国家级非物质文化遗产代表性项目名录，同年入选北京市第五批市级非物质文化遗产代表性项目名录。本书所介绍的青城嫡传二十四节气导引术是国家级与北京市级非物质文化遗产“二十四节气中医导引养生法”之渊源。

2. 中医药非遗养生 服务百姓健康

2021 年 8 月，中共中央办公厅、国务院办公厅印发了《关于进一步加强非物质文化遗产保护工作的意见》，为非遗的保护传承带来极大助力。作为非遗的典型代表，中医药非遗是中医药宝库中的精华精髓、中华优秀传统文化的重要载体。保护好、传承好、利用好、发展好中医药非遗是坚定文化自信，建设文化强国、健康中国的重要途径。

项目传承群体中国中医科学院医学实验中心、北京黄亭中医药研究院、太原傅山中医传习所、北京市鼓楼中医医院等按照非遗项目建设要求，加强项目的保护与传承工作，如开展基础理论研究工作，丰富和完善节气导引养生知识体系；开展信息化建设、将项目资料进行电子化、信息化，确保史料完整，清晰；加强人才培养，推动项目传播，服务百姓健

康；拍摄教学视频并通过自媒体发布，丰富居家抗疫手段；借助现代科学技术进行深入研究，阐释其科学内涵，申报北京文化艺术基金“二十四节气与导引养生艺术推广活动”，多角度开展项目传播与交流。

通过多种方式开展项目传承与传播，中医非遗这块金字招牌将起到推动传统文化的传承与应用、服务健康中国战略、丰富广大人民群众的健身养生手段的重要作用。

第二章

二十四节气导引术总诀

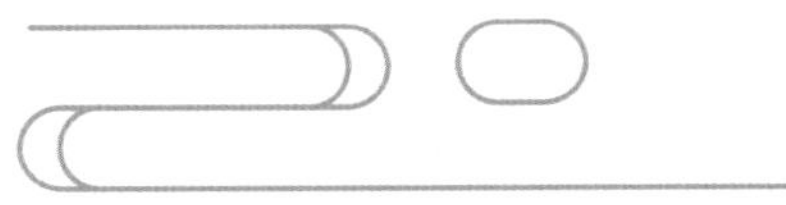

一、导引总诀

二十四节气导引术

总诀

四时坐功　导引成图

妙术谁传　陈抟老祖

天人合一　人天共舞

法于阴阳　和于术数

二十四气　动静合度

坐应八方　造化相助

气脉内景　洞观脏腑

彻悟妙谛　跻乎仙伍

注 解：

二十四节气导引术，在青城嫡传《万寿仙书钞本》中称为“四时坐

功却病图”。

二十四节气导引术，相传为唐末五代宋初时期著名的养生家陈抟所创，陈抟被后人尊为“老祖”“儒师道祖”以及“睡仙”等。

二十四节气导引术，是中国古代哲学“天人合一”思想的具体体现，而实践其思想的具体方法和步骤是人通过“导引”“大舞”等修炼方法逐步与“大自然”“天”，“共振”“和谐”统一。

“法于阴阳，和于术数”，语出《素问·上古天真论》。原文为：“上古之人，其知道者，法于阴阳，和于术数，食饮有节，起居有常，不妄作劳，故能形与神俱，而尽终其天年，度百岁乃去。”意思是说：上古时代的人们，他们大都能够顺应自然之道，遵行阴阳的规律，掌握适中的养生方法和技术，比如具体的“食饮有节，起居有常，不妄作劳”等，所以能够使形神合一而不分离，因此可以尽其天年而逾百岁。二十四节气导引术亦是遵循此原则的具体方法和技术。

二十四节气导引术，是一套动中求静、静中有动、动静相兼、炼养结合的导引术。这套导引方法除了要按时节的不同进行练习之外，还要按照不同的方位、方向来结合练习，这也是有机而巧妙地利用不同的时间、空间等自然现象来帮助我们。

深入练习这种导引术，可以通过了解体内气脉的运行，逐步明了人体的“内景”状况，以达到对脏腑的深入了解。

彻底理解这些理论和方法的真谛，就有望跻身于“神仙”的行列，自然就能达到健康、长寿的目的了。

二、导引宜忌

二十四节气导引术

宜忌

二十四式　多从坐起

清净之所　缓带轻衣

勿过冷热　勿过饱饥

心静神安　声收耳底

面恬目净　均匀呼吸

散单双盘　各随所宜

正身端坐　双手覆膝

何以似之　字中之立

形伸意静　法参天地

注 解：

二十四节气导引术，大多是采用坐式练功的方法。其中既有盘坐，也有跪坐、平坐，另外还有个别功法采用站式进行练习。

练功场所是保障练功效果的重要条件之一，古代称为“道场”，简单来说应以清静、干净为原则。衣服则应该以宽松、舒适为宜，以免过紧而影响和阻碍导引练习中气血的流动。

练功时要注意不能太热、太冷，也不能吃太饱或者太过饥饿。过热则气散，过冷则气滞，太饱则易昏沉，太饿则易散乱，都不利于练功。

练功时，心要静、神要安，两耳听到的声音，由远而近，渐渐收回到耳心深处，并不为外界声音所影响和干扰，古代称为忘声返听、凝耳韵，

也是练功的一项重要内容和方法。

练功时，面部要放松、安静，两眼要半睁半闭、目不斜视。面为心之华，面部放松则有利于内心安宁。两眼全闭，则容易昏沉、瞌睡；两眼睁开，则易使神意散乱而不集中。练功中，对于呼吸的总体要求是要尽量均匀、细密、深长。

练功时，具体采用散盘、单盘、双盘等哪种盘坐方法，可以根据自己的状况来进行选择，不必太过于拘泥。

对于采用盘坐姿势练功有困难的人来说，可以选用正身端坐，两手覆按在两膝上的姿势进行练习。盘坐、正坐的具体方法，请参阅《二十四节气导引养生法——中医的时间智慧》一书。

无论站式还是坐式练功，远看都很像汉字中的“立”字，仔细观察和研究一下“立”字的写法，或许会对练功有所启发。

总的来说，练功时，形体始终要有对拔拉伸，意念则总以“安静”为原则，这是效仿、参照了天地自然的规律。

三、功法特点

1．医道心法，源于青城，三派合传

这套二十四节气导引术，经过千百年来、历代祖师及无数先辈们辗转传承与不断的完善，不仅把中医导引养生祛病的理论与技术发挥到了极致，同时也将道家气脉内景的修炼功夫以及丹道、服饵、医药等方法有机地融为了一体，是医家、道家生命智慧的结晶。二十四节气导引术的传承，主要与以下丹道医家的三大流派渊源最深。

青城派——约在20世纪30年代，周潜川先生从青城派赵炼师处全面继承了《万寿仙书钞本》学术体系，并称为“青城嫡传、龙门嫡派”，已如前述。有关赵炼师及二十四节气导引术在青城传承的详细情况，请参考总论相关内容。

峨眉派——周潜川先生系峨眉丹医养生学派第十二代传人，生前著有《峨眉十二庄释密》《峨眉天罡指穴法》《气功药饵疗法与救治偏差手术》等，在业界享有盛誉。周先生生前曾刻印少量《万寿仙书钞本》，并传授二十四节气导引术及药、饵服食等技术给徐一贯、杨凯、李国章等少数门内弟子。徐、杨、李诸师后又传给笔者，已如前述。

华山派——二十四节气导引术据历代祖师口传以及许多文献记载，认为系由老华山派开山祖师、唐末宋初的陈抟先生所创，已如前述。关于华山派，多年前笔者曾向上海的沈新炎老师请教过，那时才了解到陈抟先生的老华山派与全真华山派之不同，并明确了峨眉派内一直秘密珍藏的“松针不老丹”及内外丹诀，实际上是属于金莲正宗的全真华山派。

由此可见，二十四节气导引术，源于青城，融合了医、道两家心法，是青城、峨眉、华山三派合传丹道医学气脉内景导引之精粹。

2. 丹医导引，体医典范

丹道中医，简称为丹医，属于古典中医中一个重要的学术流派。所谓“丹”，有“内丹”“外丹”之分，外丹概指医药及相关治炼之法；内丹则指导引、吐纳、存思等自我认知的修炼之法，亦即《黄帝内经》中“精神内守”“恬淡虚无”“真气从之”所代表的知明内景、养生祛病之法。这种“内景功夫”的实践，堪称中医的解剖学、生理学及科学

实验，是中医学最重要的基础，也是中医学最核心的精髓所在，故明代著名医药学家李时珍尝言“人体内景隧道，唯返观内视者照察之”，此言必不谬也。

导引是内丹学的基础与内容之一，所以丹医传承中非常重视导引之法。从古至今，丹医流派就通过指导患者练习适合的导引术，以治疗或辅助治疗常见慢性病。二十四节气导引术正是一套典型范例，是丹医一脉的正统传承。在《黄帝内经·异法方宜论》中就阐述了导引之法产生于中央，是与药物、针灸、砭石并列的治疗疾病的手段。《诸病源候论》一书中继承了这一思想，全书论述了1700多种证候，但并未介绍针对某一证候的方剂，而是列出补养宣导的导引法。这种思想与现在大健康的理念、体医结合的理念是完全一致的。

在相关的原始文献中，每一节气之下，不仅介绍了该节气导引术的具体方法，还明确列出了与之对应的经络及主治病症等。此外，二十四节气导引术中的很多动作都可以从《诸病源候论》《养性延命录》等书中找到原型，若按照当令节气进行习练，发挥的是顺时养生的作用，更有防治、调节相应疾病的作用；也可以根据功法特点，打破节气界限，将其用于常见疾病或证候的康复，则发挥的是运动处方的作用，如冠心病患者，一年四季都应加强对夏至手足争力式、小满单臂托举式的练习；脾胃不好的患者，则应不拘于时间，多练习大暑踞地虎视式、谷雨托掌须弥式等。

3．按时行功，择向而练

按照不同的时间（季节、月令、节气、时辰），选择不同的方向，进行相应的专门的练功，是二十四节气导引术最具有代表性的特点之一，是古人根据对“时”（时间）、“空”（空间）的理解，而迸发出主动调控人体生命进行的智慧，也是丹医学与导引学高度融合的智慧结晶。

关于导引练功与时间的关系，历代文献有很多相关记载。古人通过研究发现，随着时间的变化，自然界包括人在内的一切事物也都发生着相应的变化，因此要“与时俱进”，按照时间进行相应的导引练习及养生，才是真正意义上的人天合一、人天相应。这里所说的“时间”，具体又可分为四季、八节（四立与两分、两至，即立春、立夏、立秋、立冬与春分、秋分、夏至、冬至）、十二月、二十四节气、十二时辰等，并由此而逐步发展出了四季养生、十二月养生、十二时辰养生。青城嫡传二十四节气导引术，更是将四季养生、十二月养生、十二时辰养生以及经络养生等内容有机地融为一体，形成一个完整的炼养医学体系。

需要说明的是，将导引治病、养生与时间、方向等相结合的方法古已有之，青城嫡传二十四节气导引术是对这一思想的全面继承和发展。在《素问·刺法论》就有“肾有久病者，可以寅时面向南，净神不乱思，闭气不息七遍，以引颈咽气顺之，如咽甚硬物，如此七遍后，饵舌下津令无数”的记载。著名诗人屈原（约公元前340 ~ 前278年）所著的《楚辞·远游》中也有“餐六气而饮沆瀣兮，漱正阳而含朝霞。保神明之清澄兮，精气入而粗秽除”的记载，意思是：我以天地间的六气为食，以沆瀣夜露为饮，用正阳之气漱口而口含朝霞之气，以确保神明清澄，使精气纳入而使粗浊污秽之气消除。六气，即天地之间的六种精气，具体是指天之气、地之气、东方朝旦之气（朝霞）、南方日中之气（正阳）、西方

日没之气（飞泉）、北方夜半之气（沆瀣，夜间的水气、露水，或谓是仙人所饮）。认为根据时间的变化，如果能够及时吸纳自然界的这些“精气”，就能够达到养生祛病、强身益智的功效。

青城嫡传二十四节气导引术对有关节气与健康、疾病，以及人体生命的关系，进行了系统研究和阐释，并根据中医子午流注及气脉流注的理论来说明人体脏腑、经气在一天当中的变化兴衰。掌握这种规律对于习练二十四节气导引术、针灸选穴都有很好的帮助，简述见“十二时辰子午流注图”：

十二时辰子午流注图

时 辰	对应时间	对应经络	对应功能
子时	23:00—01:00	足少阳胆经	胆经旺，胆汁推陈出新
丑时	01:00—03:00	足厥阴肝经	肝经旺，肝血推陈出新
寅时	03:00—05:00	手太阴肺经	肺经旺，将肝贮藏的新鲜血液输送于全身百脉，以迎接新的一天到来
卯时	05:00—07:00	手阳明大肠经	大肠经旺，有利于排泄
辰时	07:00—09:00	足阳明胃经	胃经旺，有利于消化
巳时	09:00—11:00	足太阴脾经	脾经旺，有利于吸收营养、生血
午时	11:00—13:00	手少阴心经	心经旺，有利于周身血液循环，心火生胃土有利于消化
未时	13:00—15:00	手太阳小肠经	小肠经旺，有利于吸收营养
申时	15:00—17:00	足太阳膀胱经	膀胱经旺，有利于泻掉小肠下注的水液及周身的“火气”
酉时	17:00—19:00	足少阴肾经	肾经旺，有利于贮藏一日的脏腑之精华
戌时	19:00—21:00	手厥阴心包经	心包经旺，再一次增强心的力量，心火生胃土有利于消化
亥时	21:00—23:00	手少阳三焦经	三焦通百脉，人进入睡眠，百脉休养生息

其实不只是人体，大自然中很多事物与时间变化均有着密切的关系，如牵牛花在每日寅时（凌晨3～5时）开花，芍药在日出卯时（早晨5～7时）开花，夜落金钱在午时（中午11～13时）开花，夜来香在傍晚酉时（黄昏5～7时）开花，又如公鸡按时报晓，候鸟暑北寒南。人类疾病中的五更泻、午后潮热、日晡潮热等现象都与时辰有着密切的关系。了知此意，则上表之内容就很容易理解了。

青城嫡传二十四节气导引术还要求按照不同方向而进行导引练功，不仅可以加强该方位之“正气”对人体之影响，而且可以预防来自该方位“邪气”对人体的侵袭与伤害。根据师传资料和专门论述，兹有“练功方向一览表”列出，以飨读者。

练功方向一览表

练功方向	节气导引法
东方	惊蛰握固炼气式 春分排山推掌式
东南	清明开弓射箭式 谷雨托掌须弥式 立夏足运太极式 小满单臂托举式
南方	芒种掌托天门式 夏至手足争力式
西南	小暑翘足舒筋式 大暑踞地虎视式 立秋缩身拱背式 处暑反捶背脊式
西方	白露正身旋脊式 秋分掩耳侧倾式
西北	寒露托掌观天式 霜降俯身攀足式 立冬挽肘侧推式 小雪蛇行蛹动式
北方	大雪活步通臂式 冬至升嘶降嘿式
东北	小寒只手擎天式 大寒单腿地支式 立春叠掌按髀式 雨水昂头望月式

该思想也是对《黄帝内经》四时、方位、时辰、天文思想的继承和发展。是天人相应、天人合一理论的具体实践。中医理论认为方位不同，其气

亦有所不同，并与人体不同的脏腑部位相对应。如《黄帝内经·金匮真言论》中说："东方青色，入通于肝，开窍于目，藏精于肝，其病发惊骇，其味酸，其类草木，其畜鸡，其谷麦，其应四时，上为岁星，是以春气在头也，其音角，其数八，是以知病之在筋也，其臭臊。

南方赤色，入通于心，开窍于耳，藏精于心，故病在五脏，其味苦，其类火，其畜羊，其谷黍，其应四时，上为荧惑星，是以知病之在脉也，其音徵，其数七，其臭焦。

中央黄色，入通于脾，开窍于口，藏精于脾，故病在舌本，其味甘，其类土，其畜牛，其谷稷，其应四时，上为镇星，是以知病之在肉也，其音宫，其数五，其臭香。

西方白色，入通于肺，开窍于鼻，藏精于肺，故病在背，其味辛，其类金，其畜马，其谷稻，其应四时，上为太白星，是以知病之在皮毛也，其音商，其数九，其臭腥。

北方黑色，入通于肾，开窍于二阴，藏精于肾，故病在溪，其味咸，其类水，其畜彘，其谷豆，其应四时，上为辰星，是以知病之在骨也，其音羽，其数六，其臭腐。"

另外，古人认为来自不同方位的"邪气"对人体的伤害也各不相同（见《灵枢·九宫八风》练功方位表），其原文如下：

风从南方来，名曰大弱风，其伤人也，内舍于心，外在于脉，其气主为热。

风从西南方来，名曰谋风，其伤人也，内舍于脾，外在于肌，其气主为弱。

风从西方来，名曰刚风，其伤人也，内舍于肺，外在于皮肤，其气主为燥。

风从西北方来，名曰折风，其伤人也，内舍于小肠，外在于手太阳脉，脉绝则溢，脉闭则结不通，善暴死。

风从北方来，名曰大刚风，其伤人也，内舍于肾，外在于骨与肩背之膂筋，其气主为寒也。

风从东北方来，名曰凶风，其伤人也，内舍于大肠，外在于两胁腋骨下及肢节。

风从东方来，名曰婴儿风，其伤人也，内舍于肝，外在于筋纽，其气主为身湿。

风从东南方来，名曰弱风，其伤人也，内舍于胃，外在肌肉，其气主体重。

……故圣人避风，如避矢石焉。

《灵枢 · 九宫八风》练功方位表

方 向	风 名	伤 人	主 气
南 方	大弱风	内舍于心，外在于脉	热
西 南	谋 风	内舍于脾，外在于肌	弱
西 方	刚 风	内舍于肺，外在于皮肤	燥
西 北	折 风	内舍于小肠，外在于手太阳脉	
北 方	大刚风	内舍于肾，外在于骨与肩背之膂筋	寒
东 北	凶 风	内舍于大肠，外在于两胁腋骨下及肢节	
东 方	婴儿风	内舍于肝，外在于筋纽	身湿
东 南	弱 风	内舍于胃，外在肌肉	体重

四、主要功效

1. 分经治病，养生延年

在青城嫡传二十四节气导引术文献中，每一个节气导引术都对应一条经络，其主治病症的范围也以该经络为主。二十四节气导引术，从拔骨伸筋到错骨分筋，进而分经炼脉、分经治病，次第分明、层层递进。它既是一种养生保健的方法，也是一种非常具体的导引治病方法，而经络学说是其重要的理论基础。

《灵枢 · 经别》曰："夫十二经脉者，人之所以生，病之所以成，人之所以治，病之所以起，学之所始，工之所止也，粗之所易，上之所难也。"《灵枢 · 经脉》又说："经脉者，所以能决死生、处百病、调虚实，不可不通。"经络的重要性，由此可知。中医诊断和预防治疗疾病都非常重视经络，每一味中药也都有其相应的归经。节气导引动作也有其归经，称为分经炼脉，当然，这需要动作非常熟练之后才能体会其中精妙。例如：动作以中指领动，就能起到抻拉心包络经的作用；下巴带动，就能伸展任脉；百会上领，可以提升督脉之气，但这些都建立在动作做到最大的基础上。

节气导引动作也通过锻炼经络，进而影响到相应脏腑，对五脏六腑起到调节作用。如大寒单腿地支式牵拉膀胱经、肾经，对腰腿无力、疼痛、肾虚有很好的效果；秋分掩耳侧倾式打开三阴经所循行的胸部，牵拉胁肋，肝肺并练，对呼吸系统疾病、精神情绪相关的疾病非常合适。五脏是人体的核心，脏腑功能正常，则人可以健康长寿。青城嫡传《万寿仙书钞本》的节气导引原文就论述了动作路线和要领，同时强调了对某些病的治疗

作用，而治疗范围是和动作影响到的经络脏腑密切对应的，足以证明节气导引法既可养生延年，也可分经治病，是分经治病的导引功法典范。这一点在其他经典导引法中也有体现，大家熟知的八段锦，每个动作都有其对应的脏腑，如“两手托天理三焦、两手攀足固肾腰”。

2. 伸筋拔骨，疏肝补肾养形

中医理论认为，筋为肝所主，以柔、韧为佳，故导引练习中首以“拉筋”为主；骨为肾所主，以壮为佳，故导引练习中多有强健骨力的练习，盖骨壮筋柔，自然有补肾、固肾以及柔肝、疏肝的功效。二十四节气导引术，外练筋骨，内练肝肾，既可增强肝藏血、主疏泄的功能，又可改善肾藏精、主水的功能，从而达到祛病、养生、延年的目的。

练习二十四节气导引术，通过姿态各异的导引动作，配合屈、伸、松、紧的方法与大、慢、停、观的要领，可以起到伸筋拔骨、矫正身形以及促进全身气血畅旺的作用。如芒种掌托天门式，通过两掌上托、两脚尖下踩的方法，不仅可以对全身产生“拔伸”的作用，还可以有效提高腿足部的平衡能力与力量，从而将气血运行到全身各处，甚至毫发末端。

3. 吐故纳新，益肺行气活血

呼出浊气、吸入清气，是维持生命活动的基本生理功能，故此是导引练习的主要内容和重要方法。又中医理论认为，呼吸是推动体内“气”运行的动力，呼吸连绵不断则体内气运行不止，而呼吸为肺的主要生理功能，故曰“肺司呼吸”而“主一身之气”。由此可知，炼气之要重在炼肺，呼吸功能正常，则体内气的运行正常，气行则血行，气血周流于全身而运行不怠，自然身强体健、百邪不侵。

因此，二十四节气导引术特别重视呼吸及肺的锻炼，主要体现在三个方面：

第一方面，通过肢体动作的导引而达到锻炼呼吸的目的，如惊蛰握固炼气式、清明开弓射箭式、芒种掌托天门式等。

第二方面，在动作导引的基础上，直接加入呼吸吐纳口诀的练习，如冬至升嘶降嘿式。

第三方面，除了上述两个方面外，在所有动作导引的过程中，均要求动作幅度要大，但要尽量保持呼吸均匀、细密、深长的状态，这其实也是一种锻炼呼吸的方法。

4. 静心存思，健脾养心安神

中医理论认为，心主神而思伤脾，如果长期的心神不宁、思虑过度，会损伤心、脾的功能。二十四节气导引术，在练功中要求集中思想、专心练习，并配合采用存思观想等方法，使习练者逐步进入凝神入静、少思少欲的状态，长期习练，具有健脾、养心安神、增智的作用。

青城嫡传《万寿仙书钞本》非常重视存思观想的方法。强调习练导引过程中，始终保持清静之心，静静观察身体的动作，以及这些动作给身体的哪些部位带来怎样的变化，给呼吸、内心甚至周围的环境带来怎样的变化，这能让我们充分关注自己的内心世界和身体感受，使人体向更加协调、有序、平衡的方向发展。西方新兴的心理神经免疫学阐释了存思观想法的科学依据，良性的存思观想可以促进激素良性分泌，促进代谢平衡和提升免疫功能。

5. 导引按蹻，舒筋活络通脉

导引，在发展过程中从肢体动作，至逐渐涵盖呼吸吐纳、心理调节等一系列方法。按蹻，虽然历来有着不同的具体解释，但归纳起来，大都指按摩；而按摩，换个角度而言，就是医者帮助患者进行“导引”，对于患者就是一种“被动”的导引练习。按摩与导引，在理论、方法、功用上并无二致。屈、伸、松、紧的方法，大、慢、停、观的要领，以及调控气血流动、舒筋活络通脉的作用在导引与按摩中均可适用，故导引与按蹻常常并称。这点早在《黄帝内经》中即已明确指出，并把导引按蹻与药物、九针、灸焫、砭石等疗法并列成为防治疾病的重要手段，有异曲同工之效。

在青城嫡传二十四节气导引术的文献资料中，每一个节气导引法之后均列有其主要功用及主治病症。从练习的具体方法来看，其中不仅有“导引”的方法，也有“按蹻”的内容，如处暑反捶背脊式、小雪蛇行蛹动式、冬至升嘶降嘿式等。所以，青城嫡传二十四节气导引术，就是一套古老的内功导引按蹻术，不仅可以防病、养生、延年，而且对于许多病症均有很好的治疗作用与效果。

五、功理要旨及学修次第

1. 功理精深　体系完备

青城嫡传《万寿仙书钞本》学术体系，是经过历代祖师不断总结经验，而逐步创立、完善的康寿系统工程，是研究防治疾病、保养身心，以使人类健康长寿的一门科学，是传统养生流派中一颗璀璨的明珠。养生学

的具体内容和方法丰富多彩、琳琅满目，导引、按蹻、吐纳、存思、静坐、禅修、医药、饮食、生活、起居等一应俱全、不胜枚举，东晋著名养生家张湛在其《养生集叙》中总结说：“养生大要，一曰啬神、二曰爱气、三曰养形、四曰导引、五曰言语、六曰饮食、七曰房室、八曰反俗、九曰医药、十曰禁忌。”青城嫡传学术体系中，对“养生十要”有专门详述。

人体作为一个极其复杂的巨系统，同时又时刻受到来自内外各种因素的影响，因此不可能依靠任何单一的方式就能达到养生及防病、治病的目的，所以才需要采取各种方法进行全方位、多角度的锻炼与养护，二十四节气养生法，亦复如是。根据青城嫡传《万寿仙书钞本》学术传承，二十四节气导引术体系大致可以分为以下几个方面。

① 二十四节气导引术：即本书所讲述的主要内容。

② 二十四节气导引祛病：即《二十四节气导引祛病图诀》和《二十四节气导引养生——中医的时间智慧》所讲的主要内容。

③ 二十四节气经穴按蹻法：即根据节气与经络、穴位的对应关系，在节气期间对相应经络、穴位进行专门导引、按蹻的祛病养生方法。

④ 二十四节气元气保生法：与二十四节气导引术比较而言，导引术侧重于导引动作，而元气保生法则侧重于呼吸吐纳、导引行气及存思观想等与节气相对应的养生方法。

⑤ 二十四节气起居养生法：是传统习俗、音乐、诗歌、花道、香道等日常起居生活中与二十四节气相应的各种养生方法。

⑥ 二十四节气食饵养生法：即根据节气的不同而进行相应的饮食调摄的养生方法，古代称为食饵养生，或药膳、药饵等，相当于现代的饮

食疗法、营养学。它是根据辨证施治的原则，以药物和食物为原料，经过特殊的配方，炮制和烹饪加工，取药物之性，用食物之味，使苦口之药而变成美味佳肴。食饵寓医疗保健、防病治病于家庭日常饮食之中，是饮食营养与药物治疗完美结合的一种方法。具有取材容易、制法简单、疗效可靠、无毒副作用等特点而为历代医学家、养生家所推崇。俗语说“民以食为天”，饮食与人类生命活动息息相关，唐代医家孙思邈曾在其著作《备急千金要方》中引用春秋战国时期名医扁鹊的话，说：“安身之本，必资于食。”又说：“不知食宜者，不足以存生也。”“精”与“气”是人体生命活动的物质基础，同时也是练功养生的物质基础，而它们都是来自于饮食中“五谷”精微之气的化生，所以食饵养生是中华养生学中最基本的养生方法，并且比较其他各种养生方法具有更广泛的服务对象和实用价值。

⑦ 二十四节气丹药养生法：所谓丹药，即中药学及药物炮制学发展到极致之学。从药物的性味、道地药材的选择、药物采取的时间及保存方法，到炉鼎、杵具、器皿的选择，以及武火、文火、微火、子母灰火、木炭火、桑柴火、阴火等各种火候的运用等都具有一套极其严密与精细的方法，也是“天人相应”学说在中医药学中的一项具体体现。当年，从青城山所传承的这套二十四节气导引术，原本就有一系列与之相应的医药、食饵养生方法，经过与峨眉、青城等丹道医药养生学的融合之后，这方面的内容就更加丰富多彩了。古人认为，在练习二十四节气导引术、二十四节气元气保生法的同时，若能配合古传“二十四气丹”以及春、夏、秋、冬“四时丹”等丹药和专属食饵的服用可以起到“外丹”与“内丹”

相辅相成、事半功倍的效果。

以上内容，相辅相成，共同构成青城嫡传二十四节气导引术学术体系。

2. 次第清晰　学修有序

本书为青城嫡传《万寿仙书钞本》丹医导引系列丛书之一，首次披露了基于《万寿仙书钞本》的传承谱系，二十四节气导引术的历史渊源，侧重于功法技术层面的导引、要领、功用以及说明。

围绕二十四节气导引术，我们已经出版了多部著作，其学修顺序为：从规范化练习入手的初学者，可以先从本系列的口袋书《图说二十四节气导引养生法》学起；以期更系统、深入地学习二十四节气导引功理功法的内容，请参阅本书的姊妹篇《二十四节气导引养生法——中医的时间智慧》；想进一步了解节气导引治病祛病、图谱诠释以及病的应用等内容，请参阅本系列的专著《二十四节气导引祛病图诀》。以此为主线，对二十四节气导引术进行学习、研修，才能收到理法相皆、相得益彰、事半功倍的效果。

第三章

二十四节气导引术功法基础

一、正形调身

青城嫡传二十四节气导引术，练习姿势“多从坐起”。二十四式中，只有两式为站式，二十二式都是坐式，有盘坐、跪坐、平坐等不同坐姿，其中盘坐最多。

无论坐式还是站式，都要从调身（身体）入手，按照要求选择适合自己的方法入坐或站立，然后按顺序对身体上下、左右、前后的姿势进行全方位调整，用“观”的方法来纠正姿势，为具体节气导引术的练习做好筑基准备。

1．基本姿势

（1）盘坐式

盘坐式，是二十四节气导引术中最常用的一种练习姿势，其中又分为自然盘坐式、散盘坐式、单盘坐式、双盘坐式等，习练者可以根据自己的身体状况和喜好选用。

自然盘坐式

正身端坐，两小腿交叉，左腿在外，右腿在内，两脚位于两大腿下，

脚心斜向外后方。左右腿可以互换练习（图 3–1）。

注：

要保持身体的中正，不要弯腰驼背。

年老和身体虚弱的习练者可以采用这个坐式。

散盘坐式

正身端坐，以右脚脚跟轻轻抵在“会阴穴 ”处，左脚脚跟则轻轻抵在右脚脚背的“冲阳穴 ”处，两腿放松，腿脚的外侧平铺在坐垫上。左右腿内外可以互换练习（图 3–2）。

对于初学者而言，散盘坐式是一种很好的练习姿势，也是最推荐的坐姿。

单盘坐式

正身端坐，以右脚脚跟轻轻抵在“会阴穴”处，左脚置于右腿上靠近大腿根处，脚心朝上，两腿放平，两膝自然落地。左右腿可以互换练

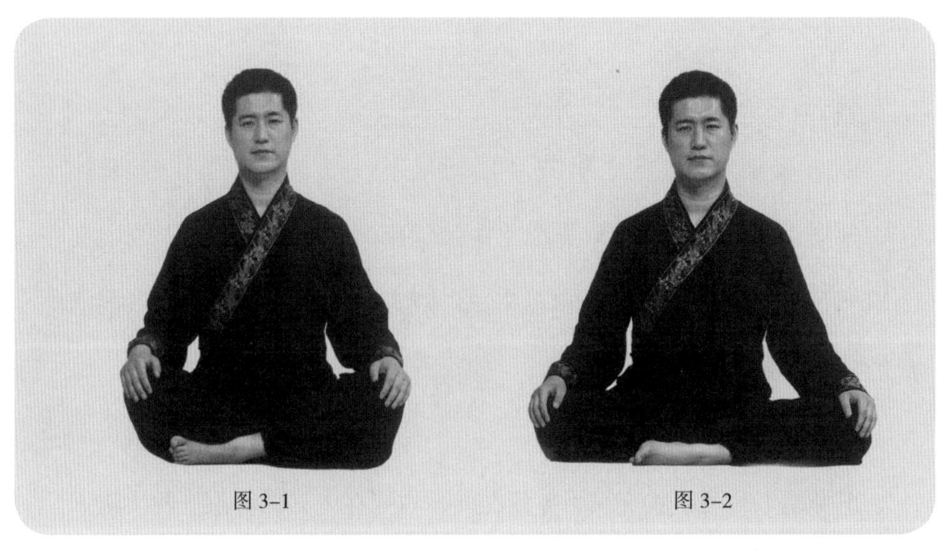

图 3–1　　图 3–2

习（图 3–3）。

双盘坐式

正身端坐，左腿（右腿）置于右腿（左腿）上靠近大腿根处，脚心朝上，再将右脚（左脚）置于左腿（右腿）上靠近大腿根处，脚心朝上，两腿放平。左右腿可以互换练习（图 3–4）。

双盘坐时，两膝与尾闾三点之间正好形成一个等边三角形，也就是用这个三角形支持全身，所以盘坐姿势安稳，可以防止在盘坐过程中各种“动触”的发生，故古人说盘坐“如大龙蟠”，此种坐法非常有利于禅修、静坐，故为传统修炼者所重视。

注：

会阴穴位于人体肛门和生殖器的中间凹陷处，是人体任脉的要穴。

冲阳穴位于足背最高处，足背动脉搏动的地方，是足阳明胃经的原穴。

以上是四种盘坐的姿势，至于我们练功里面采用哪一种姿势，根据自己的情况来选择，更重要的是能够坐得住，而不是怎么坐。

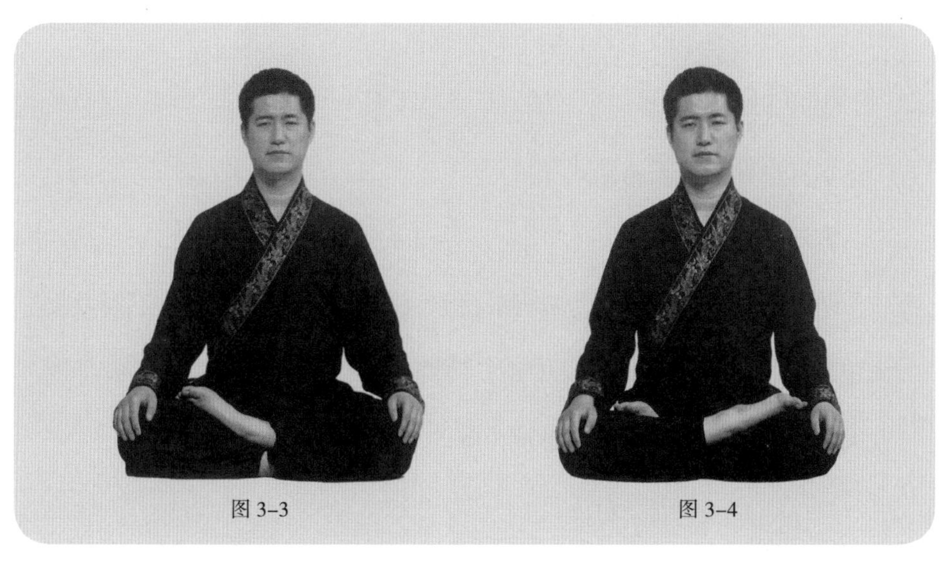

图 3–3　　图 3–4

（2）跪坐式

正身端坐，两腿弯曲呈跪姿，两膝靠拢，两脚大趾交叉，两脚跟微外翻，脚背着地，脚心朝上，臀部坐在两脚跟及其内侧。身体正直，上体与地面成 90° 角（图 3–5）。

另外一种“跪立式”：在正身跪坐的基础上，下巴内收、百会上顶，带动身体向上立起，躯干垂直于地面，成跪立姿势。

（3）正坐式

对于一些不方便采用以上姿势进行练习的人而言，可以采用正坐式进行练习。

找一个高度与自己小腿长度相当的椅子，端坐于椅凳的前半部，不要倚靠在靠背上。两脚分开与肩等宽，脚尖向前平正地踏实在地上，上身与大腿、大腿与小腿之间都约成 90° （图 3–6）。

（4）平坐式

平坐式，又称为大坐式，即舒腿而坐，两腿自然伸直与上身成 90° ，平坐于地，两手掌心朝下自然覆按在两膝上（图 3–7）。

（5）站式

本式也称为“平肩裆式”。

方法：

两脚分开，与肩同宽，两脚平行，两膝微屈，松静站立；下颌微收、头正顶悬，竖脊含胸，周身中正，两臂自然垂于身体两侧；唇齿合拢，舌尖放平，轻贴上腭，两目平视（图 3–8）。

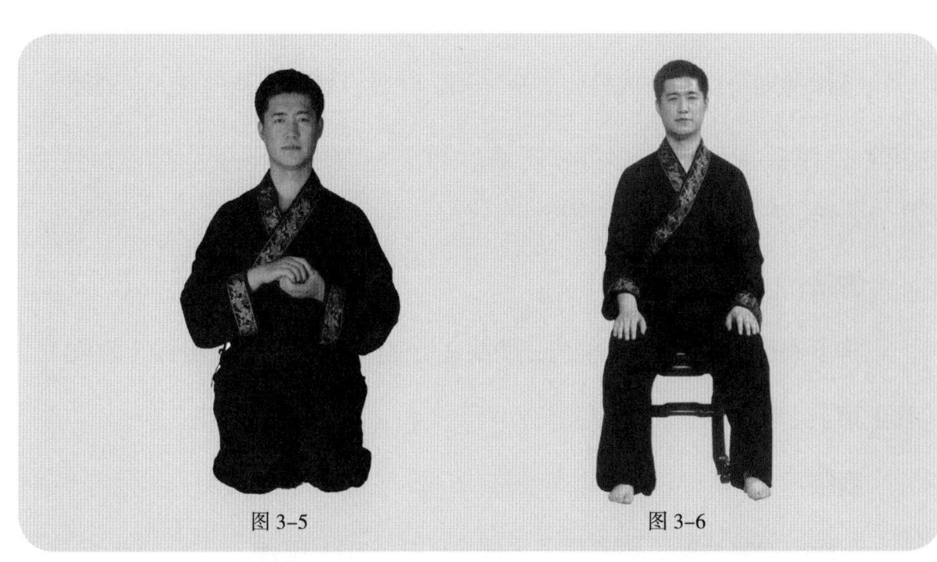

图 3-5　　图 3-6

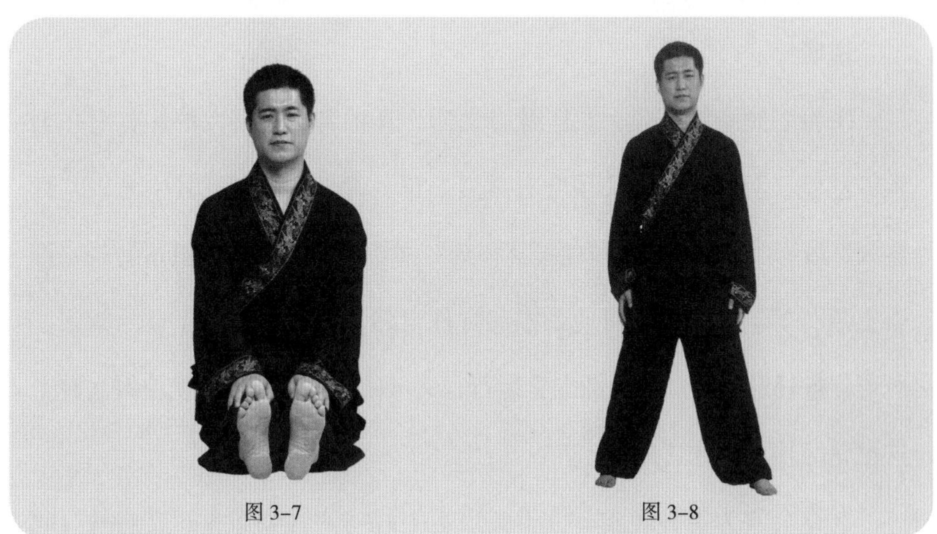

图 3-7　　图 3-8

要领：

①练习时两膝微屈，保持自然放松的状态，不可过分紧绷或过度弯曲。膝关节要保持“滑利”的状态，始终体会“在伸展中放松”的意境，只有这样，全身的重量才能够顺利地通过膝关节而传导到两脚及地面，这样有利于全身气血的循环运行，并能够站立很长时间而不感觉到疲乏。

②两眼保持平视，神不外驰。

③保持周身中正、放松，心平气和，呼吸自然，精神内守，“观照”全身。

2. 头正顶悬

方法：

将下颌微微内收压向喉结，使头正、颈直，百会引领身体（颈椎）往上顶。

要领：

下颌要自然内收，不可低头、仰头，要头正、颈直。

说明：

①将下颌稍微内收，头正颈直之后，耳根部会有自发的、有力往上顶的感觉，与此同时，头顶会有微微上顶、虚悬的感觉，其中尤以“百会穴”最为明显，所以古称“提耳根劲”“虚领顶劲”“虚灵顶劲”“百会上顶”等。头正顶悬可使颈椎和脊柱自然伸直，而不至于过分紧张。既可促进任脉和督脉的气脉交会运行，又可使头正、轻虚而无偏斜之弊。这也是练功首要之“顶劲”。

②百会穴为督脉经穴，位于头顶正中线与两耳尖连线的交点处。此穴位于人身最高之巅顶，为“三阳五会”，是厥阴之气上会三阳之处，也是阳维脉、阴维脉之大会之处，因诸多经气聚会于此，故曰“百会”。百会穴于内景功夫及导引中皆极重要，乃非同小可之穴也。

3. 竖脊正身

方法：

在上一项“头正顶悬”“提耳根劲”之后，有意识地把脊椎骨往上

提一点，将整个脊柱微微向上提起，使脊柱竖直、身体中正。可以加上后面的“两肩齐平”，肩微微往前、往上，配合把脊柱往上拉。

要领：

脊柱又要直，又要有空间。身体不可驼背弯腰、前俯后仰、左右倾斜；伸直的同时还要保持放松，不可过分紧张。这样才能使气血通畅、久坐不疲。

说明：

①脊柱竖直的标准：假设从发际上四指顶门之处垂一直线，此直线正好通过喉咙、心、丹田，而与会阴穴形成一垂直直线。

②整个脊柱要在伸展中放松，脊柱的每块脊椎骨都要自然地重叠笔直，松紧合度，有如宝塔之状，故诀曰“腰松脊竖若塔桩”。

4．两肩齐平

方法：

将两肩微微向上提起，左右两肩同高、齐平。

要领：

两肩稍微有点向上提的感觉，不能沉肩，但也不能提起太高，两肩不可以左右低昂、高低不平。

说明：

①一般都说“沉肩”，之所以这里说“提肩”，因为“沉肩坠肘”乃是“行功动作”之时的基本要求，练功中只要动，就要有沉肩；但是在静坐、站桩及静立之时则不能如此，否则气血反而容易阻塞于肩部。即所谓“静时提肩，动时沉肩”，不可颠倒，否则将差之毫厘，谬之千里！

②两肩齐平，不仅可以辅助“头正顶悬”“竖脊正身”，同时也有助于下一项“飞肘含胸”的正确操作。

5. 飞肘含胸

方法：

上述各项操作完毕后，把两肘尖微微向前内合，有如鸟雀张翅欲飞的样子，使胸部微微内含，靠飞肘达到胸含，同时腹部放松。

要领：

两肘微微向前，不要太用力，也不要太靠前，否则反而容易造成手臂和胸部紧张，使呼吸急促。含胸的主要部位是以“膻中穴”为核心的胸腔。

说明：

①含胸是控制肺及呼吸的一种主要方式，它有利于气息顺利地升降出入，也决定了能否久坐。

②肺，主司呼吸，也主“一身之气”。这是因为呼吸是全身“真气”运行的动力，调整呼吸，其实就是调整全身“气”的运行。

③未得师传者，静坐中每每容易两肘后挟，形成挺胸之势，这是不对的。可以观察诸佛、菩萨圣像之姿态来帮助领悟其动作要领。

④膻中穴为任脉经穴，位于胸腹正中线，两乳连线的中点，平第四肋间隙。为“上焦”之分野，又为“八会穴”之“气会”，故又称为“上气海”，佛家之合掌当胸、道家儒家之拱手、武家之拳礼皆与此穴有莫大关系。

6. 缄口砫舌

方法：

缄口即闭口，即在静坐时要将口唇轻闭，牙齿轻叩，此时，舌尖则自然轻抵在上门牙内牙根与牙龈的交接处，也就是“龈交穴”处，即为砫舌。

要领：

口唇轻闭，自然合拢，嘴角微微后引，似笑非笑，舌尖轻抵上腭，纯属自然，不要用力，也不可专门卷舌。

说明：

①舌抵上腭如果操作不当，对静坐的影响很大。切不可“望文生义”，真的用力翘着舌头抵在上腭，而应当在自然的状态下，舌尖轻轻地抵在上门牙内牙根与牙龈的交接处。检验的方法是：嘴不张开，仅将上下两唇微微张开，此时舌尖则“吧嗒”一声自然从腭龈之间落下，恢复平直的状态，这样才算合乎标准。

②如果静坐功夫深厚，在静坐中有时舌头会自动紧抵上腭，甚至反转抵住喉咙，古人称其为“反锁鹊桥关”。这在内景功夫中有很精细的经络、气化理论基础，则另当别论。有些误传，让初学者把舌尖有意地翘起抵住上腭，是与功理不合的。

③静坐重在调心。经曰 “舌为心之苗”，舌头是心脏“苗气”的反映之处，而心又是“五脏六腑之大主”，中医故有“望舌”的诊断方法，静坐中要求缄口、砫舌，有利于使“心平”，而心平才容易使气和，进而达到神静、神旺的目的。

④龈交穴为奇经八脉中督脉的最后一个穴位，位于上唇内，唇系带与上齿龈的相接处。而任脉的最后一个穴位“承浆穴”则位于下唇凹陷中，由于平时人们说话、吃饭等，口不能常闭合，故使得任脉与督脉在口腔处不能连接。静养之人常缄口、硅舌，舌抵上腭，用舌头上接“龈交穴”、下连“承浆穴”，通过舌作为连接任脉与督脉的“桥梁”，所以又称为“搭鹊桥”，这样可以使任、督二脉的气脉连接，如环无端、周流不息，形成“周天运转”。

7．合眼垂帘

方法：

两眼上眼皮如“帘子”般自然下垂，两眼之间微露一线之光，目视前下方。

要领：

两眼实际是半睁半闭的状态，也是最自然放松的状态，微有垂目观鼻之意，但不可真用力观鼻端，否则时间太久，易使眼睛疼痛。

说明：

①中医理论认为，五脏六腑之气皆上注于目，同时眼睛又是“心神”之宅、心灵之窗，因此在静坐中对眼睛有着特殊的要求。静坐中，如果两眼上视，则“心神”上浮，容易导引气血上行；两眼下视，则“心神”下降，易使气血下行；两眼左右转动，则易使心意散乱、心神不能凝聚；两眼闭合，则易导致昏沉、瞌睡；两眼睁开，则思想容易被“外景”所牵而不能集中。故静坐时，宜合眼垂帘，微露一线之光，即恰到好处，有益于神光内敛、精神意识内敛。

②鼻端与心垂直，加上手心、脚心都聚向心脏，这样可以使全身精、气、神都聚拢、收敛，正是古传“眼观鼻，鼻对脐”之所谓也。

③静坐功夫深厚，肝、心、脾、肺、肾“五气归元”之时，两眼会自然地紧闭并向内抽缩似的，不用理会它，这是功夫进步的自然显现，不可与合眼垂帘相混淆。

二、吐纳调息

呼吸与生命不仅息息相关，同时也是生命的象征与原动力，故曰“生命只在呼吸间”。它是一种本能的、反射性的运动，看似简单却又复杂无比。传统医学和现代医学都认为，通过呼吸的调整和锻炼，可以放松身体和精神，促进身心的和谐与健康。所以在传统的养生健身方法中，都非常重视呼吸的练习。

中医理论认为“气为血之帅”，气是全身血液运行的动力，血液的运行是靠气来推动的，气行则血行，气滞则血瘀，而气运行的动力却来自呼吸，呼吸推动气的运行，而气推动血的运行，所以呼吸是体内气血运行的原动力。呼吸的正常进行，是体内气血正常运行的动力和保障。所以东晋著名的医学家、道学家、“抱朴子”葛洪先生说：“明吐纳之道者，则为行气，足以延寿矣！”说明能够真正明白、掌握呼吸练习方法的人，就是懂得了行气方法，这足以用来养生保健与延年益寿！也正因如此，呼吸成为所有导引、练功的一个重要内容。

传统导引术中有很多种呼吸方法，据师传有九息法，即鼻呼鼻吸、鼻吸口呼、口吸鼻呼、口呼口吸、单呼不吸、单吸不呼、不呼不吸、肚

脐呼吸、毛孔呼吸等，这些呼吸方法颇具代表性。针对不同功法、不同目的、不同作用而采用最适宜的呼吸方法，才能取得最佳的锻炼效果。

现将青城嫡传二十四节气导引术中最常用的几种呼吸方法介绍如下。

1．自然呼吸法

二十四节气导引术中，除了极个别的几个导引术中采用了口呼口吸、吐纳口诀的方法之外（详见相关功法篇章），一般均采用鼻吸鼻呼的呼吸方法。

自然呼吸，是指不改变自己的正常呼吸方式，即日常自然地鼻吸鼻呼的方式。一般所用的自然呼吸方式多数是鼻息鼻呼的胸式呼吸。在二十四节气导引术中，除了专门标明闭气、逆腹式呼吸之外，其余均采用这种自然的呼吸方式。自然呼吸的要求是顺其自然，不加意念支配，对于初学者而言尤为适宜。

2．顺腹式呼吸法

腹式呼吸是在呼吸时以腹部的运动起伏为主，原理是呼吸时利用腹部的活动带动体内横膈膜的运动，从而在胸腹腔相对放松的同时，加大肺脏的容量，对人体健康非常有利。腹式呼吸分为顺腹式呼吸和逆腹式呼吸两种。一般用鼻子缓慢吸气，然后用口或鼻缓慢呼气；无论吸气还是呼气都要尽量做到“深”，即吸到不能再吸，呼到不能再呼为度。

顺腹式呼吸方法：在吸气时，腹肌放松，腹部逐渐鼓起；呼气时，腹肌收缩，腹部自然回缩或稍内凹。它属于“养气”的方法。

这种呼吸不仅可以加大肺的换气量，对腹腔内脏起到按摩作用，而且有利于通过后天呼吸之气，引动“先天真气”的发生、发展，点燃生

命之火。历代养生家认为，这种呼吸方法有一种类似“离合”的作用，正所谓“缓缓吐来深深吸，后天引动先天气”。

3. 逆腹式呼吸法

逆腹式呼吸方法：在吸气时，胸部扩张隆起，腹部自然内收（图 3–9）逆腹式呼吸（吸气）；呼气时，胸部收缩，腹部自然隆起（图 3–10）逆腹式呼吸（呼气）。

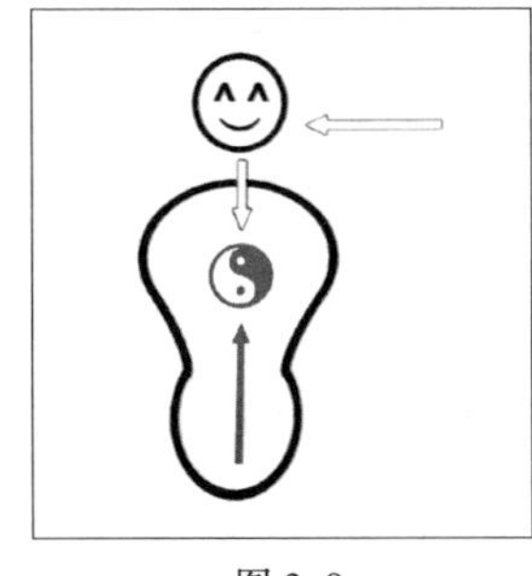
图 3–9

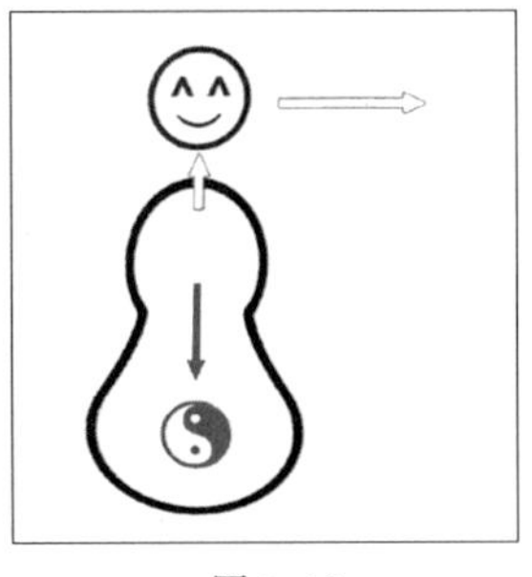
图 3–10

相对于其他呼吸方法，逆腹式呼吸对内脏器官的影响较大，有类似按摩或运动内脏的作用，尤其对于改善肠胃功能有较大的帮助。

传统理论认为，逆腹式呼吸法在吸气时，体内“先天真气”由腹部提升到胸中，同时，由鼻孔吸入自然界之清气的“后天呼吸之气”也进入胸中，先后二天之气在胸中交会融合；呼气时，先后二天之气交融后的真气则缓缓降回腹部丹田，而先后二天之气交融之后所产生的浊气则同时由口或鼻慢慢呼出体外。所以，古人说这种呼吸方法有类似“爻变”的作用，有利于心肾相交、水火既济。

逆腹式呼吸法是传统导引练习中“炼气”的一种重要方法，但一定要遵循循序渐进的原则。

4. 闭息法

闭息也叫闭气，就是在吸气或呼气结束后暂时屏住呼吸。需要特别注意的是：闭气时间的长短要因人而异，闭气要在自然和循序渐进的原

则下进行，一定不能用拙力去“憋气”，否则反而不利于健康和练功。

古代丹道家认为，闭气是能量转化及绝虑静思的呼吸方法。闭气练习既能够激发人体元气的运行，同时还能够帮助凝神入静，对于增强体质、祛病保健、益寿延年有非常显著的功效。现代医学研究发现，闭气锻炼对于慢性呼吸系统疾病、循环系统疾病、神经系统疾病等都有较好的疗效。

在二十四节气导引术中，常用的闭气方法有三种：

第一种闭气法：吸气→闭气→呼气→吸气

第二种闭气法：呼气→闭气→吸气→呼气

第三种闭气法：吸气→闭气→呼气→闭气

练习闭气时，常配合收腹、提肛、缩肾等的练习，目的是发挥先天真气“锁钥”的作用，加强固持“瓶气”的作用。

特别提示：

①闭气的方法，切记一定要在有经验的老师指导下进行练习，以免发生偏差。

②习练者可以单独进行以上几种呼吸方法的练习，待纯熟之后再加入到动作之中。如果过早地开始呼吸与动作的配合，则易顾此失彼，影响功法的进步。

5．“嘿”字诀

此为沉降真气之法。

读音：嘿，音同黑，也写作嗨。

呼吸：呼气，逆腹式呼吸。

口型：口微张，舌头平伸，左右两边上下的大牙（即磨牙，俗称后

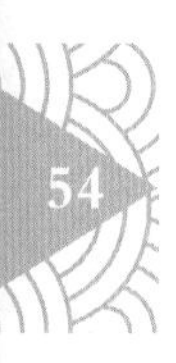

槽牙）呈临空作咬的姿势，好像咬着枣核似的，上唇微微着力贴紧上门牙，使人中穴、兑端穴贴紧龈交穴，下唇微微放松反卷，使承浆穴适当封闭，呼气时两侧哦呀穴鼓动向外。

方法：

口型做好之后，均匀缓慢地呼气外出，气息经口腔及两侧凌空作咬状的六枚大牙之间缓缓呼出体外，同时吐嘿字音。在吐气将尽之时，如吹"纸捻"似的，舌尖向前一送并轻轻抵在门牙上，好像汽车刹车似的使呼气立止。

此法古代称为"赤龙叩玉门"，赤龙指舌，玉门指牙齿，也叫做加吹字法诀，可以使体内真气随呼气沉降丹田，并加功壮紧，使之更加潜降固密。

要点：

①呼气外出要缓慢、均匀、柔和、细密、深长。

②"嘿"的声音是气息通过喉部自然发出的，不能望文生义而去念"嘿"这个字，也正因如此，故这个口诀的声音听起来既像嘿，又像嗨。

③"嘿"的声音不要过大，以自己能够听到为度。

④吐"嘿"字诀时，腹部要自然放松外鼓，同时腰部的命门穴、腰阳关、辘轳关都要放松，这样才能使真气顺利地沉降。

功用：

①沉降真气、壮气发力，使体内真气由胸中沉降腹部并使丹田壮紧。

②"嘿"字诀是峨眉派气脉内景十二庄中吐纳运气的常用口诀，同时也是《素问·四气调神大论篇》中所讲的冬季养生、调补肾脏的口诀，

另详别论。久久行之，甚妙！

注：

哦呀穴，属经外奇穴，张口念“哦”字音，口角两旁纹一寸的地方，即是哦呀穴。内景炼气功夫，以此处为水宫肾脏的“关窍”，是水土两气在经络轨道上交会融合的枢纽。练静功中可以证明该理论的正确性，因为入静之后，口窍自动闭锁固密，这时哦呀穴会向内吸紧，舌头才能反卷锁固“鹊桥关”，练静功的人，都可以证明这种作用。

6．“嘶”字诀

此为提升真气之法。

读音：嘶，音同丝，也写作呬。

呼吸：吸气，逆腹式呼吸。

口型：牙齿轻扣，上唇微微着力贴紧上门牙，使人中穴、兑端穴贴紧龈交穴，下唇微微放松反卷，使承浆穴适当封闭，舌平放，舌尖轻轻抵在上门牙内侧。

这种口型，能使督脉、任脉、冲脉的作用，发生“升”气的功能，而且能自动调节“升”气的需要量，因为人中、兑端、龈交、承浆几个穴位关系经络交会与循环的度数。

方法：

口型做好之后，均匀地吸气入内，气息从下牙齿缝中缓慢吸入，同时自然发出舌齿音“嘶”的声音，口角及两腮随之自然鼓张。

要点：

①吸气入内要缓慢、均匀、柔和、细密、深长。

②“嘶”的声音是气息通过牙齿时自然发出的，不能望文生义而去念“嘶”这个字。

③“嘶”的声音不要过大，以仅仅自己能够听到为度。

功用：

①提升真气，将体内真气由小腹随之缓缓升至胸中膻中穴，并渐渐布满玉堂与华盖。

②这种呼吸方法在吸气时，体内“先天真气”由腹部提升到胸中，同时由鼻孔吸入的自然界之清气（后天呼吸之气）也进入胸中，先后二天之气在胸中交会融合；配合降气“嘿”字诀呼气时，胸中交融后的真气缓缓降回至腹部丹田，产生的浊气则同时由口或鼻慢慢呼出体外。所以，古人说这种呼吸方法有类似“爻变”的作用，有利于心肾相交、水火既济。

③“嘶”字诀是峨眉派气脉内景十二庄中吐纳运气的常用口诀，同时也是《素问 · 四气调神大论篇》中所讲的春季养生、调肝养肝的口诀，另详别论。久久行之，甚妙！

注：

人中穴：又名水沟、鬼市、鬼客厅，属督脉经穴，位于人体鼻唇沟的中点，是一个重要的急救穴位。

兑端穴：属督脉经穴，在面部，当上唇的尖端，人中沟下端的皮肤与唇的移行部。

龈交穴：属督脉经穴，在上唇内，唇系带与上齿龈的相接处。

承浆穴：又名天池穴、鬼市穴等，属任脉经穴，位于人体的面部，当颏唇沟的正中凹陷处。

三、存思调心

古人说“调心者，摄念归静”。青城嫡传学术体系认为，调心就是调摄心性，通过调整、控制意识思维活动，排除杂念、安逸心态，达到“精神内守”的状态。存思又称为存想、观想、冥想，是通过对思想的自我引导来使思想情绪安定下来，集中在某一种状态中，从而达到放松思想、稳定情绪、进而放松身体和提高情绪调控能力的方法。

青城嫡传存思调心有三个层面，其实也反映了练功中“返观内视”的三个层次，需要习练者循序渐进、自然而然、顺势上练，方能体会其中的效用。

1．意与形合

“意与形合”也叫“神与庄合”。

方法：

要求练功者在练功时，关注点放在“形”的方面，要把意念集中在功法动作的操作上，就是每做一个动作，思想意识都跟着这个动作匀速地动，而没有时间和精力去想别的问题，等于把注意力都集中到练功中。从而能够了解参与练习的身体部位有哪些，这些部位有怎样的反应和感觉，一举一动都要符合功理要求，不可马虎，更不可随便加以改动。所以，这就是用意念结合到形体动作上的方法，来排除杂念，达到练功入境的目的。

古人云：“形者神之质（实体），神者形之用（作用）。”随着练功的不断深入和提高，精神（意识）就会专一于形体，逐步实现形、神（意）

合一，在练功中达到神形俱妙。

2. 意与气合

“意与气合”也叫“神与气合”。

方法：

练功者在把形体动作练纯熟的基础上，开始加练“嘶”“嘿”“嘘”“唏”等多种吐纳运气的口诀。此时即要求练功者把意念集中在这些口诀的操作上，静静地观察这些吐纳字诀参与到每个导引动作以后，呼吸、气血的细微变化。

这样的练习，也有调整呼吸、震散郁滞、调畅情志的作用，其实也是收摄心神、静心候气的过程。随着功夫的深入，气血运行畅旺，便会逐渐进入体内真气充盈的层面。

3. 观照全身（外动内静）

观照全身法是丹道重要的功夫之一，其精髓即是外动内静或形动神静，源自丹道的“逆”修之法。就是把不正的、已落入后天的行为再颠倒过来，使其返回到“恬淡虚无”的童真境界，这种从有到无的修炼，比如让“形”动起来、让“神”静下来，体现的便是逆修的功夫，所要成就的即是最为倡导的养生之道。

方法：

习练者要在“心静体松”的状态下，把自己当成一个观察者，不分辨、不干扰，静静观察练功的过程对自己的身、心、行、境都有哪些影响与反应。逐步理解动作与身体每一个部位的内在联系，进一步体悟功法中每个环节的真正内涵，并逐渐认识到动作、呼吸、心灵与“气”之间密

不可分的关系。用“静”来发现本来存在的“气”，再真正步入观察“气”的阶段。在这种观的不断练习中，逐步认识自己、了解自己，进而在一定范围内调节和控制自己，直至达到知其然知其所以然的“证悟”境界。

总之，练功的核心在于“精神内守”，最好的方法就是“观照全身”，而观照全身就要做到“外动内静”。与外动相比，更要强调内静。只有清静而无杂念、且不妄动，才能达到神凝气聚、真气内守，进而实现形、气、神的和谐统一，也才能从身心合一到天人合一。

四、注意事项

①二十四式节气导引，多采用坐姿。盘腿静坐时，腿部气血的运行会逐渐减慢，同时抵抗外界“邪气”的能力也会随之下降，所以此时腿膝反而极容易被风、寒等外邪乘机侵入。因此在盘坐时，需用毛毯围覆双腿，即使在天气炎热的时候也要用薄布巾或毛巾覆盖双腿。

②初学者或为了对治疾病的患者，可以不必拘泥节气时令及时辰、方向等的对应问题，只要选择适合的导引术进行练习就可以了。

③每个节气对脏腑、经络、穴位等的锻炼各有侧重，这是根据气候对人体生理功能影响的规律及对某一脏腑、经穴相应相感的影响而决定的。但我们应该知道，人体是一个有机的整体，五脏六腑、四肢百骸、经穴苗窍等都是相连相通而不是孤立的，所谓不同节气对应不同脏腑、经穴的理论和功法，只是有所侧重而已，不可太过拘泥执着。

④众所周知，四季气候的变化，会直接影响人体的生理功能、病理变化，尤其是年老体弱以及有慢性病疾患的人对此更加敏感。比如风湿

性关节炎、哮喘病患者往往在暴冷、暴热等天气即将发生变化之前，就会发生病情加重、病情反复等现象。因此，加强导引练功，以提高机体对气候变化的适应能力，预防风、寒、暑、湿等外邪对人体的侵袭，是非常有意义的。

⑤人体五脏六腑、十二经脉的气血运行，在一年四季、二十四节气以及一天十二时辰、二十四小时都有着各自的盛衰。若从四季与五脏的对应关系来看，春季主生，与五脏之肝相应；夏季主长，与五脏之心相应；秋季主收，与五脏之肺相应；冬季主藏，与五脏之肾相应；四季蕴化，与五脏之脾相应。所以从这个角度来分析，春季的六个节气导引术其实都有调肝、养肝、疏肝的功效；同理，夏季的六个节气导引术则有养心、清心、宁心的功效；秋季的六个节气导引术则有养肺、清肺、润肺的功效；冬季的六个节气导引术则有补肾、壮肾的功效。若从十二月、二十四节气与经络的对应关系来看，则有如本书所讲述的内容一样，每个节气都有对应的一条经络和一个脏或腑。表面上看，这种对应关系好像与五脏的对应关系不同，但细细研究和体会，正是阴阳学说中阴中有阳、阳中有阴及阴阳无限可分的具体体现,就像一年十二个月可以与十二地支相对应，而一天十二时辰也可以与十二地支相对应的关系一样，其实并不矛盾。

所以，二十四节气导引术，作为带我们“走向天人合一之路”的经典导引术，不同的人可以从不同角度、深度和不同的专业领域去认识它、理解它并喜爱它。顺天时、接地气，如此去践行，品味节气，进一寸有进一寸的欢喜。天人合一不仅是远在天边的哲学理念，更是近在我们身边的一种生活方式。

第四章

二十四节气导引术图解

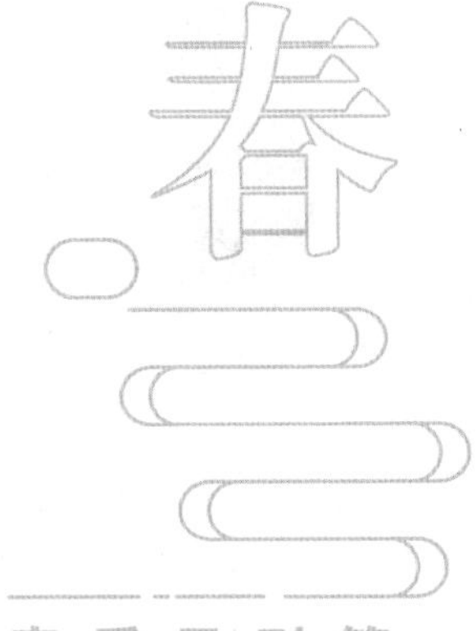

春季导引篇

第一式　立春导引术——叠掌按髀式

一、导引动作

①采用盘坐式（散盘、单盘、双盘均可），下颌微收，虚灵顶劲，两手自然覆按于两膝，目视前方，呼吸调匀，思想安静，全身放松（图 4–1）。

②中指带动两臂前伸，抬至与肩相平，两臂平行，指尖向前、掌心相对，目视前方（图 4–2、图 4–2 附图）。

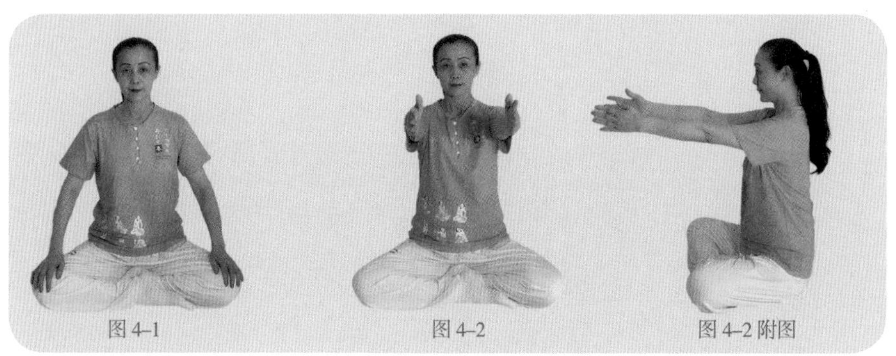
图 4–1　图 4–2　图 4–2 附图

③接上式，两臂内旋，转掌心向下并顺势叠掌，左手在下，右手在上，指尖向前（图 4–3）。

④接上式，屈肘收臂，两掌收至左乳前，左手指尖向右，右手指尖向左，掌心向下（图 4–4）。

⑤接上式，两掌缓缓下按至左大腿根部（图 4–5）。

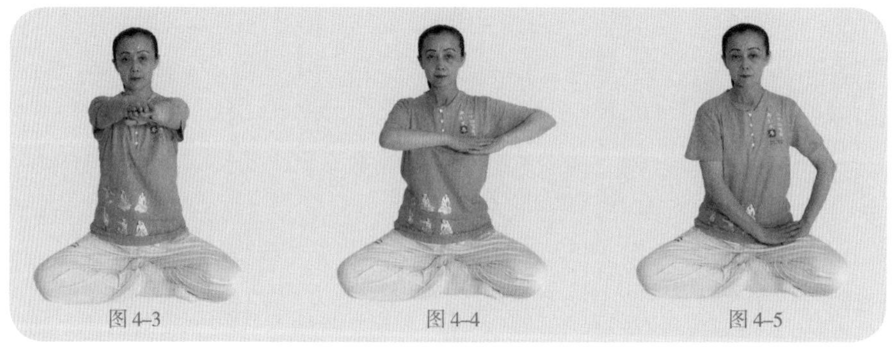
图 4–3　图 4–4　图 4–5

⑥接上式，两肩微耸，两掌根下按，肩掌对拔，臂肘微伸，身形端正，同时收腹提肛（图 4–6）。

⑦接上式，头颈缓慢向右转动至极限，目视右侧，动作略停（图 4–7）。

⑧接上式，头颈缓慢转回正前，目视前方（图 4–8）。

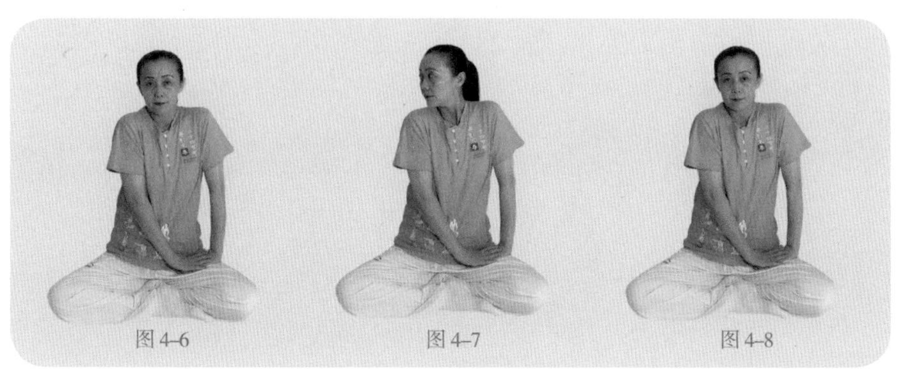

图 4–6　图 4–7　图 4–8

⑨接上式，松肩松臂，全身放松（图 4–9）。

⑩接上式，两掌分开，两臂向体前左右 45° 侧伸，至与肩平，掌心向下，目视前方（图 4–10）。

⑪接上式，沉肩坠肘，松腕舒指，两臂下落，两手覆按两膝，目视前方，呼吸自然，全身放松（图 4–11）。

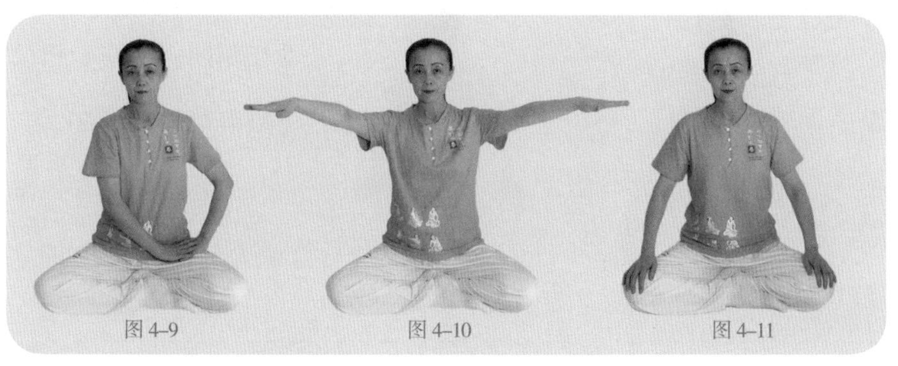

图 4–9　图 4–10　图 4–11

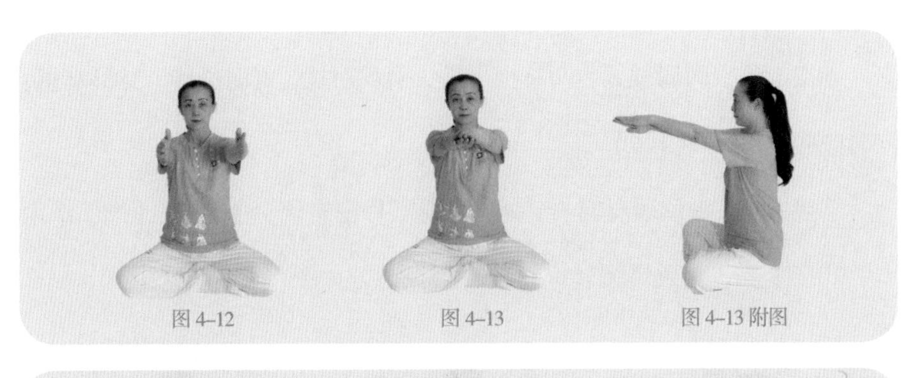
图 4–12　图 4–13　图 4–13 附图

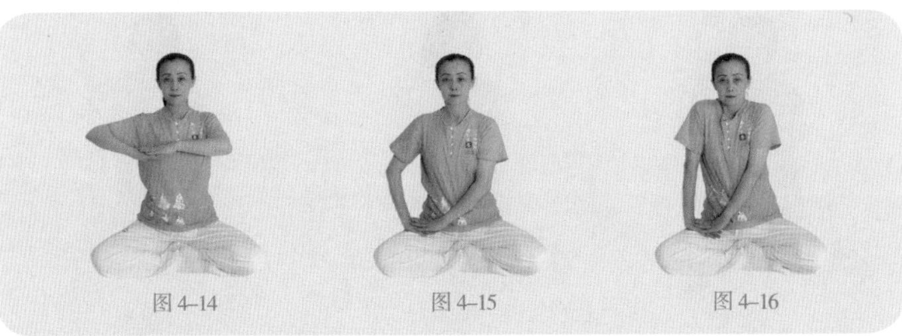
图 4–14　图 4–15　图 4–16

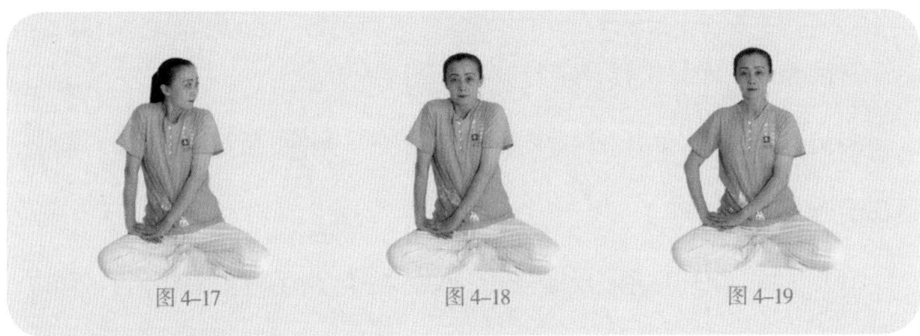
图 4–17　图 4–18　图 4–19

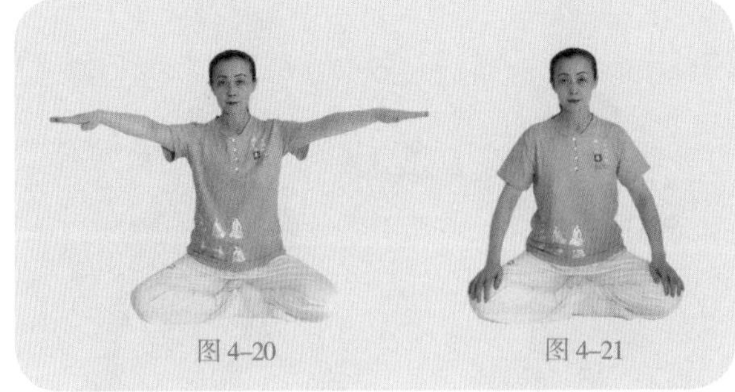
图 4–20　图 4–21

⑫进行对侧练习，动作相同，唯左右相反（图 4–12 ~ 图 4–21）。

以上动作左右各做 1 次为 1 遍，共做 3 遍。

二、动作要点

①盘坐时要求头正顶悬，竖脊正身，呼吸自然，思想安静，全身放松。

②两臂前起时，中指带动手臂前伸；拇指翘立，带动两臂上抬。

③两臂抬至与肩齐平时，中指与肩对拔拉伸。

④两掌按于腿部主要是起到固定和支撑的作用，所以其具体位置不必细究。

⑤耸肩按掌时，耸肩为主，肩掌对拔，身体其他部位尽量放松，而不是全身用力。体会“松中有紧、紧中有松” “在放松中伸展、在伸展中放松”的练功要领及原则。

⑥头颈左右转动时，带动脊柱旋转拔伸，意在鼻尖。

⑦动作 6 到动作 8 保持收腹提肛。

⑧两臂下落时，从肩、肘、腕、指，依次放松。

三、功理功用

①有助于放松肩颈、手臂等肌肉，有效预防和治疗颈椎病、肩周炎、手臂酸痛等不适症状。

②两臂平行前起时，一方面，大指翘立，肺脉开合适度，有利于调节手太阴肺经之气；另一方面，同时运动两胁，有助于生发阳气、疏利肝胆。

③意注中指，有利调节手厥阴心包经、手少阳三焦经之气。

④耸肩转头，既有利于提升阳气，又可以有效控制气上升太过而出现头晕脑胀、呼吸急促等现象。

第二式　雨水导引术——昂头望月式

一、导引动作

①采用盘坐式（散盘、单盘、双盘均可），下颌微收，虚灵顶劲，两手自然覆按于两膝，目视前方，呼吸调匀，思想安静，全身放松（图4–22）。

②左臂向左侧伸成侧平举，掌心向下；同时，头颈左转，目视左掌（图4–23、图4–23附图）。

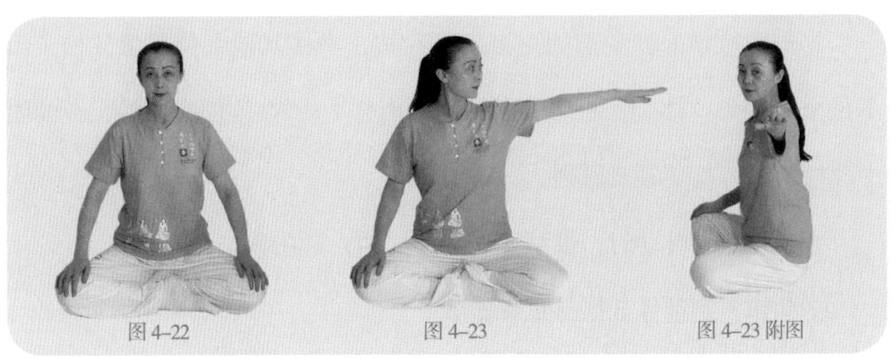

图4–22　　图4–23　　图4–23附图

③接上式，左掌带动左臂经体前划弧，轻按于右手背，目视左掌（图4–24）。

④接上式，两手及身体保持不动，头颈左转至极限，目视左侧，动作略停（图4–25）。

⑤接上式，下颌向上抬起，昂头竖项，目视左上方，动作略停（图4–26）。

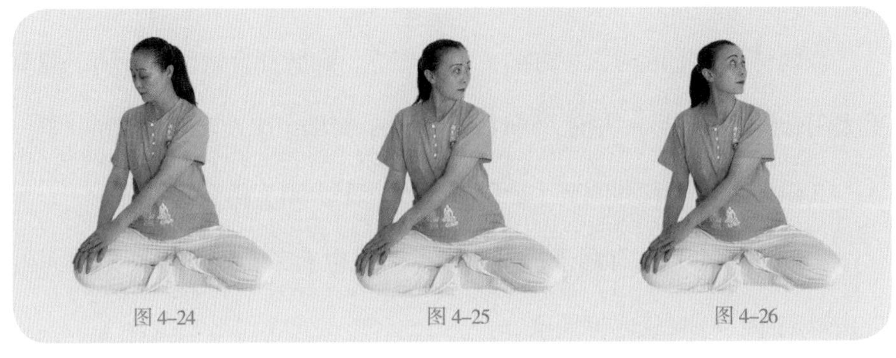

图4–24　　图4–25　　图4–26

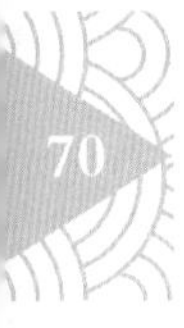

⑥接上式，收下颌，顶百会，低头拔背，目视左下方，动作略停(图4–27)。

⑦接上式，百会领动，头颈竖项，目视左侧（图4–28）。

⑧接上式，头颈右转回正，目视前方（图4–29）。

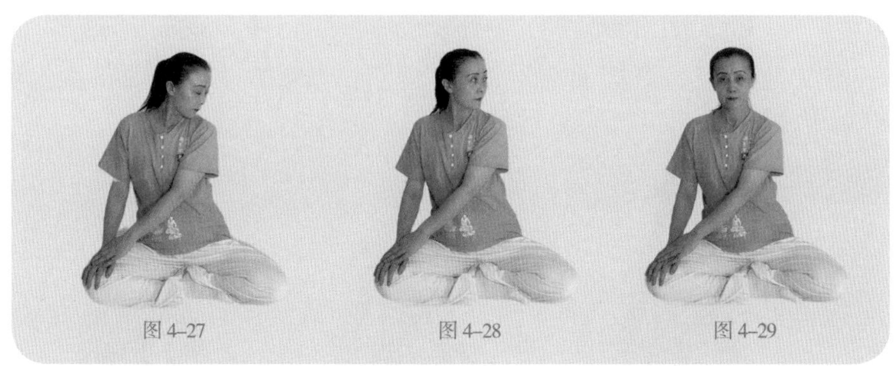
图4–27　图4–28　图4–29

⑨接上式，两臂向体前左右45°侧伸，至与肩平，掌心向下，目视前方（图4–30）。

⑩接上式，沉肩坠肘，松腕舒指，两臂下落，两手覆按两膝，目视前方，呼吸自然，全身放松（图4–31）。

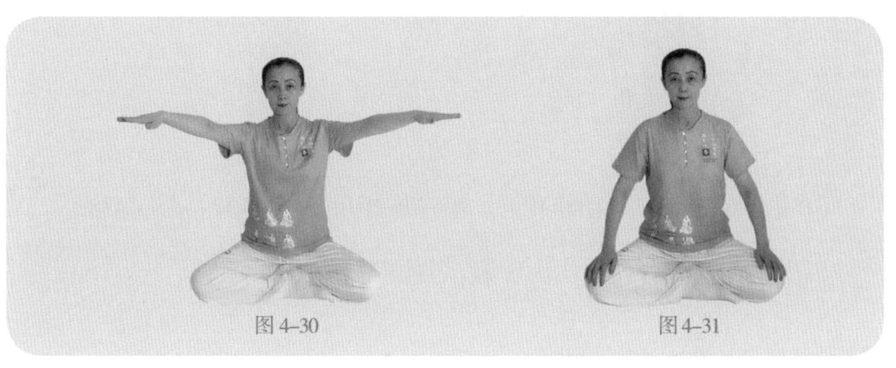
图4–30　图4–31

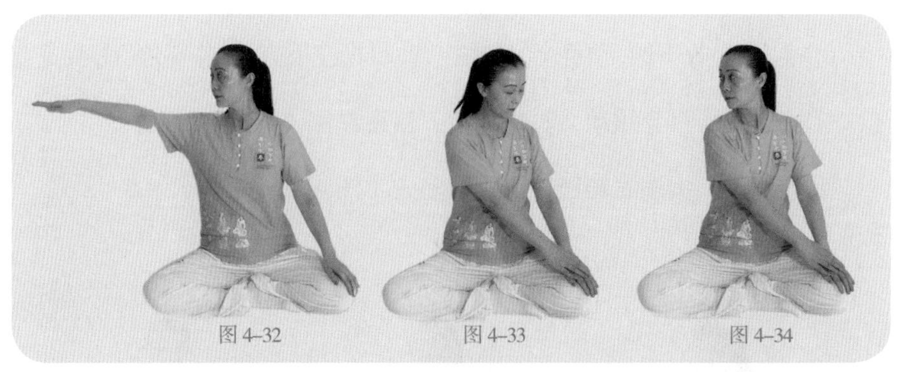

图 4-32　图 4-33　图 4-34

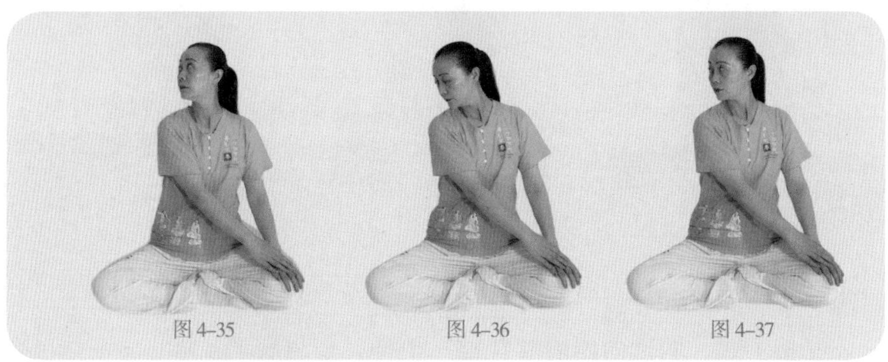

图 4-35　图 4-36　图 4-37

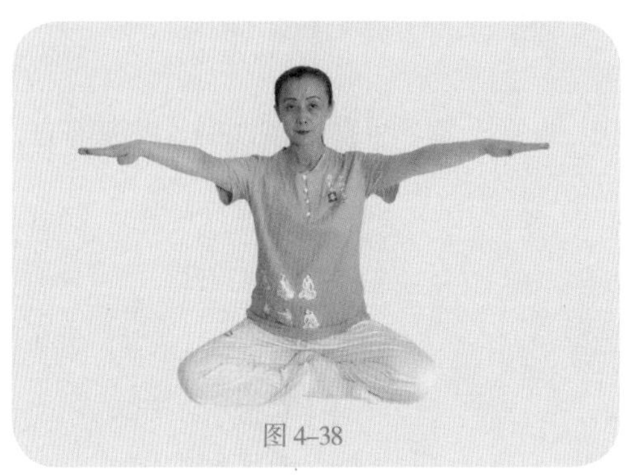

图 4-38

⑪进行对侧练习，动作相同，唯左右相反（图 4–32 ~ 图 4–38）。

以上动作左右各做 1 次为 1 遍，共做 3 遍。

二、动作要点

①盘坐时要求头正顶悬，竖脊正身，呼吸自然，思想安静，全身放松。

②手臂侧伸时，中指带动，注意力集中在中指指尖。

③一手经体前划弧时，身体保持不动，一手轻按于另一手手背的任一地方。

④头颈左右转动至极限过程中，身体及两手位置保持不变，使头颈、两手和身体形成一个对拔拉伸的状态。

⑤头颈左右转动至极限时，要尽量使鼻尖和该侧的肩尖“两尖相对”，保持在一个垂直面内。

⑥侧面昂头与低头的动作，尽量保持在“两尖相对”的一个垂直面内，这样才能起到对拔拉伸、升降气机的作用。

⑦抬头上视时，要犹如翘首望月，气定神凝；低头下视时，如俯首观海，气势磅礴。

⑧所有动作都应在缓慢与伸展的状态中进行练习。

三、功理功用

①通过头颈上下、左右的运动，使肩、颈、背部肌肉、筋骨得到充分的锻炼，可以有效预防肩肘、颈椎疾病发生。

②通过头颈左右转动带动身体拧转的练习，可使身体两侧胁肋筋骨得到充分锻炼，进而使肝气得以疏泄和调达；通过头的俯仰练习使体内气机得以升降和畅。

第三式　惊蛰导引术——握固炼气式

一、导引动作

①采用盘坐式（散盘、单盘、双盘均可），下颌微收，虚灵顶劲，两手自然覆按于两膝，目视前方，呼吸调匀，思想安静，全身放松（图4–39）。

②小指带动两臂向体前左右45°侧伸，至与肩平；同时，两臂内旋转掌心向外，小指在上，拇指在下，目视前方（图4–40、图4–40附图）。

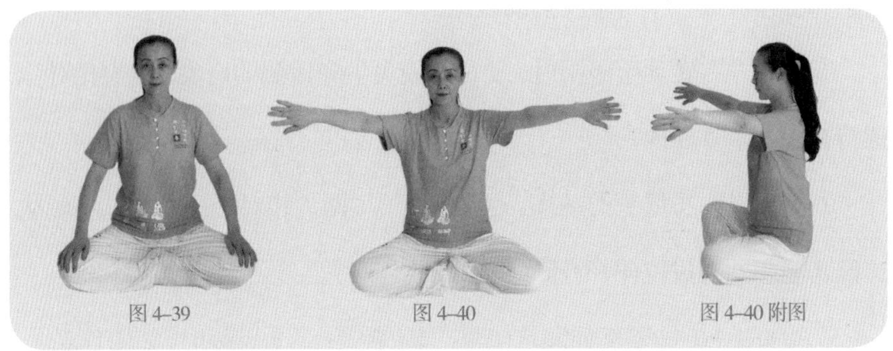
图4–39　图4–40　图4–40附图

③接上式，拇指内屈轻抵无名指指根，其余四指依次屈拢"握固"成拳；同时，两臂外旋，屈肘收臂，置于身体两侧，拳眼向上，拳心相对，目视前方，动作略停（图4–41、图4–42）。

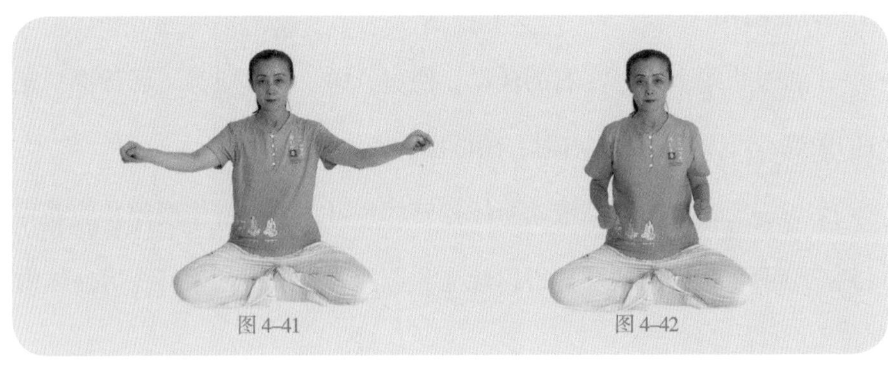
图4–41　图4–42

④接上式，两肘后顶，依次展肩扩胸、收腹提肛、含肩缩项，目视前上方，动作略停（图 4–43、图 4–43 附图）。

⑤接上式，头颈及手臂还原，全身放松，目视前方（图 4–44）。

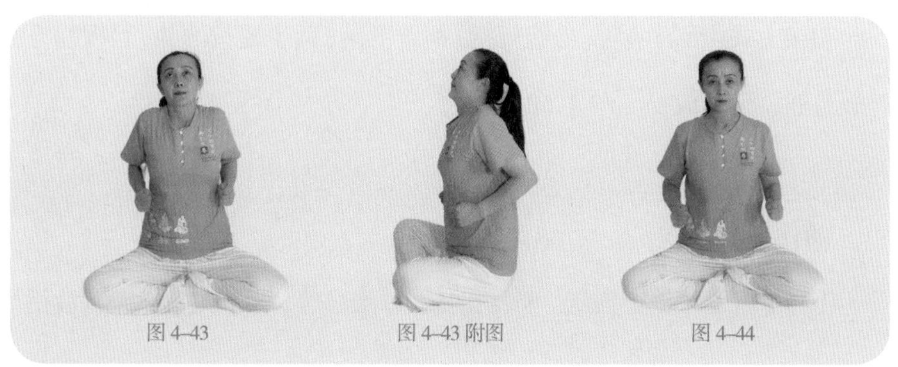
图 4–43　　图 4–43 附图　　图 4–44

⑥接上式，两臂前伸至与肩平，力达拳面；同时，下颌内收，百会上顶，收腹提肛，目视前下方，动作略停（图 4–45、图 4–45 附图）。

⑦接上式，屈肘收臂，头颈还原，全身放松，目视前方（图 4–46）。

重复以上④ ~ ⑦动作为 1 遍，共做 3 遍。

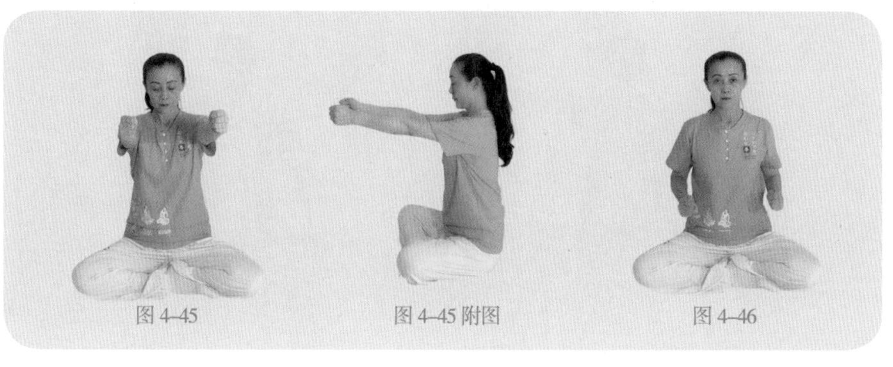
图 4–45　　图 4–45 附图　　图 4–46

⑧两拳由小指依次伸直变掌；同时，两臂内旋，并带动手臂向体前左右 45° 侧伸，至与肩相平，小指在上，拇指在下，掌心向外，目视前方（图 4–47、图 4–48）。

⑨接上式，两臂外旋，转掌心向下（图 4–49）。

⑩接上式，沉肩坠肘，松腕舒指，两臂下落，两手覆按两膝，目视前方，呼吸自然，全身放松（图 4–50）。

二、动作要点

①盘坐时要求头正顶悬，竖脊正身，呼吸自然，思想安静，全身放松。

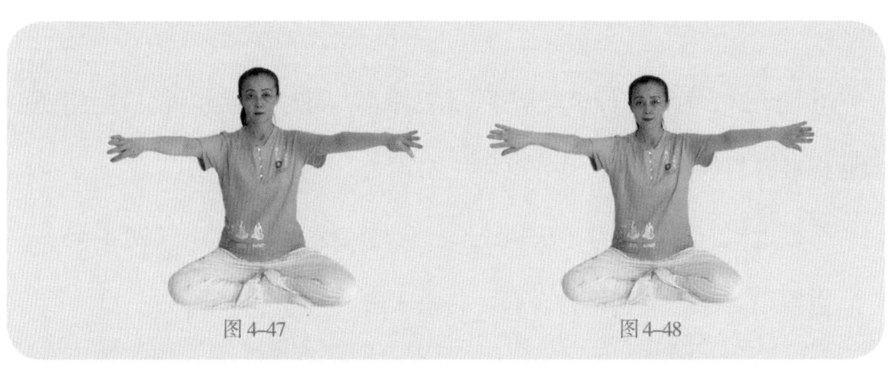

图 4–47　　图 4–48

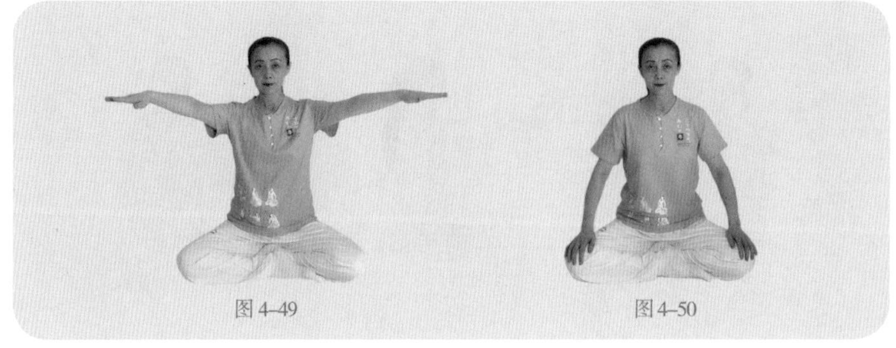

图 4–49　　图 4–50

②两臂向体前左右45°侧伸时，意念集中在两手小指及中指上。小指带动手臂上抬，中指带动手臂远伸。

③屈指握固时，要先屈拇指，轻轻抵在无名指根节靠近中指的一侧，然后小指、无名指、中指、食指依次内屈，握拢成拳，松紧合度。

④两肘后顶时，展肩—扩胸—收腹—提三阴—含肩缩项要依次进行，不可颠倒，细细品味其中内涵。

⑤两臂前伸时，体会两臂如两条直线，拳面与肩对拔；下颌内收时，体会脊柱犹如一条直线，并且有向上拔伸的感觉。

⑥此导引术，看起来好像是一个全身都在用力的练习，但事实却非如此。练习中，除了那几个需要用力的部位之外，身体其他部位要尽可能地放松，体会“用最小的力量做最大的动作”。

三、功理功用

①增强心肺功能，防治、改善颈肩部疾患。

②人体大指属肺，主气，藏魄；无名指属肝，主血，藏魂，无名指靠近中指的一侧为肝脏“风窍”所在，本式导引术中“握固”的练习方法，具有肝肺并练，静心安魂的功效；同时可以固护精气，明目延年。

③此导引术中导引动作与逆腹式呼吸配合，可以有效增强体内外气体的交换与融合，起到促进新陈代谢，培补先天真气的作用，长期习练，可以增强体质、防治疾病。

第四式　春分导引术——排山推掌式

一、导引动作

①采用盘坐式（散盘、单盘、双盘均可），下颌微收，虚灵顶劲，两手自然覆按于两膝，目视前方，呼吸调匀，思想安静，全身放松（图 4–51）。

②两臂侧伸至掌心约与肚脐相平，小指在上，大指向下，掌心向后，目视前方（图 4–52）。

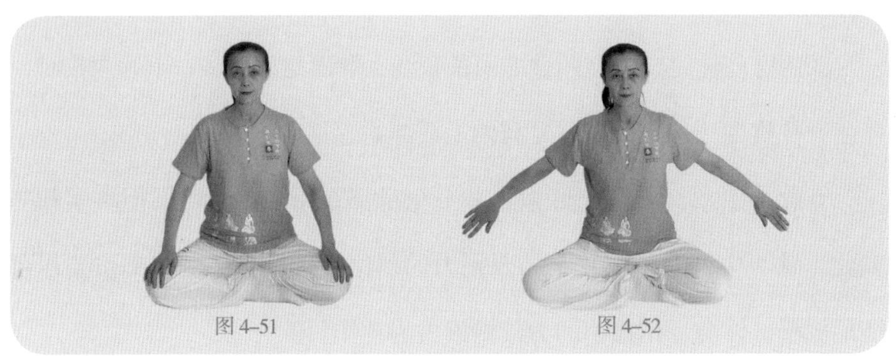
图 4–51　图 4–52

③接上式，两臂外旋；同时，向前划弧至于胸等宽时，屈肘收臂，两掌捧于腹前，掌心向上，指尖相对（图 4–53）。

④接上式，两掌缓缓上托至胸前，约与两乳同高，目视前方，动作略停（图 4–54）。

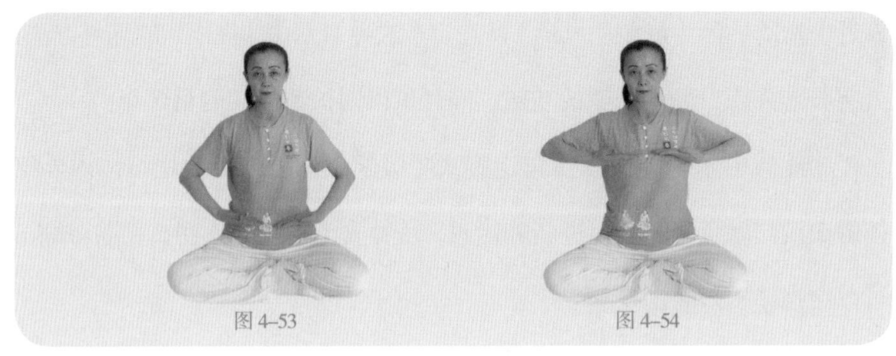
图 4–53　图 4–54

⑤接上式，落肘、夹肋，顺势立掌于肩前，掌心相对，指尖向上（图 4–55、图 4–55 附图）。

⑥接上式，先微展肩扩胸，再沉肩，向体前缓缓伸臂、推掌，转掌心向前，两臂平行，与肩同高，力达掌根；同时，头颈左转，目视左侧，动作略停（图 4–56、图 4–56 附图）。

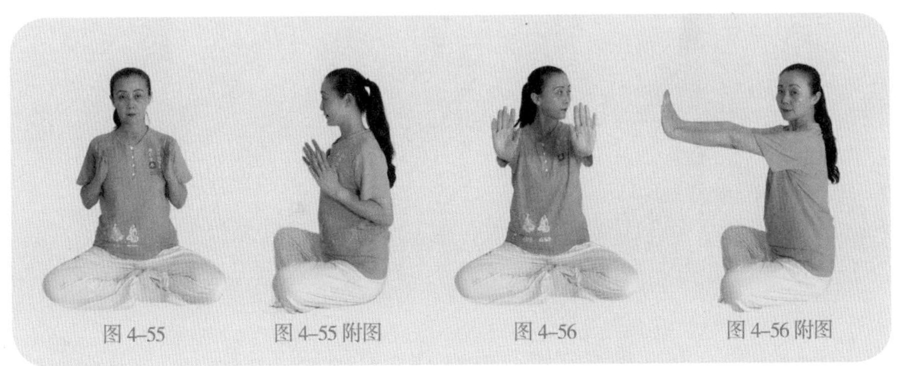

图 4–55　图 4–55 附图　图 4–56　图 4–56 附图

⑦接上式，指尖向前远伸，掌心向下，头颈随之转回正前方，目视前方（图 4–57）。

⑧接上式，沉肩坠肘，两臂掌收回，立掌于肩前，掌心相对，指尖向上（图 4–58）。

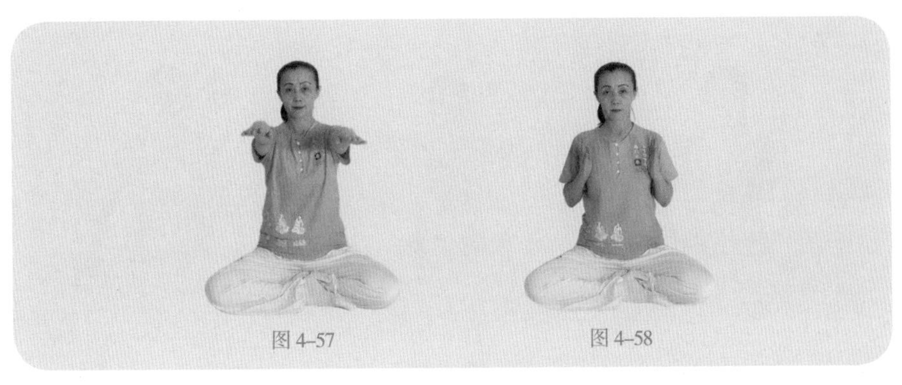

图 4–57　图 4–58

⑨接上式，微展肩、推掌向前、头颈右转，动作同前⑥～⑧，唯左右相反（图 4–59、图 4–60）。

以上动作左右各做 1 次为 1 遍，共做 3 遍。

⑩接上式，抬肘至与肩相平，掌心向下，指尖相对，目视前方（图 4–61）。

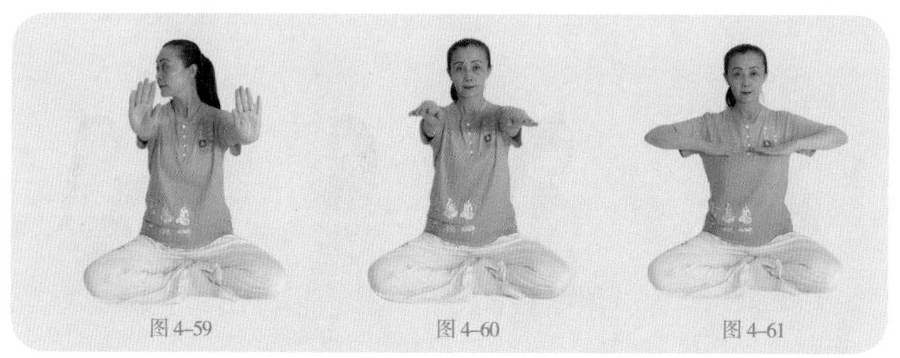

图 4–59　　图 4–60　　图 4–61

⑪接上式，两掌缓缓下按至腹前（图 4–62）。

⑫接上式，两臂向体前左右 45° 侧伸，至与肩相平，掌心向下，目视前方（图 4–63）。

⑬接上式，沉肩坠肘，松腕舒指，两臂下落，两手覆按两膝，目视前方，呼吸自然，全身放松（图 4–64）。

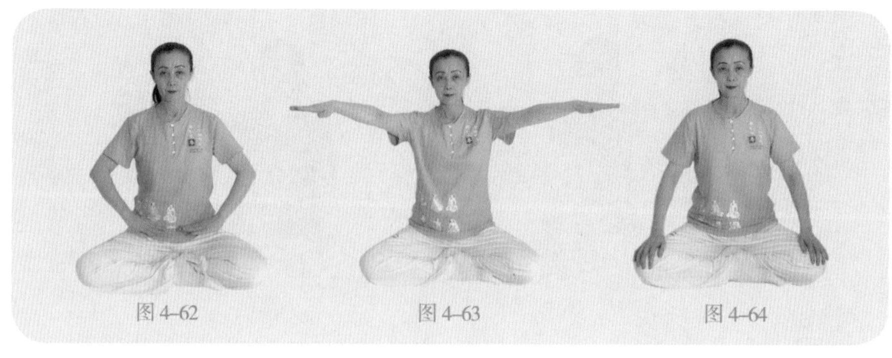

图 4–62　　图 4–63　　图 4–64

二、动作要点

①盘坐时要求头正顶悬，竖脊正身，呼吸自然，思想安静，全身放松。

②两掌上托时，如托重物，外导内行，不要耸肩。

③两臂立掌于肩前，与肩等宽时，指尖与肘尖尽量保持一条直线，没有手腕的动作。

④两掌前推时，展肩、沉肩，以小指一侧引领，逐渐转掌心向前，先轻如推窗，后肩部力量逐渐传到掌根和整个掌面，掌根到肩两点对拔，重如排山。

⑤两掌前推时，百会上顶，转掌、转头的动作要协调统一，带动脊柱拧转、拔伸。

⑥收掌时，先松肩，如海水还潮，节节收回。

三、功理功用

①春分导引术中通过展肩扩胸、排山推掌的导引动作，对肩胛、胸廓和背部经脉气血起到很好的疏通作用。

②通过掌根与肩、掌根与指尖的对拔拉伸，肩部力量及背部气血会自然传输到两臂、两掌及十指指尖。

③可以增强胸肺功能，有效治疗肩、颈、背部疼痛疾患。

第五式　清明导引术——开弓射箭式

一、导引动作

①采用盘坐式（散盘、单盘、双盘均可），下颌微收，虚灵顶劲，两手自然覆按于两膝，目视前方，呼吸调匀，思想安静，全身放松（图 4–65）。

②中指带动两臂向左右侧伸，抬至与肩相平，掌心向前（图 4–66）。

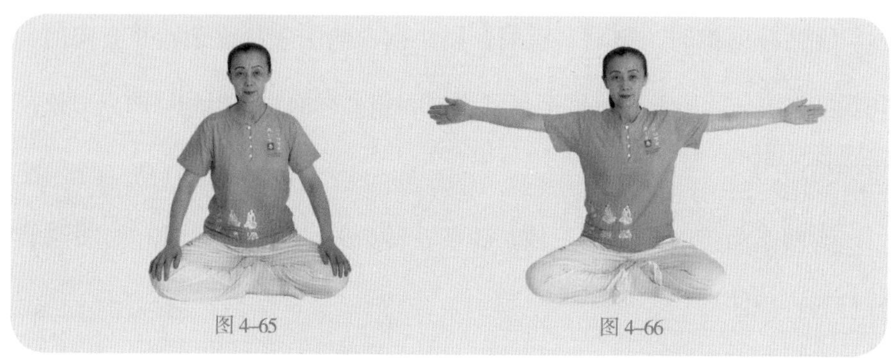

图 4–65　　图 4–66

③接上式，两臂继续向上伸展至头顶上方，两手手腕交叉，左手在前（掌心向右），右手在后（掌心向左），随之抬头，目视两掌（图 4–67）。

④接上式，屈肘、落臂，收掌至胸前；同时，两臂外旋，转掌心向内，同时收下颌、顶百会，头颈还原转正，目视前方（图 4–68）。

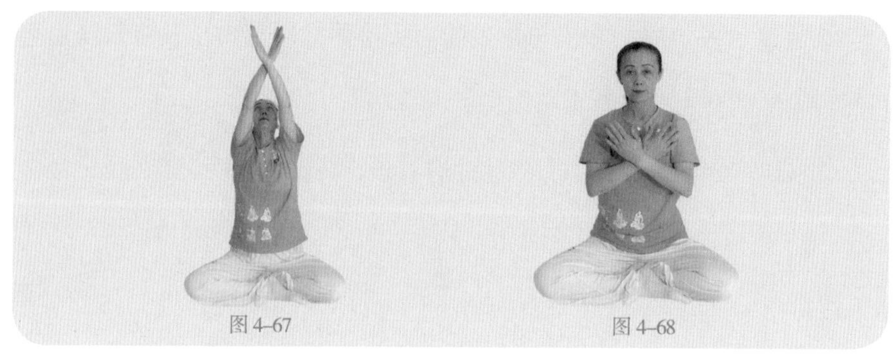

图 4–67　　图 4–68

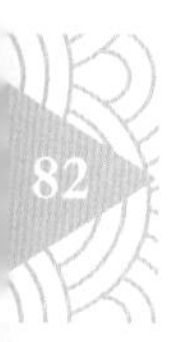

⑤接上式，右手五指用力分开，再屈曲成虎爪，向身体右侧水平拉伸；同时，左掌转掌心向下，由小指一侧带动向左侧水平推出，并逐渐转掌心向左、指尖向前，同时头颈左转，目视左掌，动作略停（图 4–69、图 4–69 附图）。

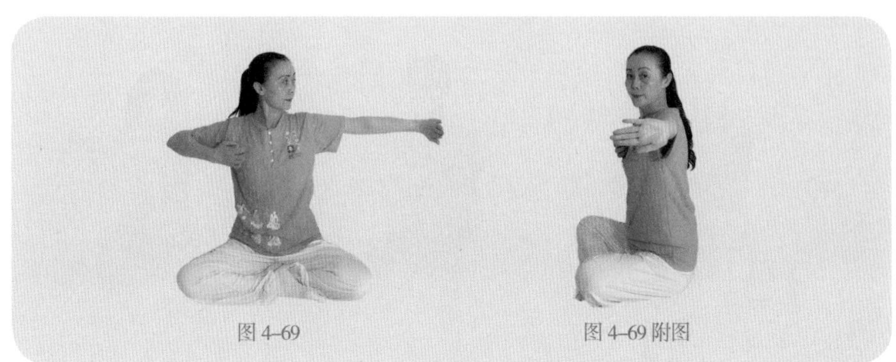
图 4–69　　图 4–69 附图

⑥接上式，左臂外旋，左掌从小指开始，依次伸展（古称“正描太极”），并转掌心向前、指尖向左；同时，右手从小指开始，依次伸展成掌（古称“反描太极”），掌心向内，指尖向左；双臂对拔、势如开弓射箭，指掌张开、力达指尖（图 4–70）。

⑦接上式，右臂向下、向右侧伸，两臂成一字，两掌心向前，随后头颈转正，目视前方（图 4–71）。

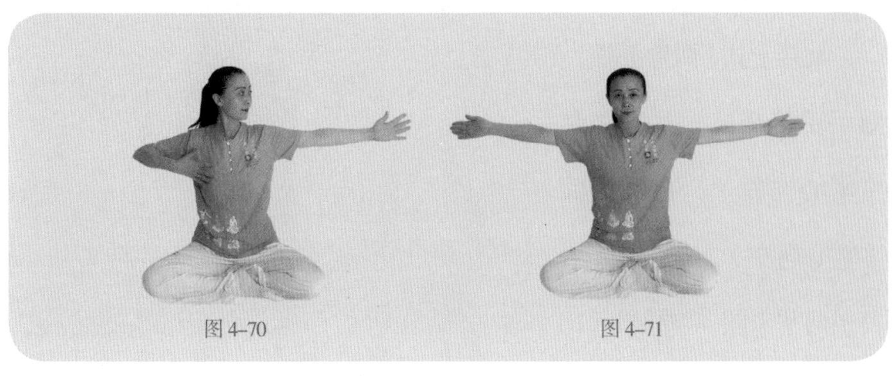
图 4–70　　图 4–71

⑧重复以上③ ~ ⑦动作，做对侧练习，动作同前，唯左右相反，向右开弓射箭（图 4–72 ~ 图 4–76）。

以上动作左右各做 1 次为 1 遍，共做 3 遍。

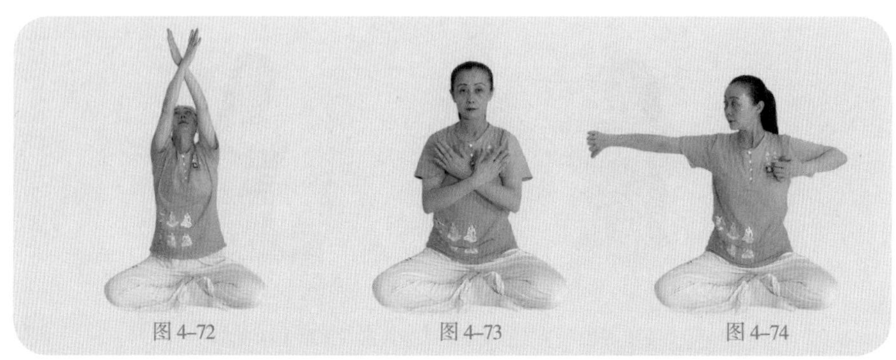

图 4–72　图 4–73　图 4–74

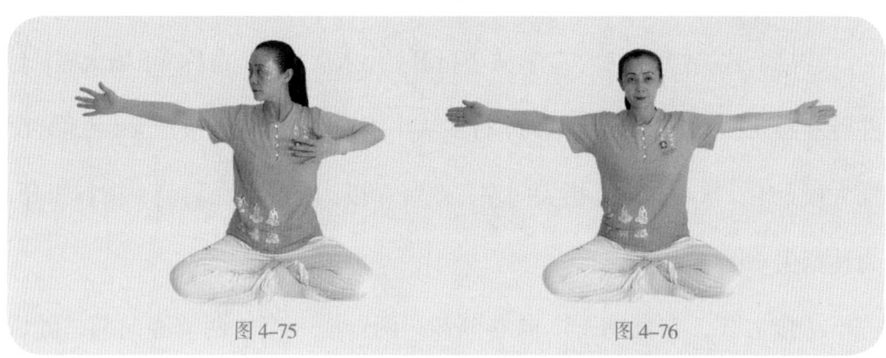

图 4–75　图 4–76

⑨接上式，两臂上举，两手手腕交叉，左手在前（掌心向右），右手在后（掌心向左），随之抬头，目视两掌（图 4–77）。

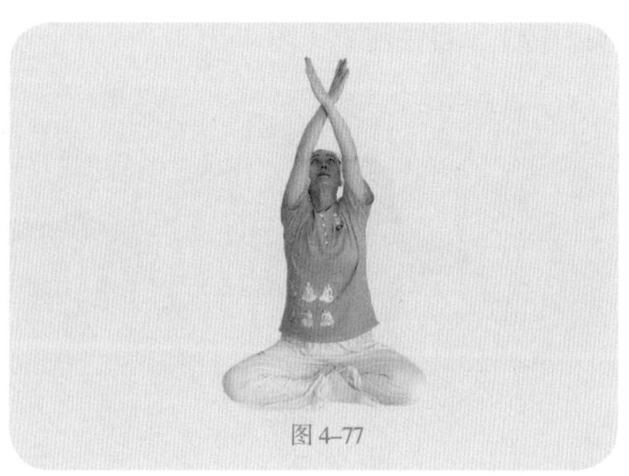

图 4–77

⑩接上式，屈肘、落臂，收掌至胸前；同时，两臂外旋，转掌心向内，同时收下颌、顶百会，头颈还原转正，目视前方（图 4–78）。

⑪接上式，两臂掌下落内旋转掌心向下，再向体前左右 45° 侧伸，至与肩相平，目视前方（图 4–79）。

⑫接上式，沉肩坠肘，松腕舒指，两臂下落，两手覆按两膝，目视前方，呼吸自然，全身放松（图 4–80）。

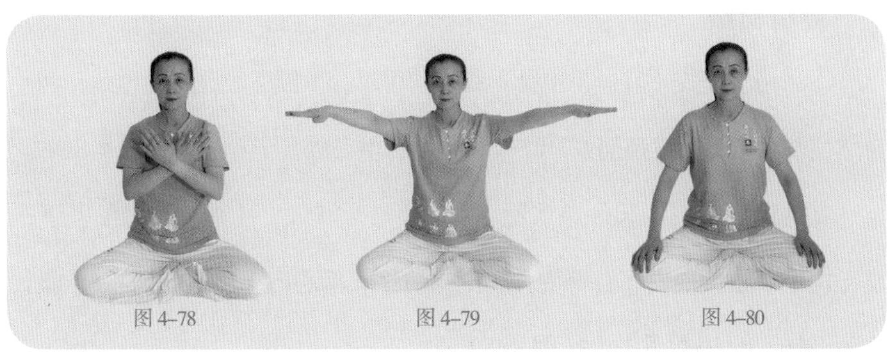

图 4–78　　图 4–79　　图 4–80

二、动作要点

①两臂在头顶上方、两手手腕交叉、抬头目视两掌时，身体不可后仰。

②左右开弓时，两臂一屈一伸、一紧一松，箭手掌根与弓手肘尖成左右对拔拉伸之势。

③正、反描太极时，内劲要力达十指指尖。

④左右开弓射箭，身体上下、左右对拔拉伸；松紧合度，身形中正。

三、功理功用

①改善颈、肩、胸背、手臂等部位的功能及相关疾病与不适。

②提高双手握力，改善十指末梢循环，疏通手三阴、三阳经脉。

③疏肝利胆、益气养肺、调畅气血、增强体质。

第六式　谷雨导引术——托掌须弥式

一、导引动作

①采用盘坐式（散盘、单盘、双盘均可），下颌微收，虚灵顶劲，两手自然覆按于两膝，目视前方，呼吸调匀，思想安静，全身放松（图 4–81）。

②两臂向右侧抬起，左掌置于右乳下 3 ~ 5cm，小指一侧轻贴乳下，掌心向上，指尖向右，右臂侧伸，至与肩平，掌心向下，指尖向右；同时，头颈右转，目视右手指尖（图 4–82）。

③接上式，左掌内翻，掌心轻贴右乳下方；同时，右掌中指带动，立掌成“须弥掌”，掌心向右，指尖向上，意在中指指尖，目视右掌（图 4–83）。

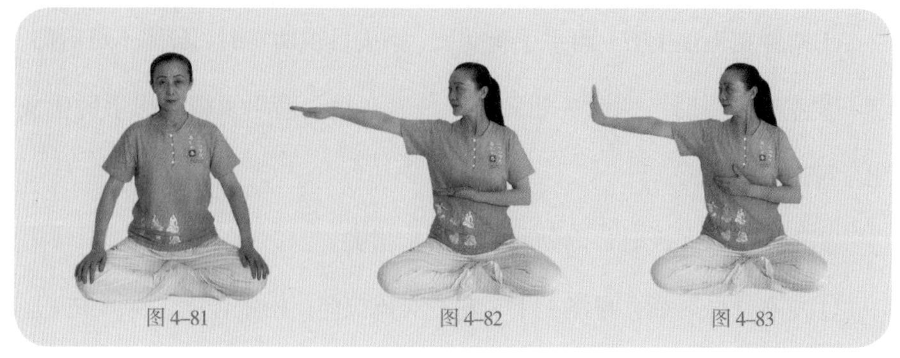
图 4–81　　图 4–82　　图 4–83

④接上式，右掌掌根远伸并直臂上托至头顶上方，掌心向上，指尖向左，头颈随之左转，目视左侧，动作略停（图 4–84、图 4–84 附图）。

⑤接上式，左掌外翻成掌心向上，其余动作不变（图 4–85）。

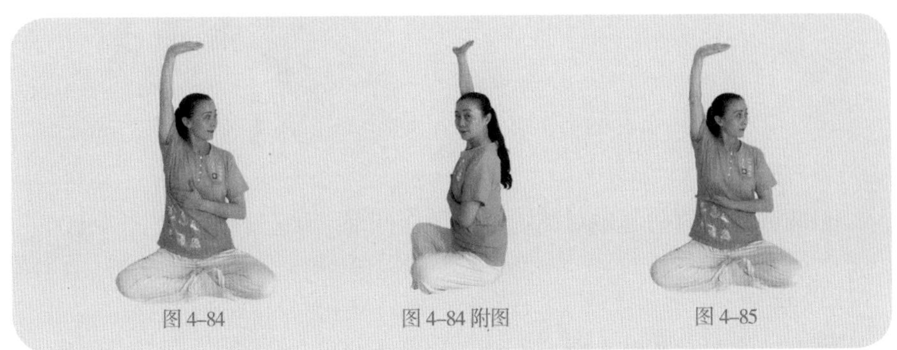
图 4–84　图 4–84 附图　图 4–85

⑥接上式，右臂向右侧直臂下落至与肩相平，右掌“须弥掌”不变，掌心向右，指尖向上；同时，头颈右转，目视右掌（图 4–86）。

⑦接上式，中指带动，右掌指尖远伸成掌心向下，指尖向右，其余动作不变（图 4–87）。

⑧接上式，两臂下落，随之向体前左右 45°侧伸，至与肩相平，掌心向下，目视前方（图 4–88）。

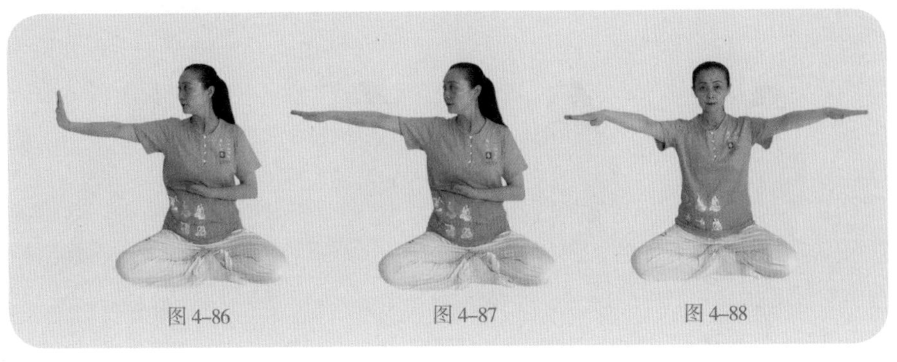
图 4–86　图 4–87　图 4–88

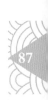

⑨接上式，沉肩坠肘，松腕舒指，两臂下落，两手覆按两膝，目视前方，呼吸自然，全身放松（图 4–89）。

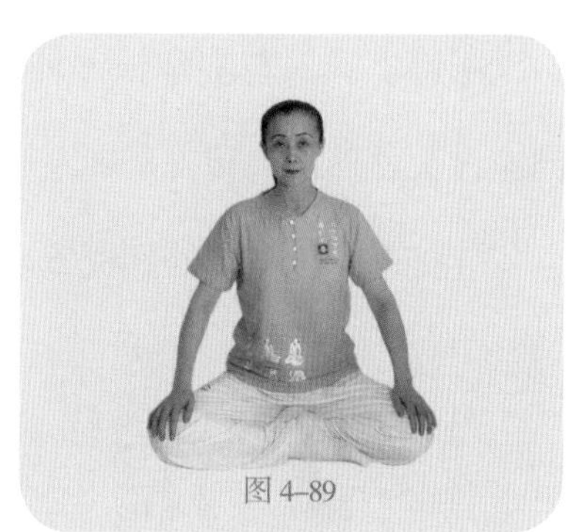
图 4–89

⑩两臂向左侧抬起做对侧练习，动作同前，唯左右相反（图 4–90 ~ 图 4–96）。

以上动作左右各做 1 次为 1 遍，共做 3 遍。

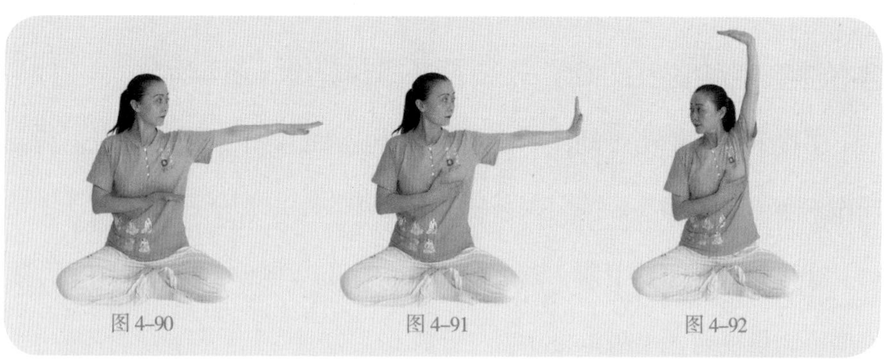
图 4–90　图 4–91　图 4–92

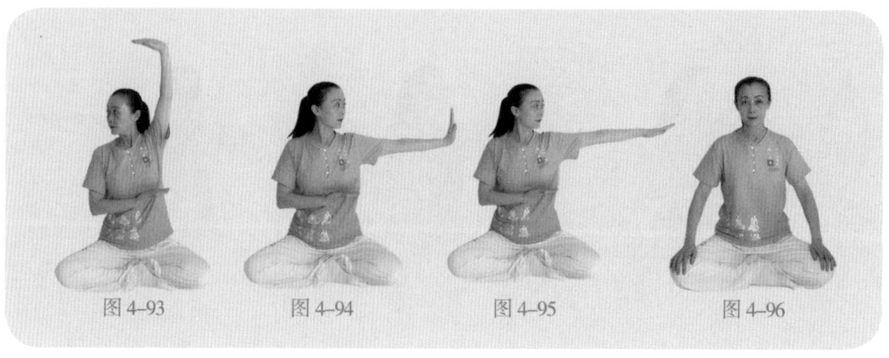
图 4–93　图 4–94　图 4–95　图 4–96

二、动作要点

①右臂向右侧抬起时，要力达指尖，反之亦然；一掌成“须弥掌”，同时另一掌翻掌轻贴乳下。

②手臂向上托举时，立掌、托举、转头、伸臂，动作次序分明，不可颠倒。

③手臂上举到达头顶上方时，向上撑举，力达掌根。

④手臂下落时，先将贴在乳下的手掌放松，然后再转头、舒腕、伸指、松肩、两臂下落，动作次序分明，不可颠倒。

三、功理功用

①手臂的侧伸、须弥掌的运用，可以促进手三阴、三阳经络气脉的交会与流注，有效预防指、腕、臂、肩、颈等各部位的疾患。

②手臂的上举与头部的转动，可以促进全身，尤其是肝脾之气的提升；手臂的侧伸、下落与头部的转动，则有利于胆胃之气的通降。

③手在乳下放松与熨贴的动作，有利于启闭气机的升降，防止气机上升太过或下降太快，从而起到调节与控制气机的作用。

④“头为诸阳之会”，是一身阳气最集中的部位，所以头的转动可以影响全身之气的运行。在谷雨导引术中，头的转动有两个作用，头开始转动的时侯，是为了加大体内阳气的上升，而当头转到侧面极限时，则起到控制体内真气上升太过的作用。

⑤此导引术疏肝利胆、健脾和胃、舒筋活络、调畅气血，对于肝、胆、脾胃，以及妇科、乳房等疾病均有很好的辅助治疗作用。

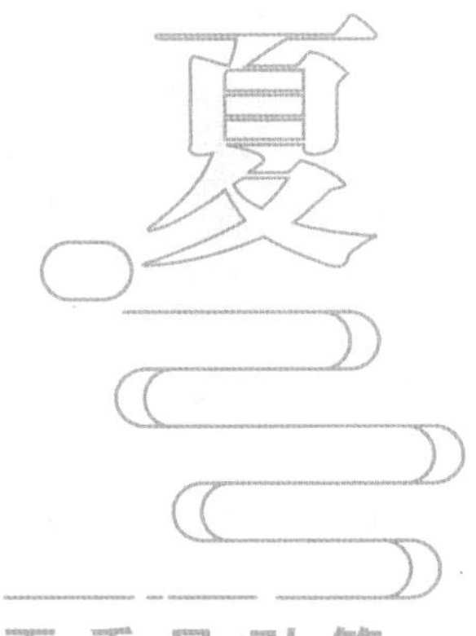

夏季导引篇

第七式　立夏导引术——足运太极式

一、导引动作

①正身平坐，两腿前伸，下颌微收，虚灵顶劲，两手自然覆按于两膝，竖脊含胸，目视前方，呼吸调匀，思想安静，全身放松（图 4–97）。

②右腿屈膝内收，脚掌自然踏地（图 4–98）。

③接上式，左腿屈膝内收，自然盘屈，左脚脚跟靠近会阴部位（图 4–99）。

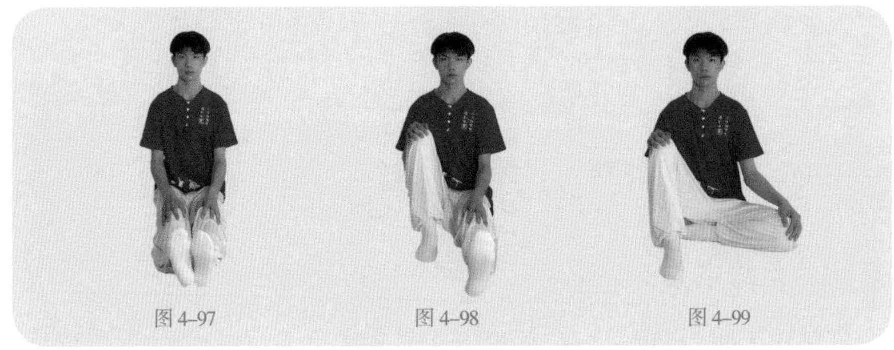
图 4–97　图 4–98　图 4–99

④接上式，两手十指交叉相握，掌心扶按于右膝膝眼处，目视前方，动作略停（图 4–100）。

⑤接上式，两手抱膝收至胸前，脚掌离地；同时，下颌微收，百会上顶，拔伸脊柱（图 4–101）。

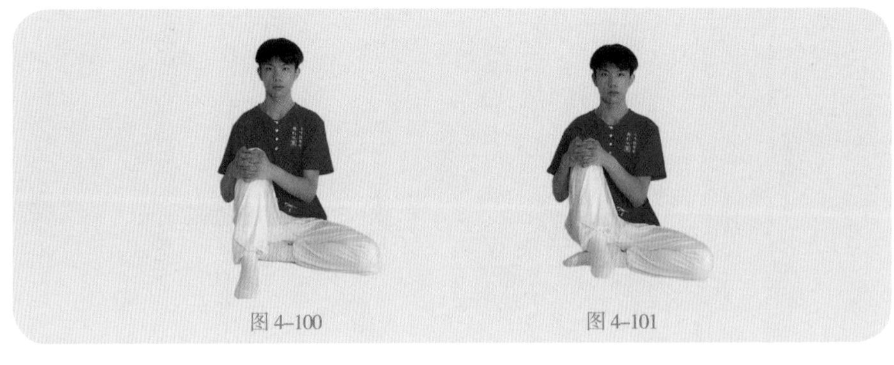
图 4–100　图 4–101

⑥接上式，右脚尖尽力向上勾，身体其他部位不动，动作略停（图4-102）；脚尖尽力向下伸展，脚背绷直，动作略停（图4-103）。如此重复练习3次。

⑦接上式，右脚尖由上向左、下、右、上划圆3次，称为内转太极，随后再反方向划圆3次，称为外转太极（图4-104）。

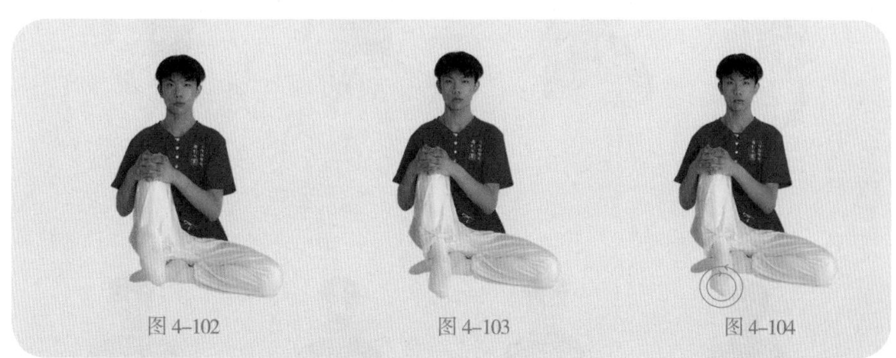
图4-102　图4-103　图4-104

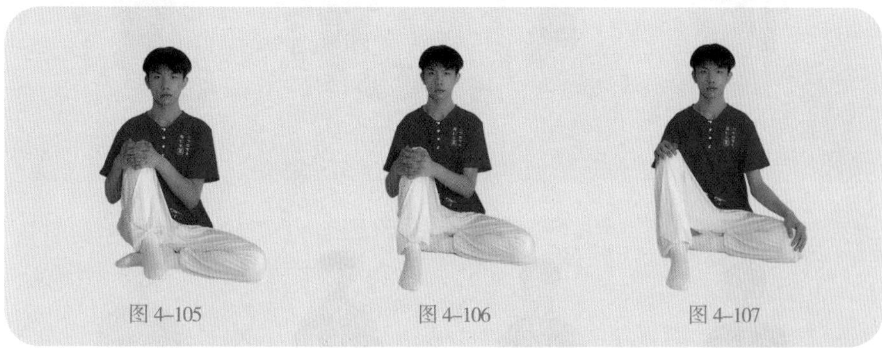
图4-105　图4-106　图4-107

⑧接上式，右脚放松、踏地，随后依次松手、伸左腿、伸右腿、还原平坐、两手覆按两膝，目视前方，呼吸调匀，全身放松（图4-105～图4-109）。

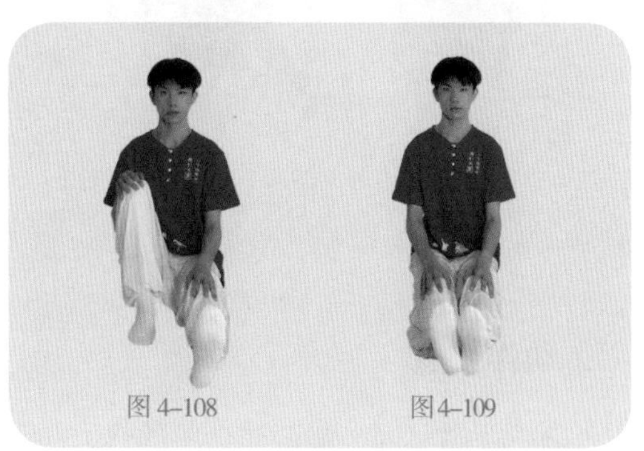
图4-108　图4-109

⑨左腿屈膝内收，做左脚的练习，动作同前，唯左右相反（图4-110～图4-121）。

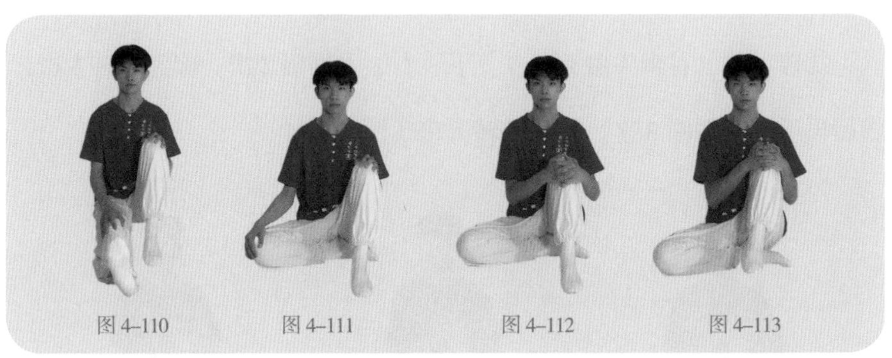
图4-110 图4-111 图4-112 图4-113

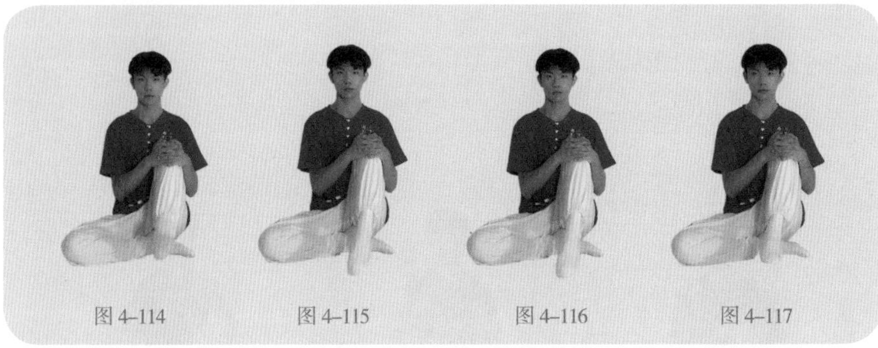
图4-114 图4-115 图4-116 图4-117

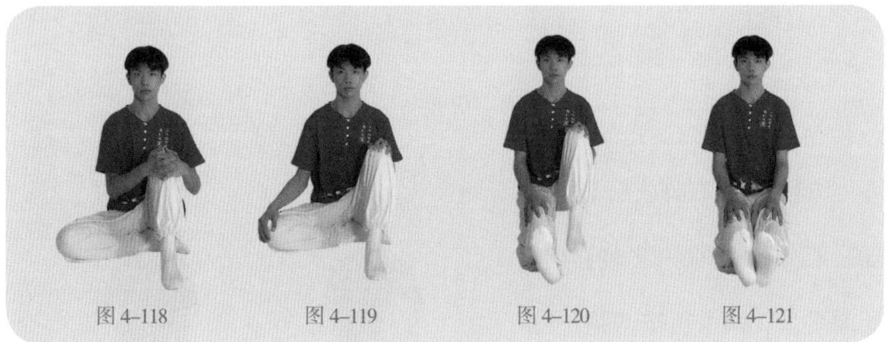
图4-118 图4-119 图4-120 图4-121

二、动作要点

①两手覆膝时，静静体会手的热力向膝关节内部传导的感觉。

②抱腿、屈膝收至胸前时，身体可以微微后仰以保持平衡，但脊柱始终要保持拔伸的状态。

③脚尖向上勾时，体会膝眼及小腿后侧、足跟等部位拉伸的感觉。

④脚尖向下伸展时，体会膝眼及小腿前侧、足背伸展的感觉。

⑤做内转太极、外转太极时，体会膝眼及脚踝、脚趾伸展的感觉。

⑥两手十指交叉、掌心贴于两膝眼上，在练习过程中可以逐步体会到它的妙用。一方面，在做脚的动作过程中，两掌可以感受到腿膝部相关部位及关窍的运动；另一方面，也可以感受到两掌之热力向腿膝深处传导的感觉。

⑦练习过程中，除手、足之外，身体其他部位尽量放松，只有在尽可能放松的状态下，才可以逐渐达到动作的最大幅度，体会在“伸展中放松，在放松中伸展”。

三、功理功用

①两手交叉，掌心覆按膝盖，使热量向膝关节内部渗透，可防治膝关节疼痛等疾患。

②脚的勾伸、划圆的练习，可使脚踝关节得到充分锻炼，有效解除小腿疲劳等症状。

③脚尖是足三阴、三阳经交汇之处，脚踝部位又是奇经八脉中阴维脉、阳维脉、阴跷脉、阳跷脉的起始之处。通过脚尖的勾伸、划圆等动作，可以使小腿、脚踝、脚趾等部位得到充分的锻炼，从而有效调节相关经脉及全身气血的运行变化。

第八式　小满导引术——单臂托举式

一、导引动作

①采用盘坐式（散盘、单盘、双盘均可），下颌微收，虚灵顶劲，两手自然覆按于两膝，目视前方，呼吸调匀，思想安静，全身放松（图 4–122）。

②两臂内旋，两掌内转，指尖向内，两肩松沉，肩胛骨打开，臂肘撑圆（图 4–123）。

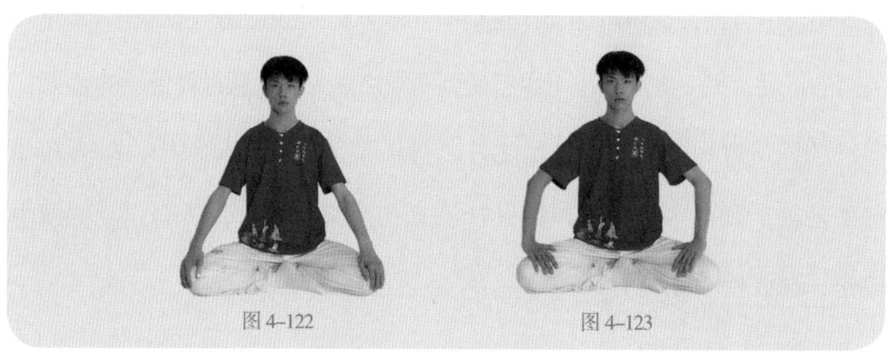
图 4–122　　图 4–123

③接上式，右掌经体前向上穿掌，至头顶上方，再转掌向上托举，掌心向上，指尖朝左，身体其他部位不动，目视前方，动作略停（图 4–124 ~ 图 4–126）。

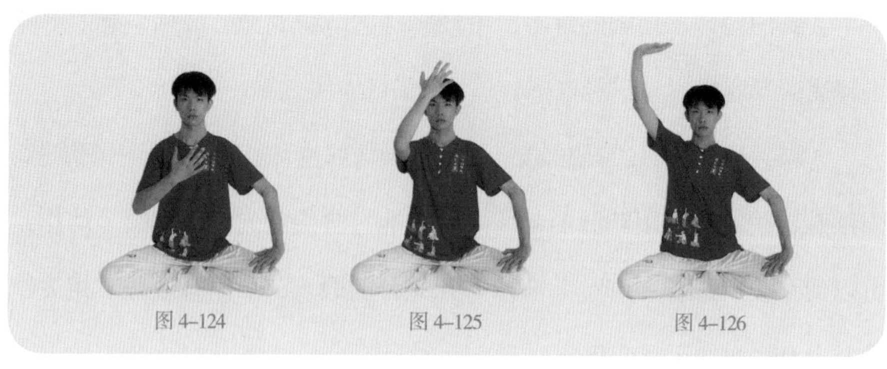
图 4–124　　图 4–125　　图 4–126

④接上式，右臂松肩、坠肘，旋臂、转掌，臂掌经体前下落，右掌还原，扶按右膝，目视前方，动作略停（图 4–127 ~图 4–129）。

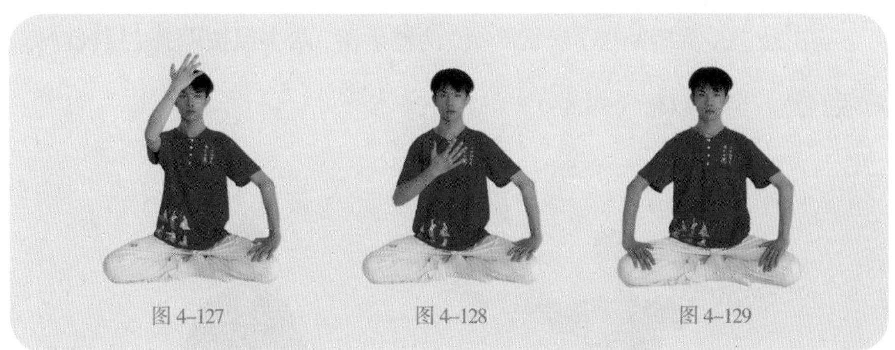
图 4–127　图 4–128　图 4–129

⑤接上式，左掌经体前向上穿掌，托举，动作同前，唯左右相反（图 4–130 ~图 4–135）。

以上动作左右各做 1 次为 1 遍，共做 3 遍。

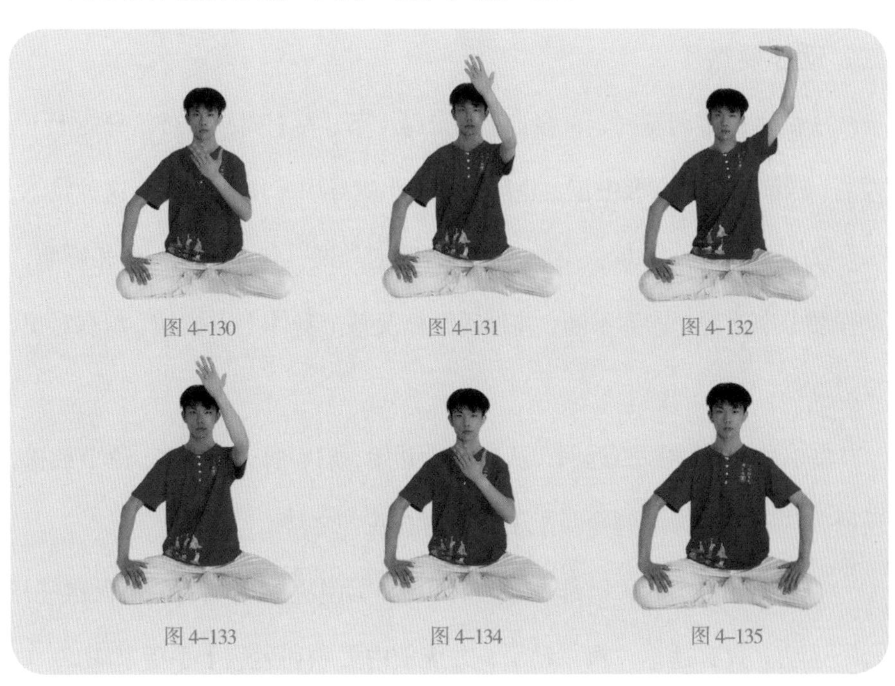
图 4–130　图 4–131　图 4–132

图 4–133　图 4–134　图 4–135

⑥接上式，两臂向体前左右 45° 侧伸，至与肩相平，掌心向下，目视前方（图 4–136）

⑦接上式，沉肩坠肘，松腕舒指，两臂下落，两手覆按两膝，目视前方，呼吸自然，全身放松（图 4–137）。

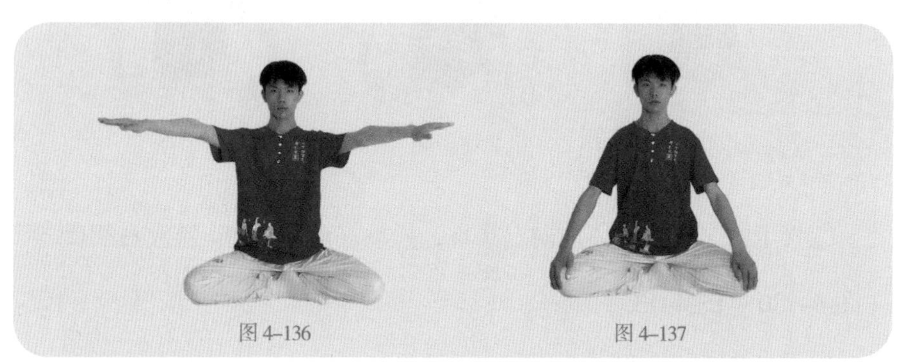

图 4–136　　图 4–137

二、动作要点

①两手扶按两膝时，百会上顶，全身上下、左右对拔拉伸，身体上下、左右，四面用力、身形中正，并且在整个小满导引术中始终保持这种状态。

②右掌上穿、转掌、托举，并肩胛略向外展，与左掌掌根遥相呼应，动作要节节贯穿、连绵不断，并带动脊柱及整个身体上下拔伸、左右对拉，反之亦然。

③右掌下落顺原路返回，从肩胛骨开始，肩、肘、腕、掌，逐节放松，还原、扶按膝盖，回到全身上下左右对拔拉伸之势。

④整个导引术的关键部位在两肩胛骨，动作过程是肩胛骨的两次“开合”运动，只有这个“根”动了，才能使内气顺利运达于手指末端。

三、功理功用

①本式导引术的动作，可以锻炼气脉的升降开合，疏通任督二脉，有效防治背部以及肩、肘、腕部关节等处的疾病。

②通过上肢的上托下按、对拔拉伸，可以起到抻拉两胁、疏肝利胆及调脾和胃、增强中焦脾胃运化功能的作用。

③小满这个导引术中，上下、左右、正斜皆对称的练习，正好与脾气相通，故长练本势可以起到健脾和胃，调养心、肾、肝、肺的作用。

④小满导引法，不仅仅是升降的动作练习，更重要的是在升降之后，还有一个开合的动作，且开合的关键点和根结就在比较细腻的肩胛骨开合上，须慢慢体会才能感受到它的微妙变化。

第九式　芒种导引术——掌托天门式

一、导引动作

①两脚并拢，自然站立，两臂自然下垂，头正颈直、竖脊含胸，目视前方，呼吸调匀，思想安静，全身放松，（图 4–138）。

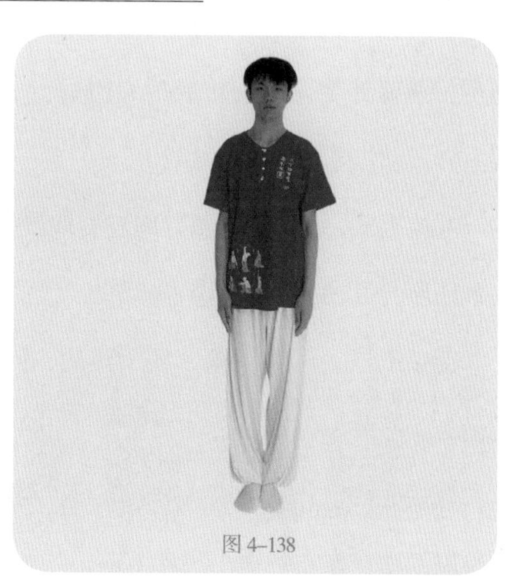
图 4–138

②左脚向左侧开步，两脚距离略宽于肩，两脚平行，脚尖向前，同时中指带动两臂侧伸至与肩平，掌心向下（图 4–139）。

③接上式，十指指尖向远、向上伸展，顺势屈腕、立掌，指尖向上，掌心向外（图 4–140）。

④接上式，掌根远伸并带动两掌向上托举至头顶上方，掌心向上，指尖相对；同时，百会上顶，脚跟上提、脚尖下踩，目视前方，动作略停（图 4–141）。

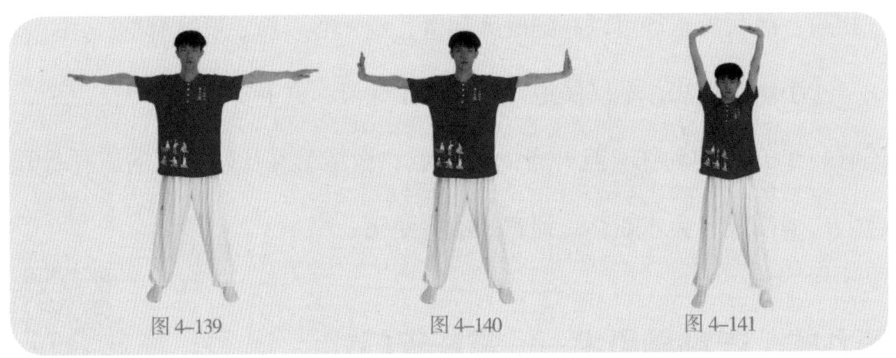

图 4–139　　图 4–140　　图 4–141

⑤接上式，两脚跟下落，两脚踏平，同时两掌继续上撑，动作略停；随后，两臂外旋，两掌转成指尖向后，掌心向上，同时仰头、舒胸，目视上方，动作略停（图 4–142）。

⑥接上式，两掌带动两臂向左右伸展下落至与肩平，掌心向外；同时，头颈还原，目视前方（图 4–143）。

⑦接上式，两臂下落，还于体侧；同时，左脚收回，并步站立，目视前方，呼吸调匀，心静体松（图 4–144）。

⑧接上式，开右步进行对侧练习，动作同前，唯左右相反。

以上动作左右各做 1 次为 1 遍，共做 3 遍。

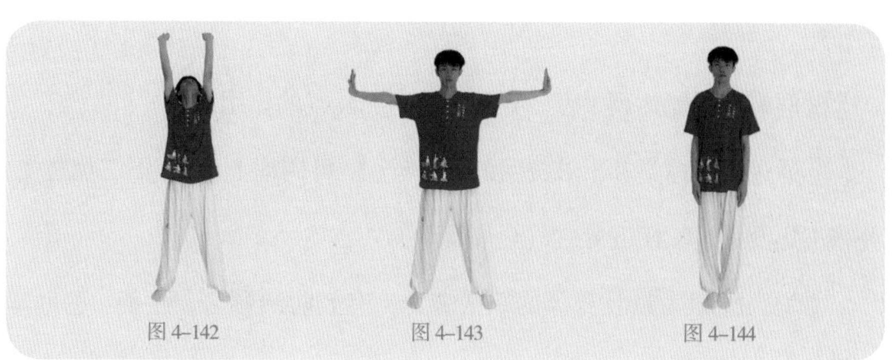
图 4-142　图 4-143　图 4-144

二、动作要点

①动作开始时，开步与中指带动两臂侧伸同时进行，随后伸膝伸臂。

②由两中指带动十指向远、向上伸展，顺势屈腕、立掌，立掌后手腕和手臂不能放松，两掌掌根要尽力向两侧撑，同时肩胛骨要尽力向左右两侧打开。

③两掌向上托举的过程中，只有肩的动作，肘、腕保持不动，手臂不可弯曲。

④提脚跟的动作，要与两臂向上托举的动作配合，提脚跟是通过踩脚尖来完成的，身体上下拔伸，形成一个整体。

⑤落脚跟的同时，两掌要用力向上托举，两掌上托与两脚下踩，进一步加大对拔拉伸。

⑥此动作的关键是两掌转指尖向后，同时仰头，目视上方，身体突然放松。

三、功理功用

①中指带动两臂侧起，有利于体内之气拔升，且能迅速布满两掌、两臂。立掌及两掌托举的动作，不仅可使两掌、两臂气血充盈，还能起到控制气血

的作用。

②两掌上托能达到举臂、提气、伸胁、壮气的作用。

③通过上肢撑举和下肢提踵的动作导引，可调理上、中、下三焦之气，并将三焦及手足三阴五脏之气全部发动。

④增强腰腿力量及身体的平衡能力，有效防治颈肩、腰腿、胁肋等部位的疾患。

⑤发动全身真气，以灌溉五脏，布精四肢，充实营卫，养肺、补心、益肾，调畅肝胆、调理三焦、健脾和胃。

第十式　夏至导引术——手足争力式

扫码看视频

一、导引动作

①正身平坐，两腿前伸，下颌微收，虚灵顶劲，两手自然覆按于两膝，竖脊含胸，目视前方，呼吸调匀，思想安静，全身放松（图 4–145）。

②右腿屈膝内收，脚掌自然踏地（图 4–146）。

③两手十指交叉相握，右脚踏在两掌中间（图 4–147、图 4–147 附图）。

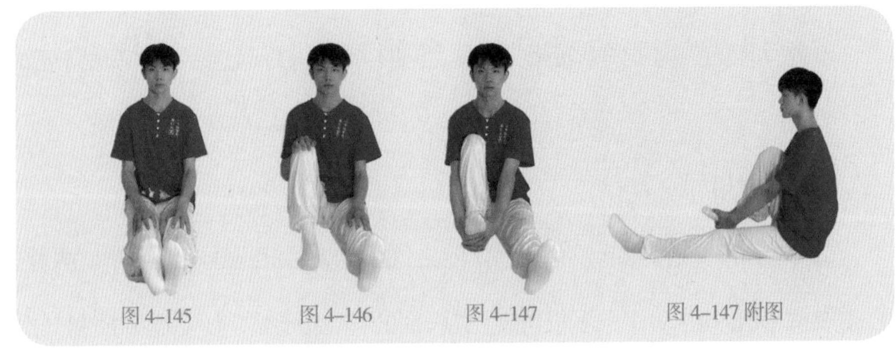

图 4–145　图 4–146　图 4–147　图 4–147 附图

④接上式，右腿用力，右脚向前、向上蹬出（图 4–148、图 4–148 附图）；同时，臂掌用力内拉以阻止右脚前蹬，动作至最大幅度，略停；随后两臂用力将右脚拉回胸前；同时，右腿用力前蹬以阻止拉回，动作到位，略停（图 4–149）。如此重复练习 3 遍。

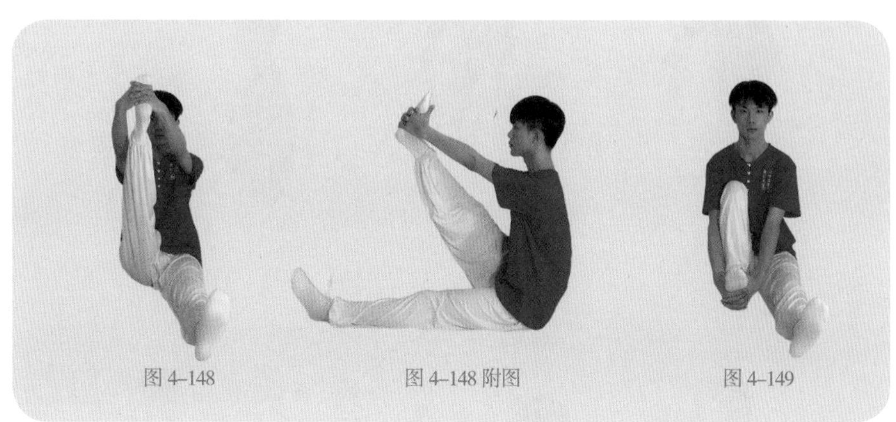
图 4–148　图 4–148 附图　图 4–149

⑤接上式，两手松开，右脚放松、踏地，随后右腿伸直，还原成正身平坐的姿势，呼吸调匀，全身放松（图 4–150、图 4–151）。

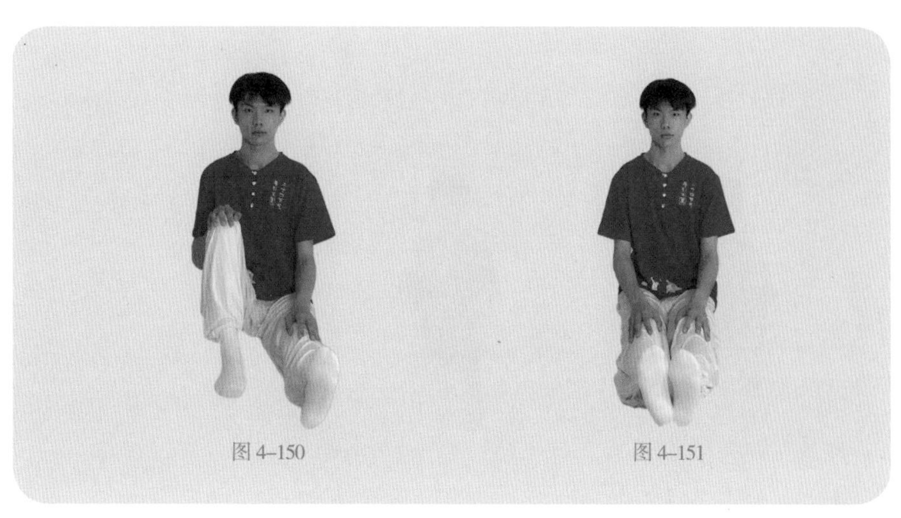
图 4–150　图 4–151

⑥接上式，左腿屈膝内收，进行对侧的练习，动作同前，唯左右相反（图 4–152 ~ 图 4–157）。

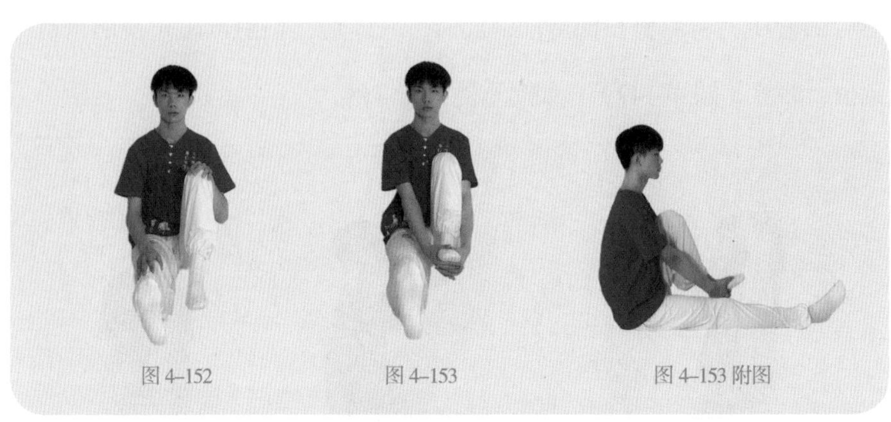

图 4–152　图 4–153　图 4–153 附图

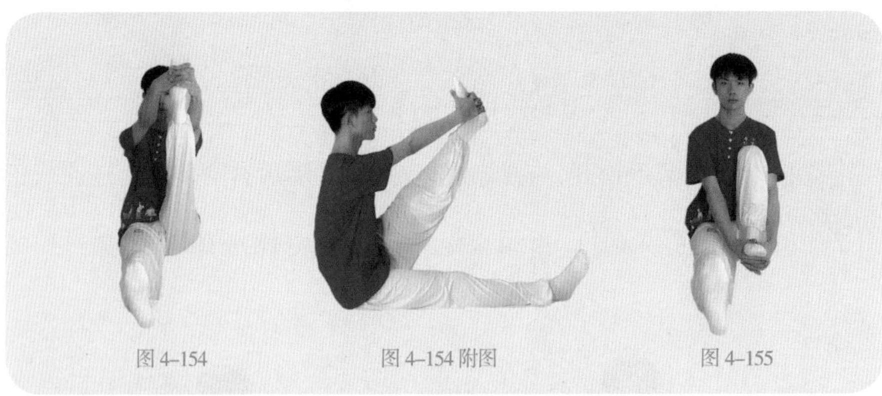

图 4–154　图 4–154 附图　图 4–155

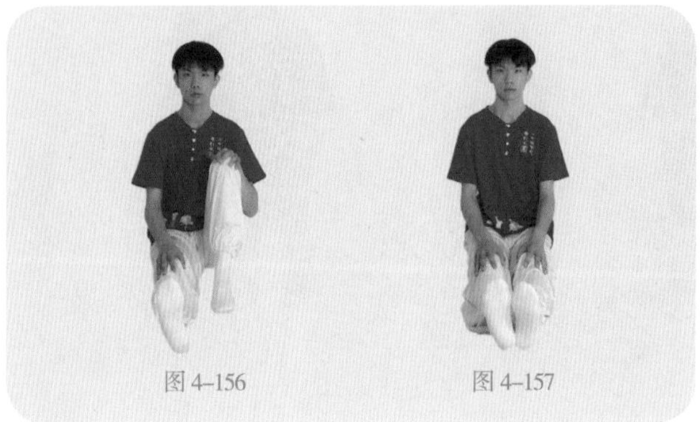

图 4–156　图 4–157

二、动作要点

①两手按膝时，静静体会手的热力向膝关节内部传导的感觉。

②腿向前蹬出时，两手用力阻止腿蹬出；两手将脚拉回时，腿部向前用力阻止收回。两掌抱脚用力向前蹬出及抱脚用力内收屈腿时，手臂和腿的用力方向相反，形成矛盾力，但身体其他部位要尽量放松，体会“尽可能用最小的力量完成最大的动作”。

③蹬腿时不要强求蹬直，关键在于腿和臂反方向用力的练习，也就是放松、收紧，收紧、放松的交替练习，并在练习中体会争力的感觉。

三、功理功用

①预防腕、膝关节疼痛和腰背疼痛等疾患。

②本导引术，通过手足握摄、屈伸争力的练习，有助于心肾相交、水火既济、调心补肾。

③通过腿的伸屈及手腿的争力练习，能有效促进手足少阳、少阴经气血的流注，使全身气脉得到锻炼。

第十一式　小暑导引术——翘足舒筋式

一、导引动作

①正身跪坐，两手自然放于两腿上，头正颈直，竖脊含胸，目视前下方，呼吸调匀，思想安静，全身放松（图 4–158、图 4–158 附图）。

②下颌内收、百会上顶，带动身体向上立起成跪立姿势，目视前方（图 4–159）。

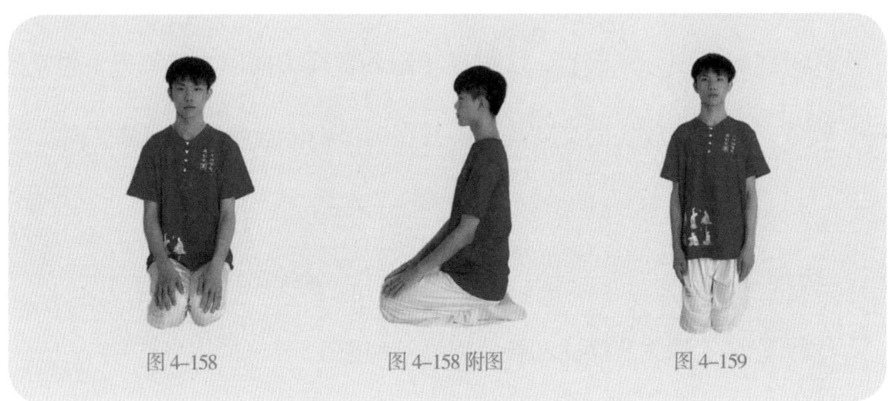
图 4–158　图 4–158 附图　图 4–159

③接上式，两脚尖向内勾回，脚尖着地；随后，重心移向左腿，提右腿带动右脚向前踏地，小腿约与地面垂直（图 4–160、图 4–160 附图）。

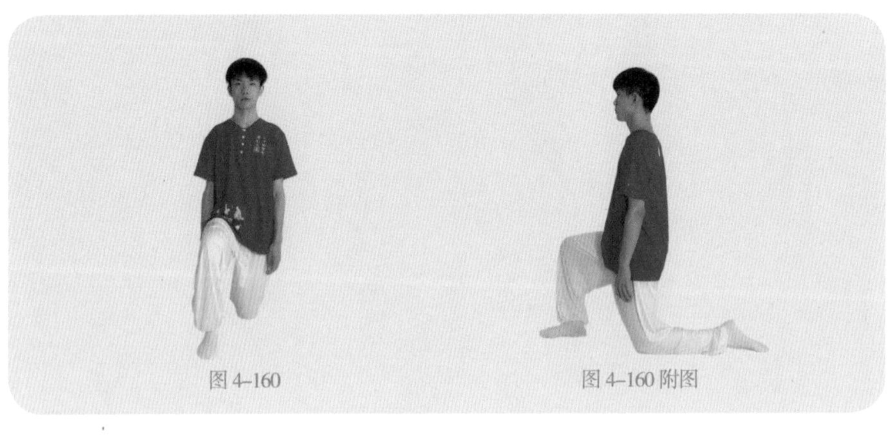
图 4–160　图 4–160 附图

④接上式，重心后移，臀部坐于左脚跟上；同时，两手下落于身体两侧，十指拄地（图 4–161、图 4–161 附图）。

⑤接上式，提右腿，右脚向前缓缓踢出，脚尖绷直（图 4–162、图 4–162 附图）。

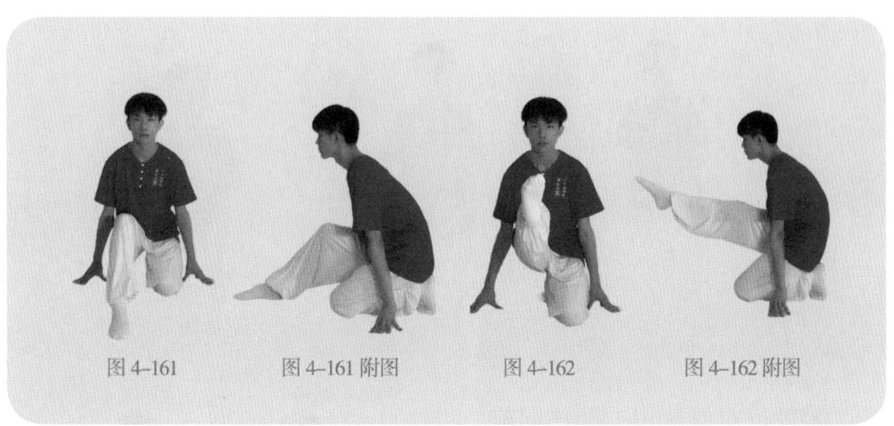

图 4–161　图 4–161 附图　图 4–162　图 4–162 附图

⑥接上式，右脚尖内勾，动作略停（图 4–163、图 4–163 附图）；右脚尖前伸，脚背绷直，动作略停（图 4–164）。如此重复练习 3 遍。

⑦接上式，收右腿，右脚踏地（图 4–165）。

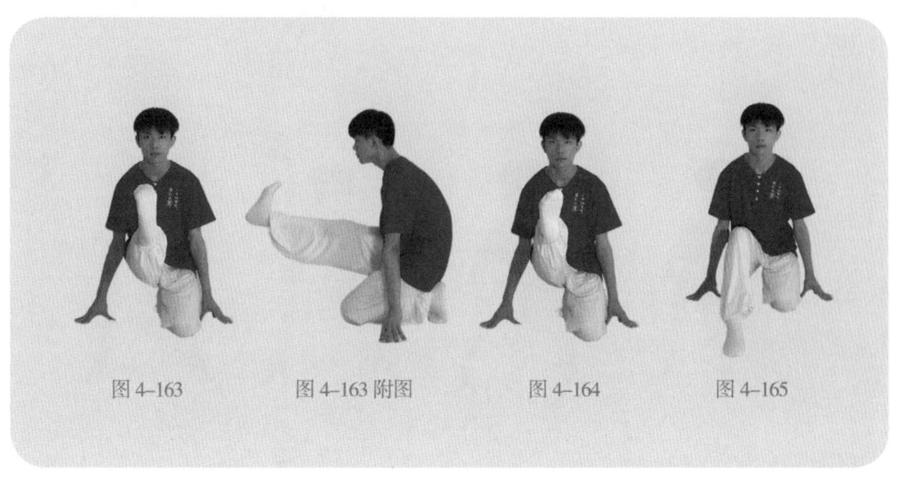

图 4–163　图 4–163 附图　图 4–164　图 4–165

⑧接上式，起身直立，两臂自然垂于体侧，左脚尖放平，右腿收回，成跪立姿势（图 4–166、图 4–167）。

⑨接上式，重心后移，臀部坐于两脚跟，正身跪坐，两手自然放于两腿上，目视前方，呼吸调匀，思想安静，全身放松（图 4–168）。

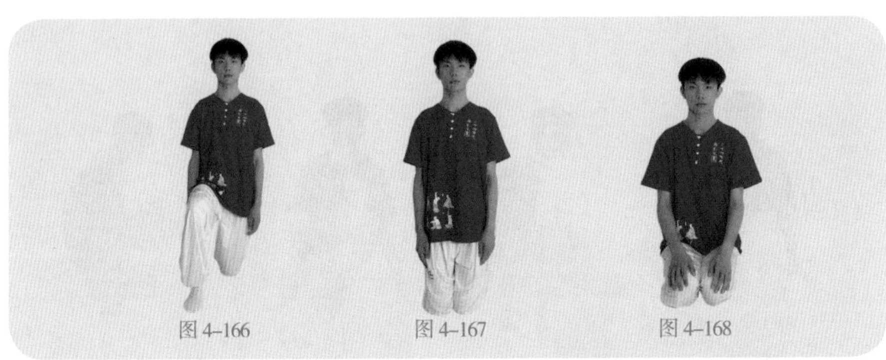
图 4–166　图 4–167　图 4–168

⑩进行对侧练习，动作同前，唯左右相反(图 4–169 ~ 图 4–178)。

以上动作左右各做 1 次为 1 遍，共做 3 遍。

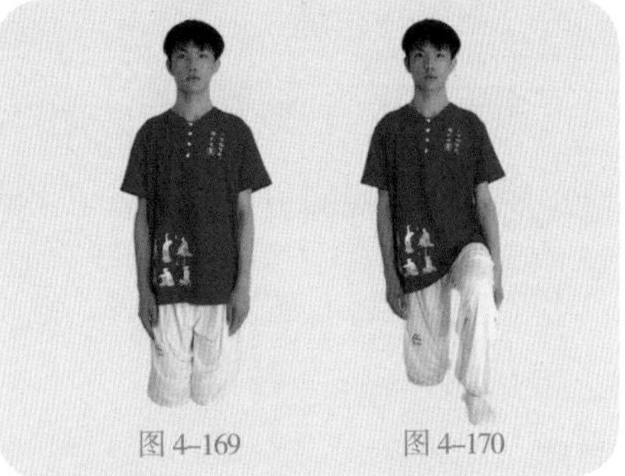
图 4–169　图 4–170

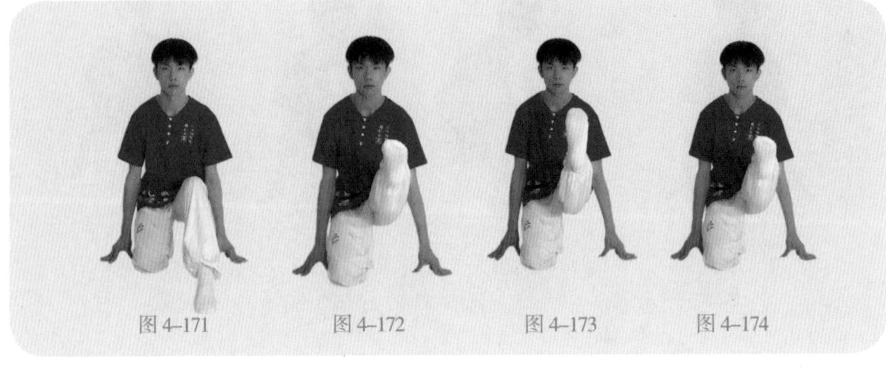
图 4–171　图 4–172　图 4–173　图 4–174

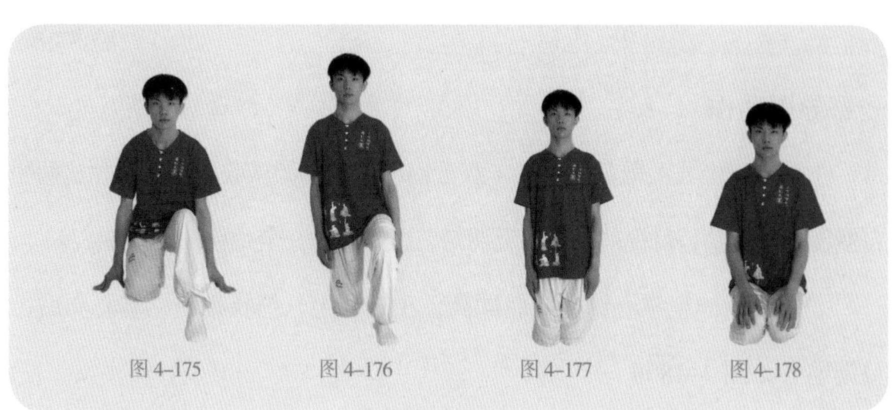
图 4–175　图 4–176　图 4–177　图 4–178

二、动作要点

①后移重心，臀部尽量坐于脚跟，十指拄地起辅助支撑作用。

②脚向前踢出时，腿伸直，脚背绷直，拉伸腿的前侧；勾脚尖时，脚跟前伸，拉伸腿的后侧；勾、伸脚尖的动作，速度要慢，到位略停，力贯脚尖。

③身体立起时，百会上顶，引领全身，节节拔升；身体下坐时，百会保持上顶，尾闾引领，节节下落；整个动作过程，顶劲不丢。

三、功理功用

①脚尖的勾、伸，可以促进足三阴、三阳经脉的运行，舒筋活络，增强腿部肌肉、筋骨的力量，提高身体平衡能力。

②有效改善大脑神经和人体心肺系统功能，协调各系统器官的正常活动，促进血液循环及增强消化功能。

③疏通腿部经脉气血，尤其是肝、脾、肾、膀胱的经脉。有效防止腿、脚部位关节病变。

第十二式　大暑导引术——踞地虎视式

一、导引动作

①采用盘坐式（散盘、单盘、双盘均可），下颔微收，虚灵顶劲，两手自然覆按于两膝，目视前方，呼吸调匀，思想安静，全身放松（图4–179）。

②两臂侧伸至掌心约与肚脐同高，小指在上，拇指在下，掌心向后，目视前方（图4–180）。

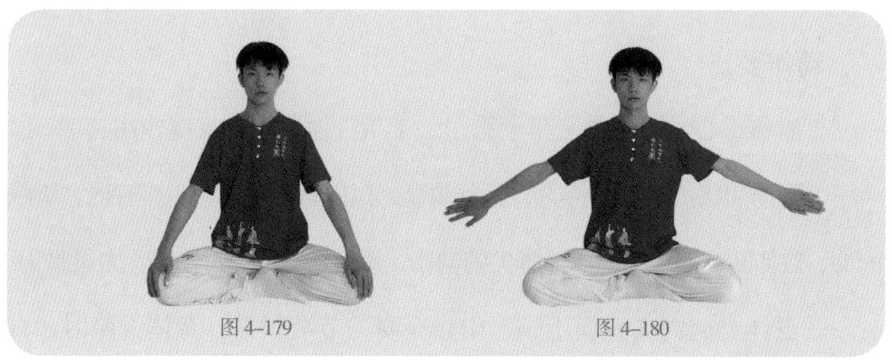
图4–179　　图4–180

③接上式，两臂向体前划弧，同时两手由指尖开始缓缓卷握成拳，上身前俯，两拳拄地，两臂平行，与肩等宽，虚领顶劲，腰背伸平，目视前下方（图4–181、图4–181附图）。

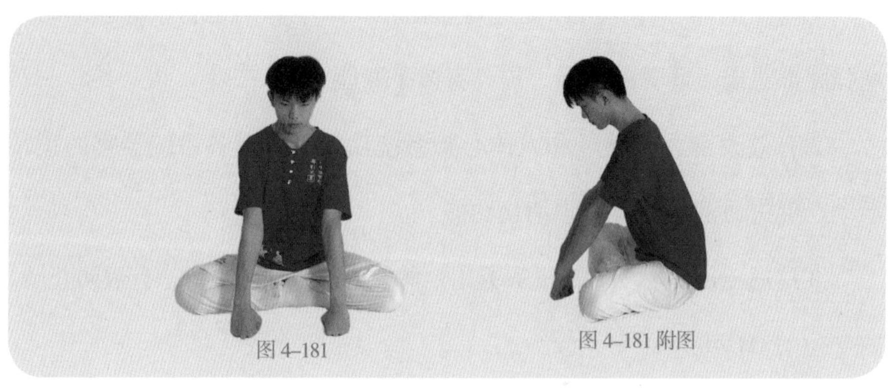
图4–181　　图4–181附图

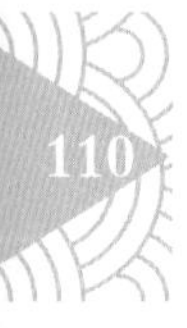

④接上式，下颌向前、向上抬起，尽量伸展腰部，眼睛睁大，目视前上方，动作略停（图 4–182、图 4–182 附图）。

⑤接上式，头、尾向左转动，动作略停（图 4–183、图 4–183 附图）。

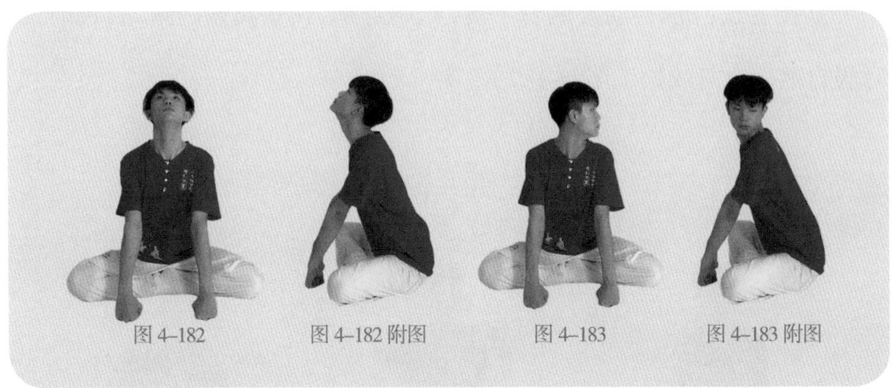

图 4–182　图 4–182 附图　图 4–183　图 4–183 附图

⑥接上式，头、尾转回，目视前上方，动作略停（图 4–184）。

⑦接上式，头、尾向右转动，动作略停（图 4–185）。

⑧接上式，头、尾转回，目视前上方，动作略停（图 4–186）。

重复以上⑤ ~ ⑧动作，左右各做 1 次为 1 遍，共做 3 遍。

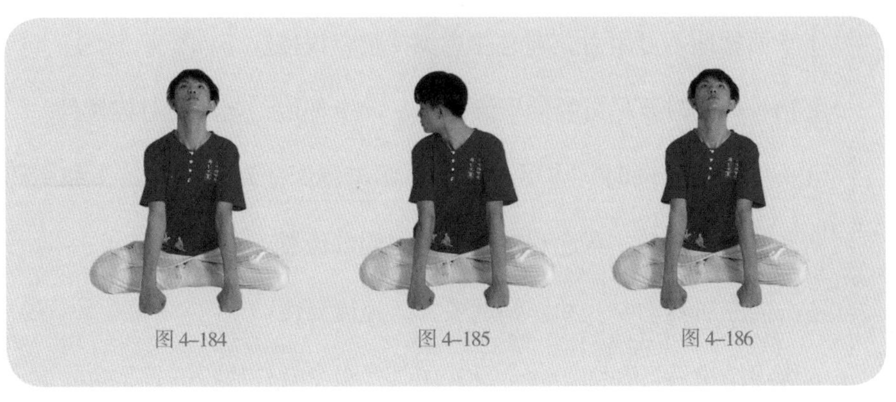

图 4–184　图 4–185　图 4–186

⑨接上式，下颌收回，虚领顶劲，腰背伸平，目视前下方（图 4–187）。

⑩接上式，上身直起，两拳离地，由拳变掌，两臂向体前左右 45° 侧伸，至与肩相平，掌心向下，目视前方（图 4–188）。

⑪接上式，沉肩坠肘，两臂下落，松腕舒指，两手覆按两膝，目视前方，呼吸自然，全身放松（图 4–189）。

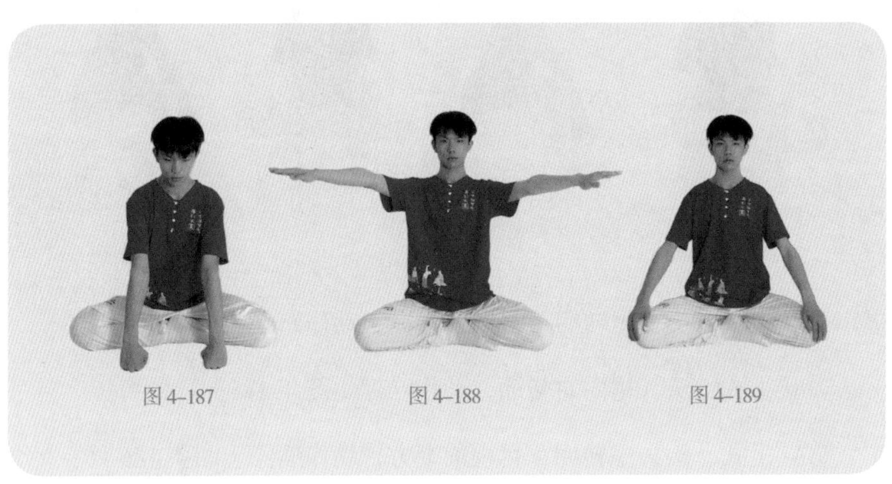

图 4–187　　图 4–188　　图 4–189

二、动作要点

①拳面拄地不可用力，同时注意保持腰背拔伸。

②抬头伸腰时要尽可能使下颌向前、向上伸展，与尾闾对拔拉伸。

③头向左右转动时，应尽力保持下颌与尾闾的对拔拉伸，头和尾闾同时向左或向右摆动，意念观察和注意尾闾的位置。

④头向左右转动时，动作幅度要大，速度要慢。

⑤练习结束后，仔细体会全身，尤其是整个脊柱放松的感觉。

三、功理功用

①此导引术动作可以伸展胸腹、拔伸背脊，有效矫正脊柱变形，防治颈椎、腰椎疾患。

②大暑导引术通过昂头伸腰、摇头摆尾的动作练习，使颈、腰、胸、背及整个脊柱得到充分的伸展，使任督二脉气血调畅，促进全身阴阳气血平衡，并具有强壮脏腑、补肾养心、促进脾胃消化功能的作用。

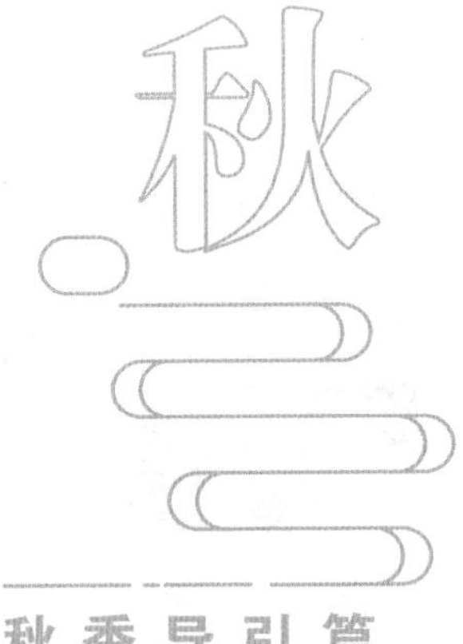

秋季导引篇

第十三式　立秋导引术——缩身拱背式

注：此式需右转 90° 进行练习。

一、导引动作

①正身跪坐，两手自然放于两腿上，头正颈直，竖脊含胸，目视前方，呼吸调匀，思想安静，全身放松（图 4–190）。

②两臂前伸、俯身、伸脊，两掌触地，再向前尽力伸展（图 4–191）。

③接上式，身体重心前移，两臂、两大腿支撑身体，并与地面垂直，头至尾闾伸平成一条直线（图 4–192）。

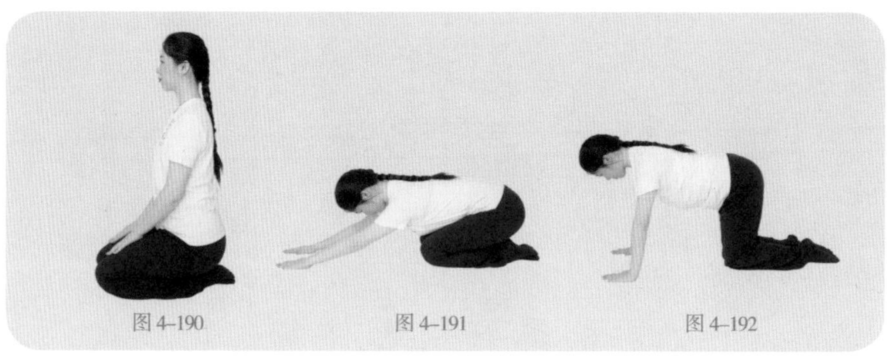
图 4–190　　图 4–191　　图 4–192

④接上式，缩身拱背，脊柱及腰背尽量向上拱起，同时收腹凹胸，头及尾闾尽量向内收拢，动作到最大幅度时，略停（图 4–193）。

⑤接上式，腰背放松，百会向前、尾闾向后，脊柱伸展成一条直线（图 4–194）。

⑥接上式，头部、尾闾向远、向上伸展并尽量“靠拢”，使脊柱呈反弓形，动作到最大幅度时，略停，目视前上方（图 4–195）。

⑦接上式，胸腹、腰背放松，百会向前、尾闾向后，脊柱伸展成一

条直线（图 4–196）。

⑧重复以上④ ~ ⑦动作，脊柱做上下伸展各 3 次后，重心后移，臀部坐于足跟上（图 4–197）。

⑨接上式，上身竖直，两手收回放于大腿上，还原成跪坐的姿势，目视前下方，呼吸调匀，思想安静，全身放松（图 4–198）。

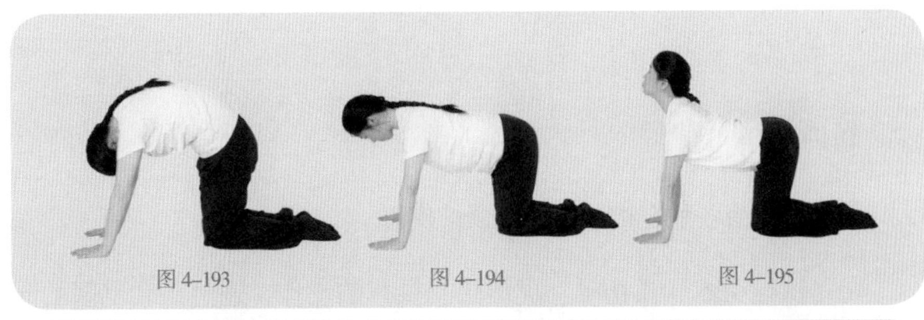
图 4–193　图 4–194　图 4–195

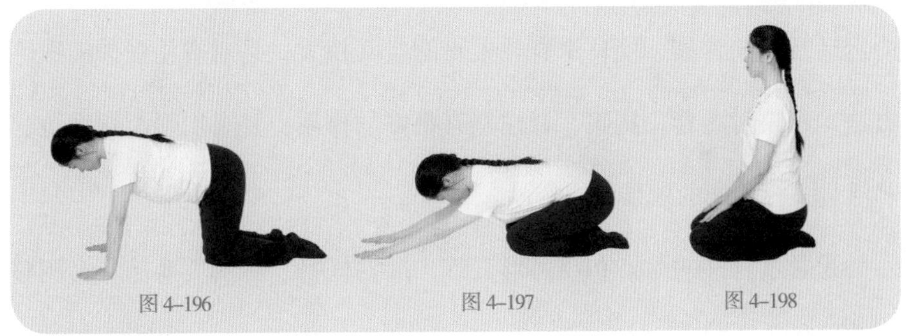
图 4–196　图 4–197　图 4–198

二、动作要点

①动作开始时，两手臂尽量前伸，脊柱不变，百会往前至两手触地、俯身，但臀部不可离开脚跟，体会两臂及身体拔伸的感觉。

②收势时，重心后坐，但两手位置不变，体会两臂及身体拔伸的感觉。

③在立秋导引术的练习过程中，动作的要点虽然是在头顶和尾闾这两点上，但意念要始终集中在整个脊柱上，在体会头往前顶、尾闾往后拉、

脊柱前后拔伸的基础上，做向上和向下“弓形”伸展，以及这三个动作转换过程中脊柱的动作及变化。

④练习纯熟之后，可以在脊柱及腰背向上拱起时，配合呼气；头及尾闾上翘时，配合吸气；动作略停时，配合闭气；脊柱伸展成一条直线时，自然呼吸，将呼吸调整均匀。但这些都应顺其自然，不必强求。

三、功理功用

①有效防治各种脊椎、腰椎、颈椎疾患。

②立秋导引术，模仿猫、虎伸腰、拱背的动作，通过头和尾闾的同向运动及反向伸展，使整个脊柱椎骨间空间拉大，是对脊柱极佳的锻炼方法。不仅对腰背、胸腹、脊柱都有很好的作用，并有加强消化系统、肺活量、肾功能的效果。

③通过脊柱的弓形和反弓形锻炼，加强任督二脉的气血循环，调整阴阳气脉的平衡。

④大幅度的动作导引配合呼吸的练习，可起到强壮脏腑，鼓荡内气，荡涤身心的作用。

第十四式 处暑导引术——反捶背脊式

一、导引动作

①采用盘坐式（散盘、单盘、双盘均可），下颌微收，虚灵顶劲，两手自然覆按于两膝，目视前方，呼吸调匀，思想安静，全身放松（图 4–199）。

②两臂侧伸至掌心约与肚脐同高，小指在上，拇指在下，掌心向后，目视前方（图 4–200）。

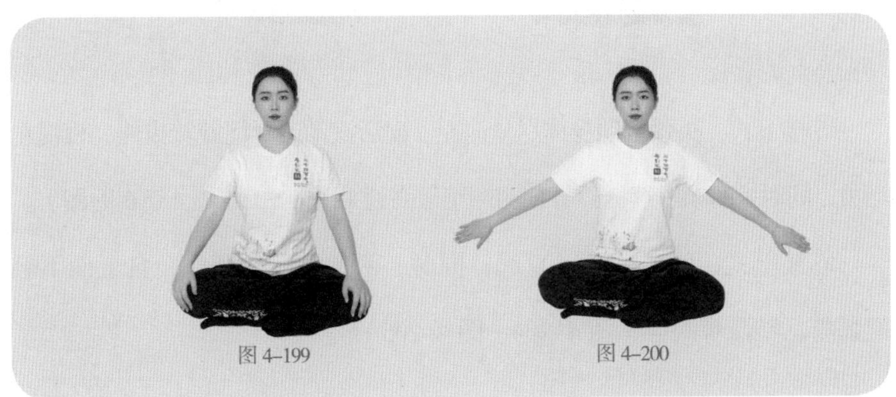
图 4–199 图 4–200

③接上式，两掌向后划弧；同时，从指尖开始卷握成空拳，拳眼轻轻抵在骶骨两旁（图 4–201、图 4–201 附图）。

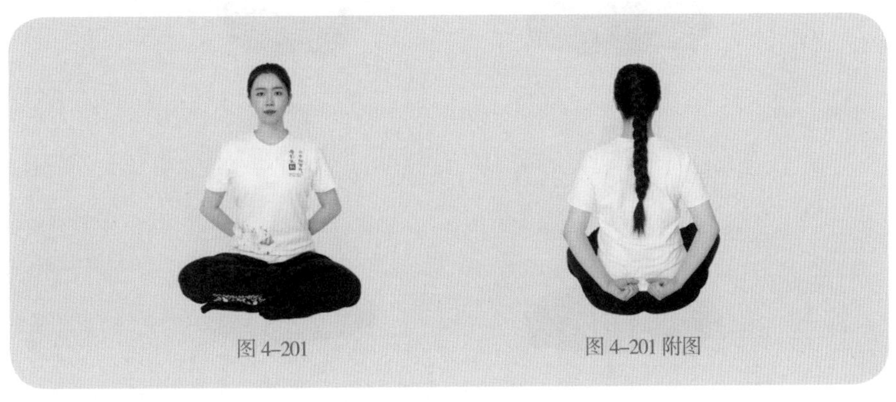
图 4–201 图 4–201 附图

④接上式，百会领动，身体缓缓前倾，拔伸脊柱；同时，两拳沿脊柱两侧，由下向上轻轻捶打（图 4–202、图 4–202 附图）。

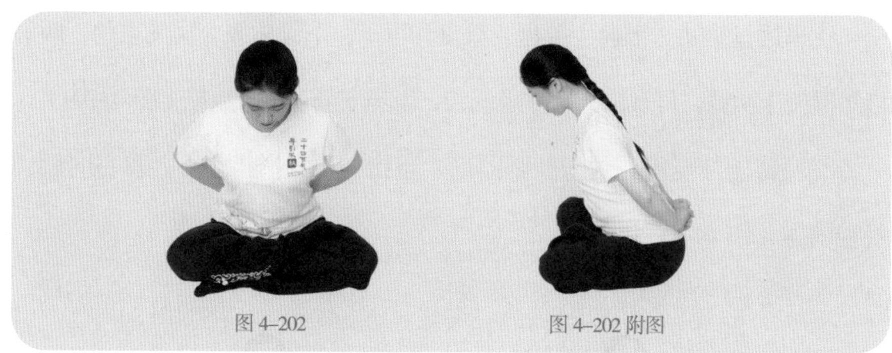

图 4–202　　图 4–202 附图

⑤接上式，头颈带动身体尽量向左、向后摆动，脊柱旋转拔伸，目视左后方；同时，两拳继续捶打脊柱两侧至最高处（图 4–203、图 4–203 附图）。

⑥接上式，头身转正、直起；同时，两拳沿脊柱两侧，自上而下轻轻捶打，至骶骨两旁（图 4–204、图 4–205）。

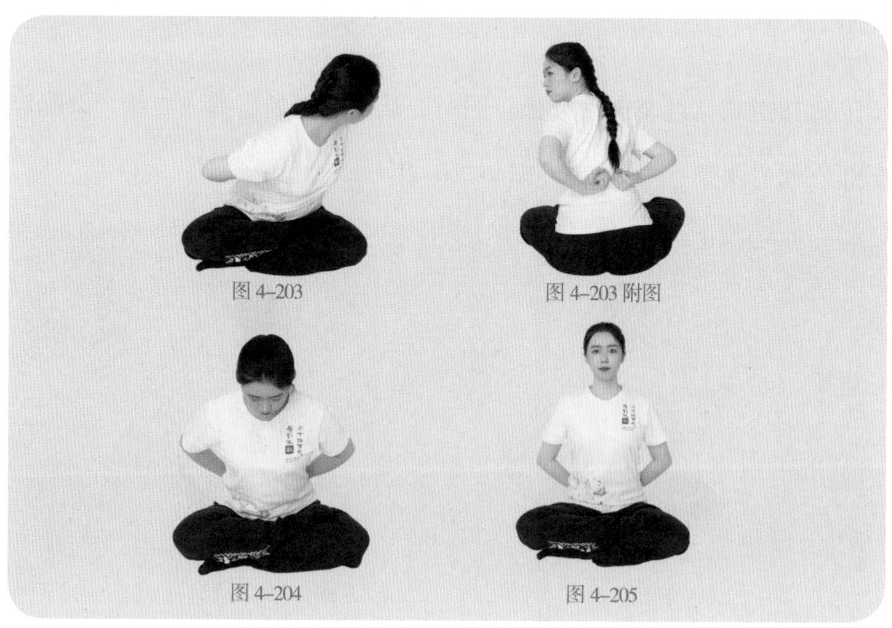

图 4–203　　图 4–203 附图

图 4–204　　图 4–205

⑦接上式，百会带动，身体缓缓前倾，头身尽量向右、向后摆动，进行右侧练习，动作同前，唯左右相反（图 4–206 ~图 4–209）。

以上动作左右各做 1 次为 1 遍，共做 3 遍。

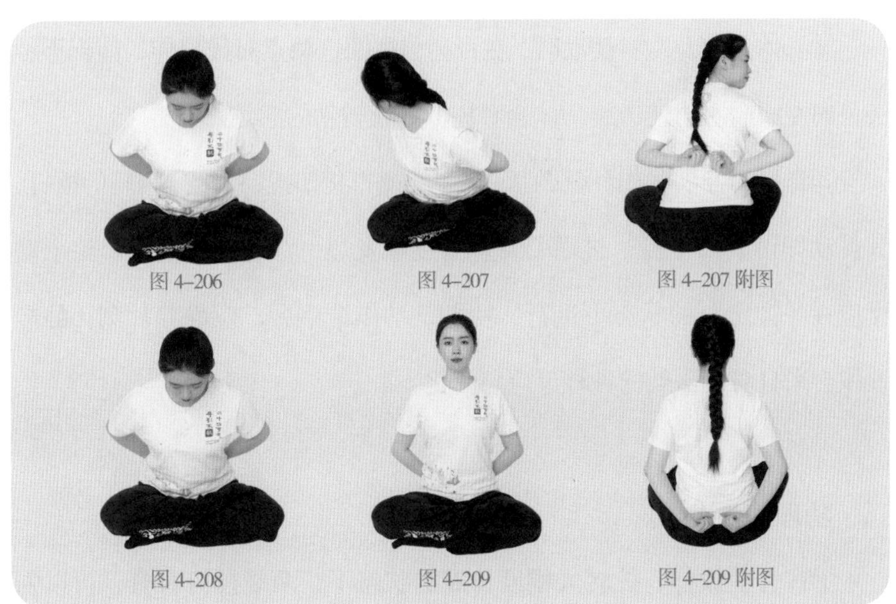

图 4–206　图 4–207　图 4–207 附图

图 4–208　图 4–209　图 4–209 附图

⑧接上式，两拳松开成掌，两臂向体前左右 45° 侧伸至与肩相平，掌心向下，目视前方（图 4–210、图 4–211）。

⑨接上式，沉肩坠肘，松腕舒指，两臂下落，两手覆按两膝，目视前方，呼吸自然，全身放松（图 4–212）。

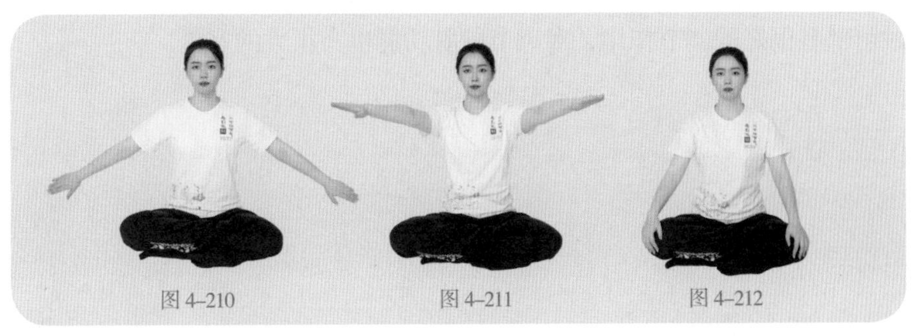

图 4–210　图 4–211　图 4–212

二、动作要点

①捶打脊背时，两拳捶打应有一定的力度，对脊柱及身体产生一定的震动，并与身体的前倾、左右摆动等动作协调一致。

②身体前倾及左右摆动时，在百会与尾闾这两点对拔拉伸的前提下，头身向左或向右边转边旋，体会脊柱伸展及转动的感觉。

③脊柱的伸展犹如琴弦绷紧，两拳的捶打犹如拨动琴弦，轻轻的捶打，其震动即可波及全身，进而引发全身逐渐发热，甚至微微出汗。整个动作应在“禅定”的状态下进行，特别是动作结束后，应静养片刻，静静地体会来自身心深处的种种反应与变化。

三、功理功用

①在脊柱拔伸、拧转大幅度伸展的状态下，两拳捶打背脊，可以强腰壮肾，振奋阳气，有效改善腰背疾患。

②捶打的动作对脊柱产生震动波，既可疏泄郁滞，又能补益虚损，可助激发经气，疏通经络，调补脏腑。

③两臂向后的伸展和两肩的外展，以及两肩胛骨在身后的挤压，对颈肩部有很好的调节作用，对调节肺脏功能也有很大的好处。

第十五式　白露导引术——正身旋脊式

一、导引动作

①采用盘坐式（散盘、单盘、双盘均可），下颌微收，虚灵顶劲，两手自然覆按于两膝，目视前方，呼吸调匀，思想安静，全身放松（图 4–213）。

②两掌内转，扶按两膝，指尖向内，两肩松沉，肩胛骨打开，臂肘撑圆，身体中正，目视前方（图 4–214）。

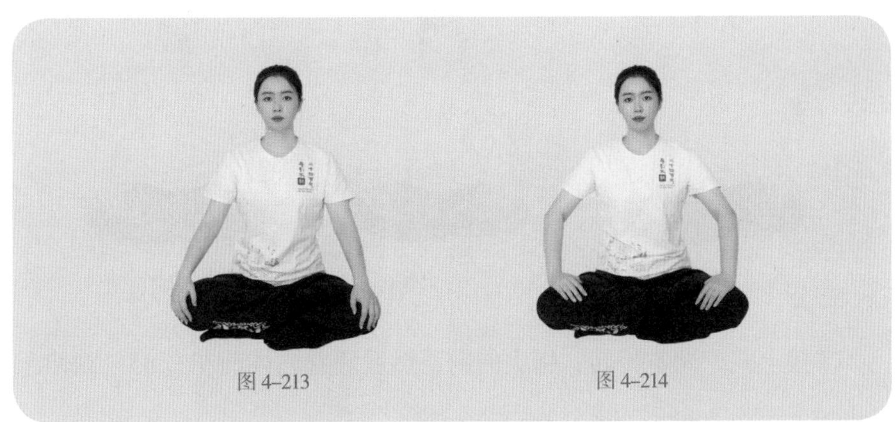
图 4–213　　图 4–214

③接上式，头颈向左转动，带动脊柱做旋转、拔伸的运动，动作到最大幅度时，略停（图 4–215、图 4–215 附图）。

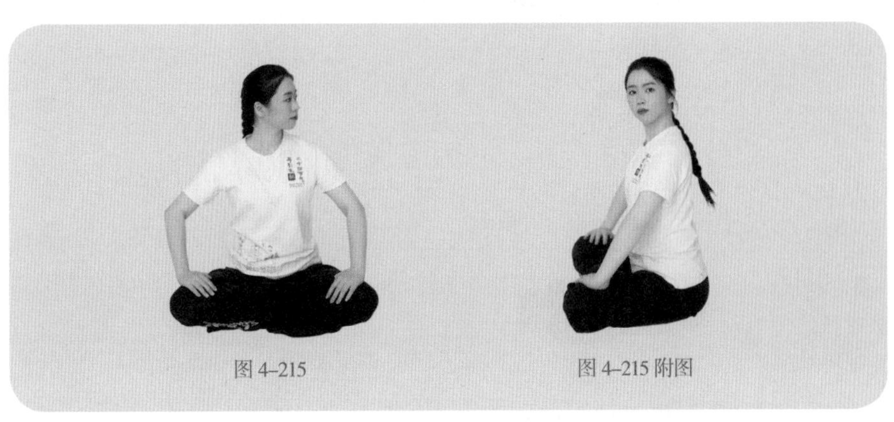
图 4–215　　图 4–215 附图

④接上式，头颈右转回到正前方，百会上顶，目视前方（图 4–216）。

⑤接上式，头颈向右转动，带动脊柱做旋转、拔伸的运动，动作到最大幅度时，略停（图 4–217）。

⑥接上式，头颈左转回到正前方，百会上顶，目视前方（图 4–218）。

以上动作左右各做 1 次为 1 遍，共做 3 遍。

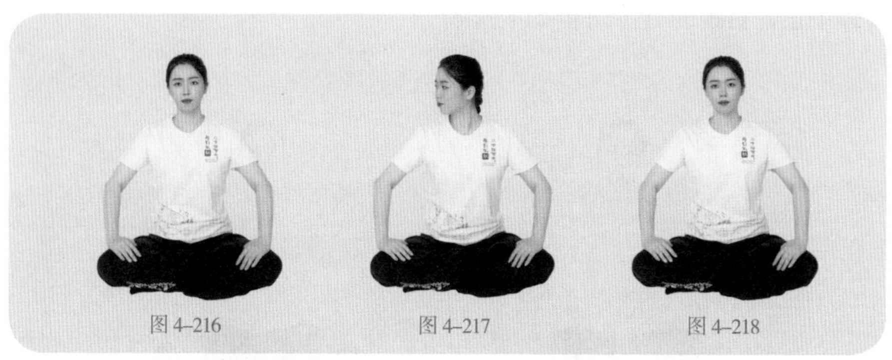

图 4–216　　图 4–217　　图 4–218

⑦接上式，两掌外转，指尖向前，然后两臂向体前左右 45° 侧伸至与肩相平，掌心向下（图 4–219）。

⑧接上式，沉肩坠肘，松腕舒指，两臂下落，两手覆按两膝，目视前方，呼吸自然，全身放松（图 4–220）。

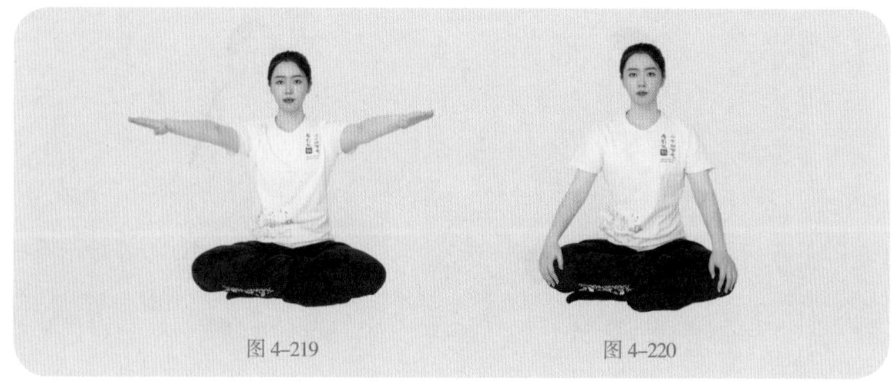

图 4–219　　图 4–220

二、动作要点

①两掌内转、指尖向内，要使臂肘撑圆，两肩胛骨充分拉开，此时百会上顶，全身上下、左右对拔拉伸，使身体上下、左右，四面用力、身形中正。

②头颈左右转动时，意念要集中在鼻尖上，头颈左转时与右手对拔拉伸，头颈右转时与左手对拔拉伸，同时头及尾闾两点要尽量不动，头颈的转动带动脊柱尽可能向上旋转拔伸。

③无论是向左右的转动，还是从左右转回中间，脊柱始终尽力向上拔伸，身体在整个过程中都不可放松。

三、功理功用

①通过头颈的左右转动及拔升，使脊柱得到充分的伸展，矫正身形，有效防治头、颈、肩、背、脊柱等部位的疾患。

②脊柱的旋转拔伸，使气机顺脊柱而升于百会后，旋降于身前，促进任督二脉之气。

第十六式　秋分导引术——掩耳侧倾式

一、导引动作

①采用盘坐式（散盘、单盘、双盘均可），下颌微收，虚灵顶劲，两手自然覆按于两膝，目视前方，呼吸调匀，思想安静，全身放松（图 4–221）。

②两掌带动两臂向前抬至与肩相平，掌心相对，指尖向前，两臂平行（图 4–222）。

③接上式，两臂屈肘，两掌掩耳，十指抱头，置于枕部（图 4–223）。

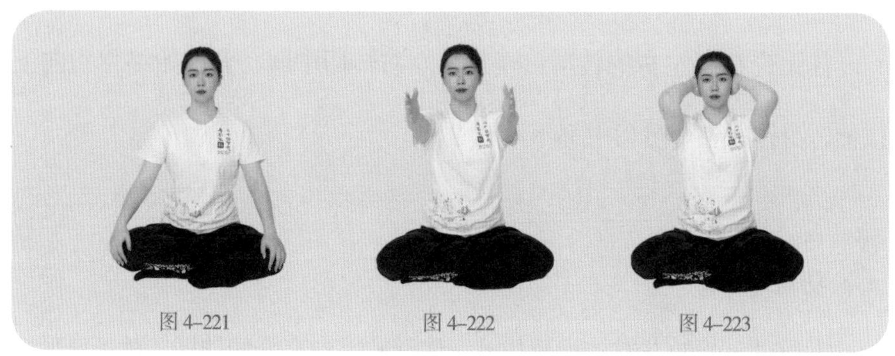

图 4–221　图 4–222　图 4–223

④接上式，两肘外展，肘尖指向左右两侧，扩胸展肩，脊柱竖直，两掌心紧捂两耳（图 4–224）。

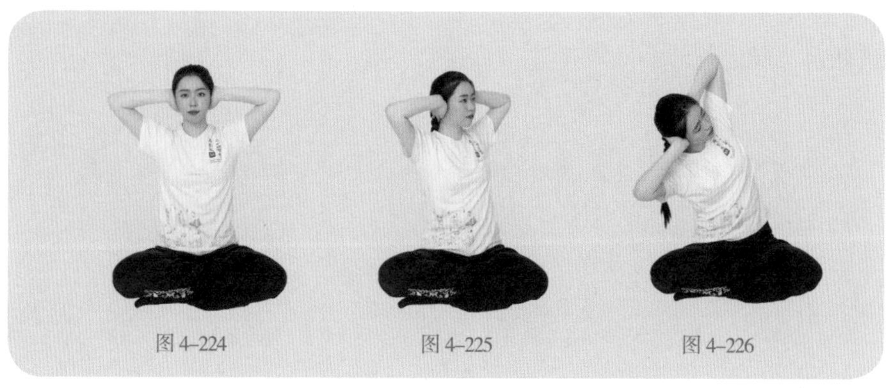

图 4–224　图 4–225　图 4–226

⑤接上式，身形保持正直，左肘带动身体向左侧水平转动，至最大幅度（图 4–225）。

⑥接上式，左肘向上，右肘向下，带动身体向右侧弯曲，伸展左侧胁肋及脊柱，动作到最大幅度时，略停（图 4–226）。

⑦接上式，左肘带动身体直起，脊柱竖直（图 4–227）。

⑧接上式，右肘带动，身体向右水平转动，回到正前方，身形中正，目视前方，略停（图 4–228）。

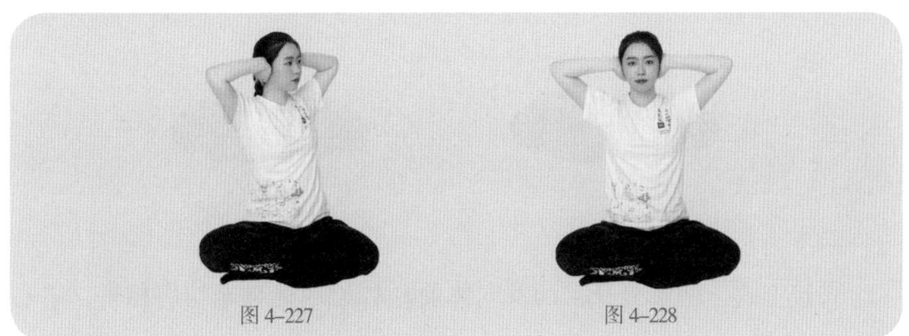

图 4–227　　图 4–228

⑨接上式，右肘带动身体向右侧水平转动，开始右侧的练习，动作同前，唯左右相反（图 4–229 ~ 图 4–232）。

以上动作左右各做 1 次为 1 遍，共做 3 遍。

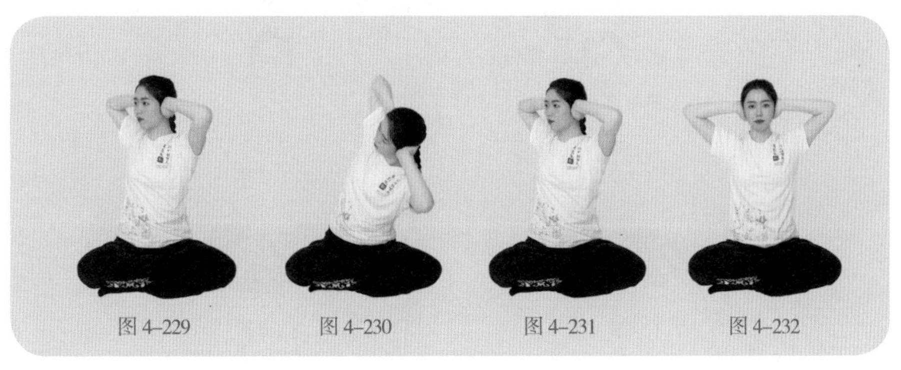

图 4–229　　图 4–230　　图 4–231　　图 4–232

⑩接上式，身体转回正前方，身形中正，目视前方，两掌由掩耳的姿势突然向两侧拉开，使耳内“轰隆”作响，古人称之为“拔耳”（图4–233）。

⑪接上式，两臂前伸，与肩同高，掌心相对，指尖向前，两臂平行（图4–234）。

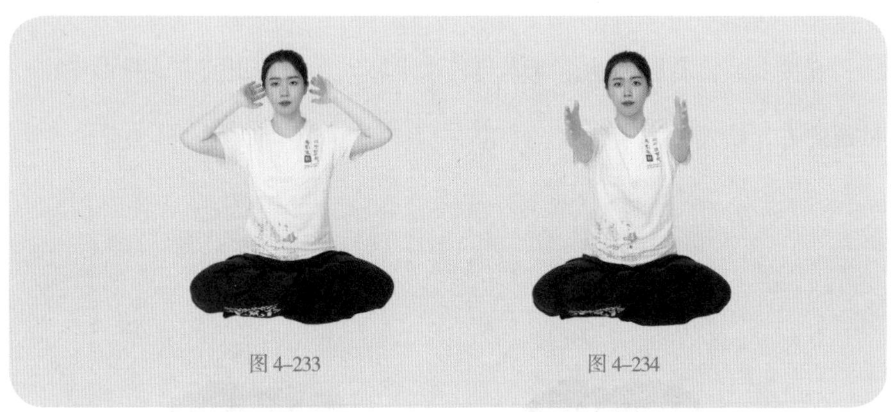

图4–233　　图4–234

⑫接上式，两掌分开，两臂向体前左右45°侧伸至与肩相平，掌心向下，目视前方（图4–235）。

⑬接上式，沉肩坠肘，松腕舒指，两臂下落，两手覆按两膝，目视前方，呼吸自然，全身放松（图4–236）。

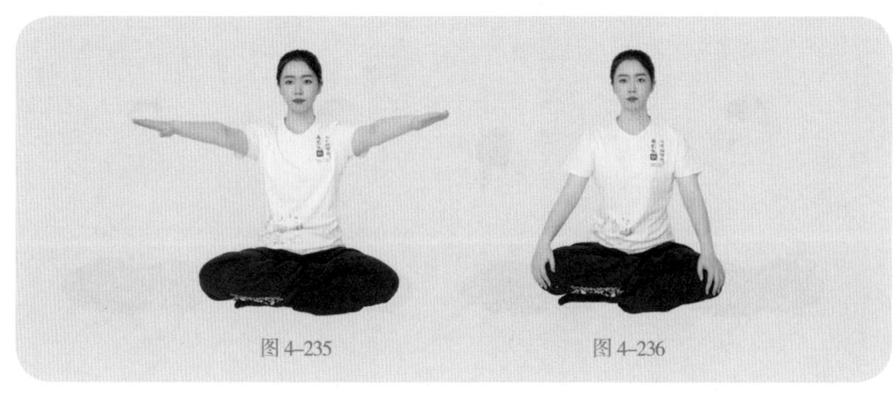

图4–235　　图4–236

二、动作要点

①两掌中指带动，向远、向前带动两臂前起，平肩等胸，使两侧胁肋得到运动，启动真气，使之上升。

②两手掩耳时，掌心捂紧两耳耳心，勿使气泄。拔耳时，动作要短促有力、干脆利落，不可太过用力、拖泥带水。

③两手掩耳、身形中正时，百会上顶，全身上下、左右对拔拉伸，身体上下、左右，四面用力。

④身体向左右水平转动时，不仅要保持身体向四面伸展的感觉，还要体会脊柱在旋转中不断拔升的感觉。

⑤身体左右侧弯时，要把注意力集中在手臂的肘尖及其向上伸展的感觉上，这样才能使胁肋、脊柱及整个身体得到充分的伸展，并可体会到“在伸展中放松”的要义；身体恢复直起时，要领相同。

三、功理功用

①有效伸展两侧胁肋及脊柱，预防颈椎、肩周、腰背等疼痛疾病。

②本导引动作，是在扩胸、身体四面伸展、脊柱拔伸的状态下进行的，有利于调畅肝胆、益气养肺。

③两掌心掩耳，倾听于内，有助于集神凝心，体察体内气机的生化运行。

第十七式　寒露导引术——托掌观天式

一、导引动作

①采用盘坐式（散盘、单盘、双盘均可），下颌微收，虚灵顶劲，两手自然覆按于两膝，目视前方，呼吸调匀，思想安静，全身放松（图 4–237）。

②两掌在胸前合掌，略停（图 4–238）。

③接上式，将两手中指、食指及无名指、大指及小指依次向两侧打开，掌根相接，掌指放松，犹如莲花绽放一般（图 4–239）。

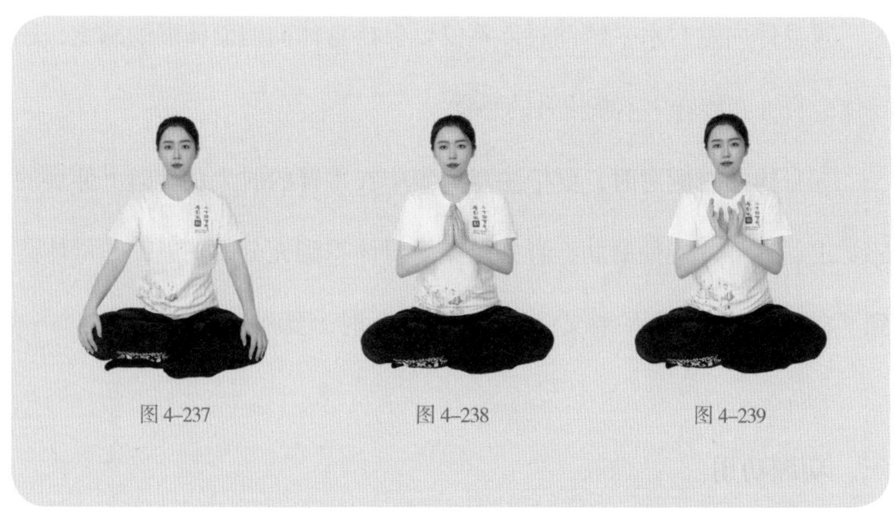
图 4–237　图 4–238　图 4–239

④接上式，掌根分开，两掌分别向左右上方托举，至两臂微屈，随之下颌向上伸展，头颈后仰，目视上方，略停（图 4–240）。

⑤接上式，两掌在头顶上方合掌；同时，下颌内收，百会上顶，头颈还原，目视前方（图 4–241）。

⑥接上式，屈肘收臂，两掌慢慢回落至胸前（图 4–242）。

⑦接上式，两掌再分指、托举，合掌、收回，动作同前，重复练习 3 次。

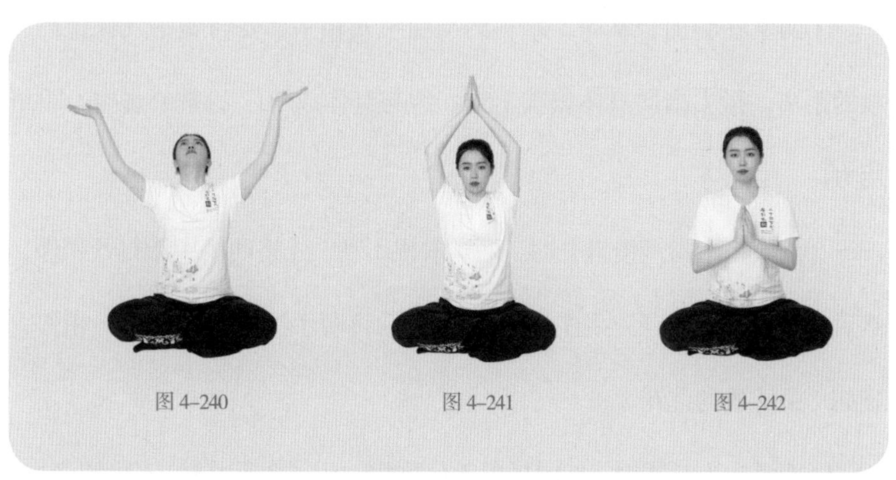

图 4–240　　图 4–241　　图 4–242

⑧接上式，两掌分开，两臂向体前左右 45° 侧伸至与肩相平，掌心向下，目视前方（图 4–243）。

⑨接上式，沉肩坠肘，松腕舒指，两臂下落，两手覆按两膝，目视前方，呼吸自然，全身放松（图 4–244）。

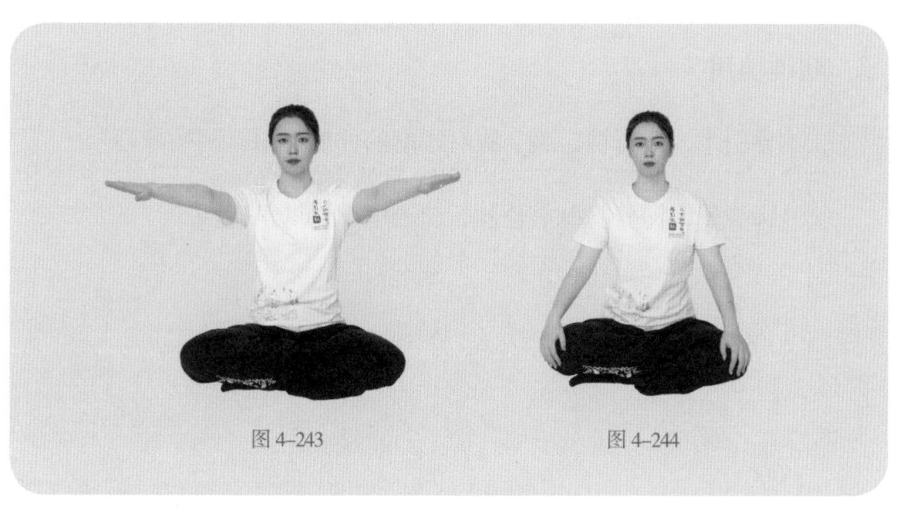

图 4–243　　图 4–244

二、动作要点

①两掌在胸前合掌时，掌根约与膻中穴相平，并与膻中穴保持约一拳的距离，指尖指向身体斜前上方，约与身体成30°，掌心虚空，不可用力。

②依次将十指慢慢打开时，两掌掌根不动，先将两手中指打开稍停，然后将两手食指和无名指打开稍停，最后将两手拇指和小指打开稍停，犹如一朵绽放的莲花。

③两掌向上托举时，如同托举千斤重物，但用意不用力，不可用蛮力；随之下巴领动抬头，目视上方。

④两掌合掌下落至胸前时，掌向下拉，外导内行，同时百会上顶，意念带动脊柱向上拔伸，如此一上一下、对拔拉伸。

三、功理功用

①本导引术，对脊柱、胸、腹有很好的伸展作用，调畅身心。

②升降真气，濡养督脉、任脉，疏通中脉，调气凝神。

第十八式 霜降导引术——两手攀足式

注：此式需右转 90° 进行练习。

一、导引动作

①正身平坐，两腿前伸，下颌微收，虚灵顶劲，两手自然覆按于两膝，竖脊含胸，目视前方，呼吸调匀，思想安静，全身放松（图 4–245）。

②两臂侧伸至掌心约与肚脐相平，小指在上，大指向下，掌心向后，目视前方（图 4–246）。

③接上式，百会带动，俯身向前；同时，两臂外旋，两手向前分别握持两脚，拇指持脚背，其余四指握住脚掌（图 4–247）。

④接上式，两手捏持两脚第一、第二脚趾并尽力向内拉，脚尖尽力内勾；同时，下颌向前、向上伸展，抬头、伸腰，目视前上方，动作到最大幅度时略停（图 4–248）。

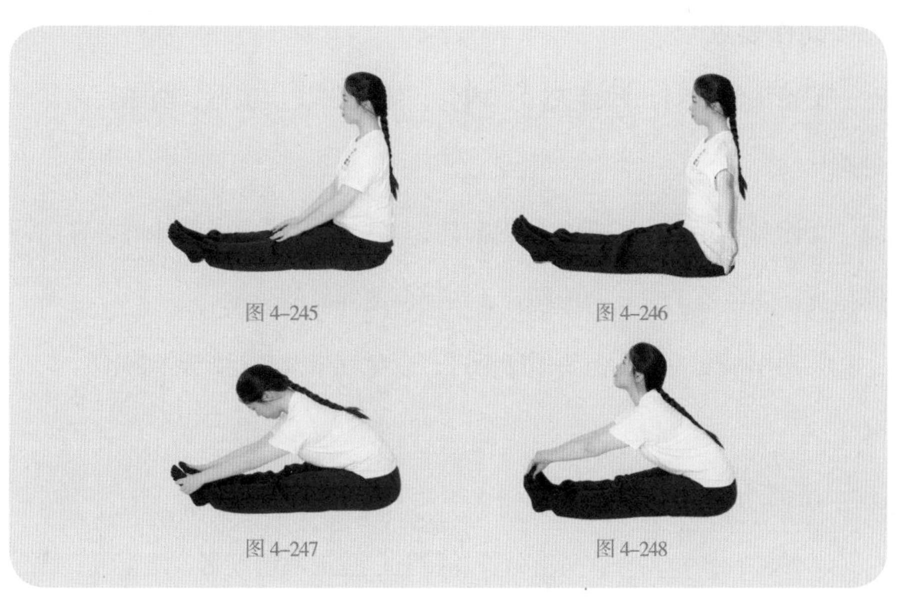

图 4–245 图 4–246

图 4–247 图 4–248

⑤接上式，收下颌，顶百会，身体尽力前俯，向两腿靠拢；同时，两手恢复成握持两脚的姿势，脚尖尽力前伸，脚背绷直，动作到最大幅度时略停（图 4–249）。

⑥重复以上④⑤动作，3 次后，还原成正身平坐、两手覆按于两膝的姿势，目视前方，呼吸调匀，思想安静，全身放松（图 4–250）。

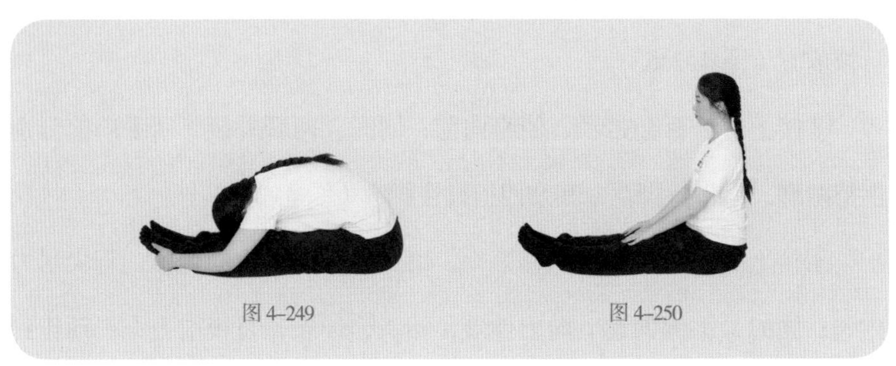

图 4–249　　图 4–250

二、动作要点

①抬头伸腰时，两脚尖尽力内勾，体会胸腹、腰背、两腿后侧伸展的感觉。

②俯身攀足时，两脚尖尽力前伸，整个躯干尽力向前伸展，并向两腿靠拢，体会整个脊柱、两脚背、两腿前侧伸展的感觉。

③动作幅度要大，但要循序渐进，以免韧带及软组织受到损伤。

三、功理功用

①伸腰及俯身动作，可有效锻炼腰背、腿部肌肉韧带，防止腰、背、

腿的疾患。

②调畅督脉、任脉之气，滋养肝肾，强健腰腿，为进入冬季肾脏的练习做好准备和基础。

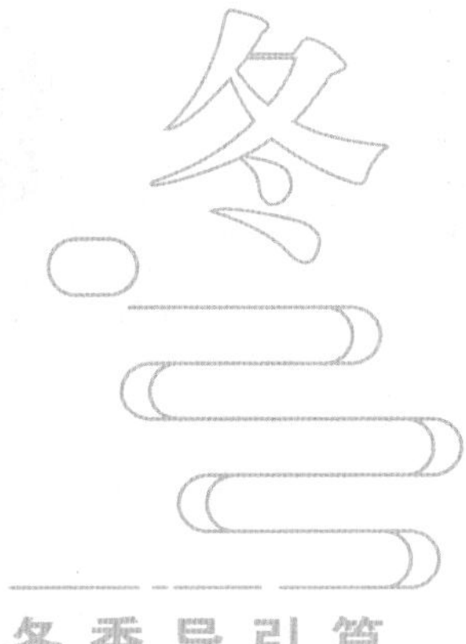

冬季导引篇

第十九式　立冬导引术——挽肘侧推式

一、导引动作

①采用盘坐式（散盘、单盘、双盘均可），下颌微收，虚灵顶劲，两手自然覆按于两膝，目视前方，呼吸调匀，思想安静，全身放松（图4–251）。

②右掌向右侧伸，目视右掌的方向，右掌经体前划弧至掌心轻覆在左肘内侧，目随掌行（图4–252）。

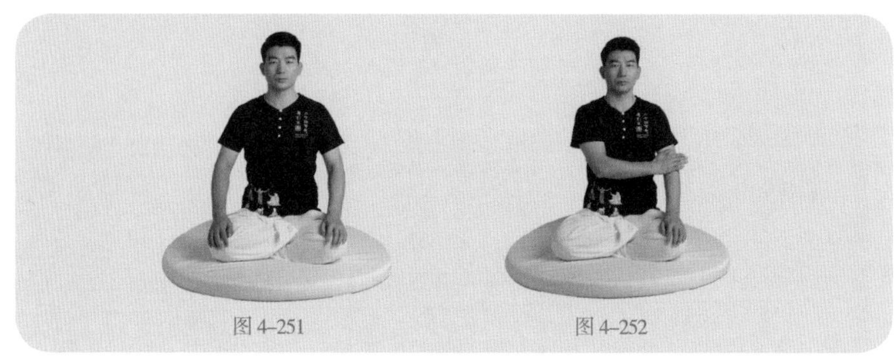

图4–251　图4–252

③接上式，右掌不动，左掌中指带动左臂向前、向上伸至与肩平，指尖向前，掌心向下，目视前方（图4–253、图4–253附图）。

④接上式，左臂水平，边外旋边外展，转掌心向上，身体随之左转至极限；同时，保持身体与左臂成90°，目视左掌方向（图4–254）。

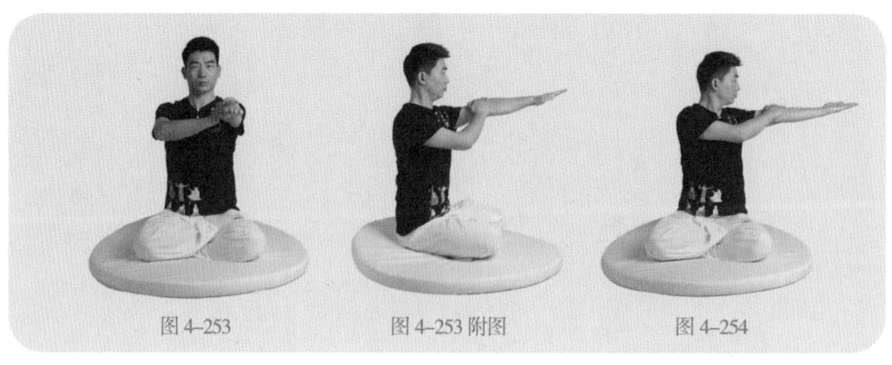

图4–253　图4–253附图　图4–254

⑤接上式，左臂屈肘内收，右掌随之松开并屈肘内收，两掌立于肩前，掌心相对，指尖向上（图 4–255、图 4–256）。

⑥接上式，身体向右转至极限，略停（图 4–257）。

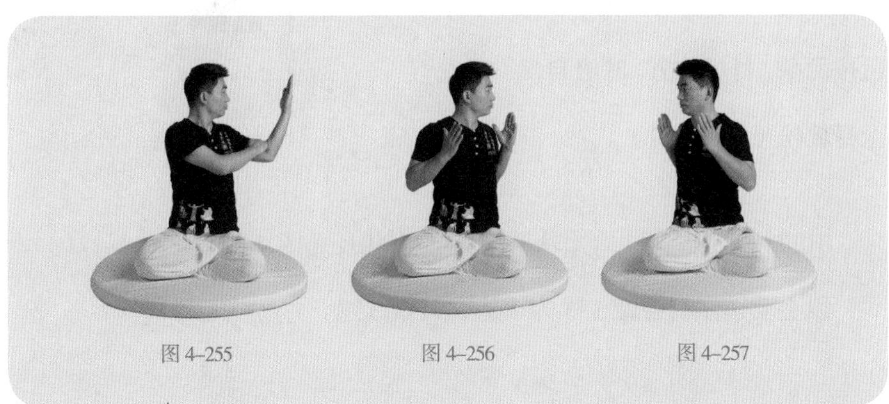

图 4–255　图 4–256　图 4–257

⑦接上式，微展肩、沉肩，两掌以小指一侧引领，向右前方缓缓推出，两臂平行、与肩同高，逐渐转掌心向前，指尖向上，力达掌根；同时，头颈缓缓水平向左转至极限，略停，目视左前方（图 4–258）。

⑧接上式，两掌指尖前伸，掌心向下，身体其他部位不动（图 4–259）。

⑨接上式，左掌带动左臂向左前方水平伸展，至两臂成体前左右 45° 侧伸且与肩相平，掌心向下；同时，头颈转回正前，目视前方（图 4–260）。

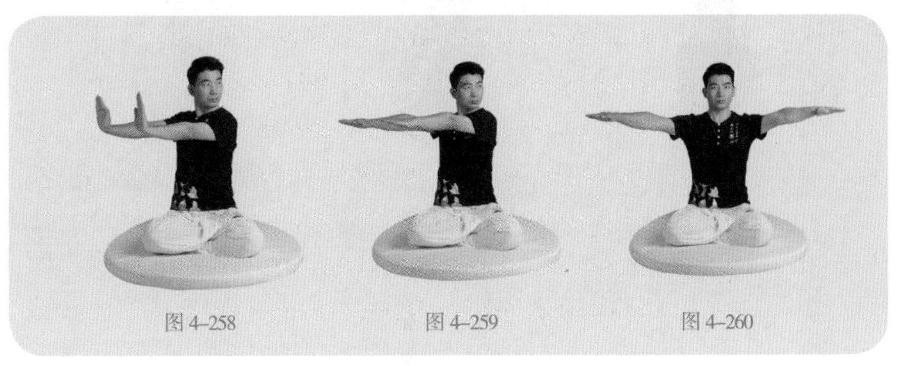

图 4–258　图 4–259　图 4–260

⑩接上式，沉肩坠肘，松腕舒指，两臂下落还原，两手覆按两膝，目视前方，呼吸自然，全身放松（图 4–261）。

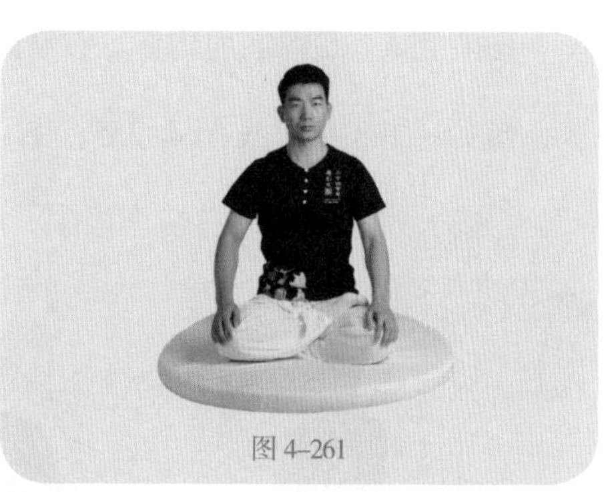

图 4–261

⑪进行对侧练习，动作相同，唯左右相反（图 4–262 ~ 图 4–271）。

以上动作左右各做 1 次为 1 遍，共做 3 遍。

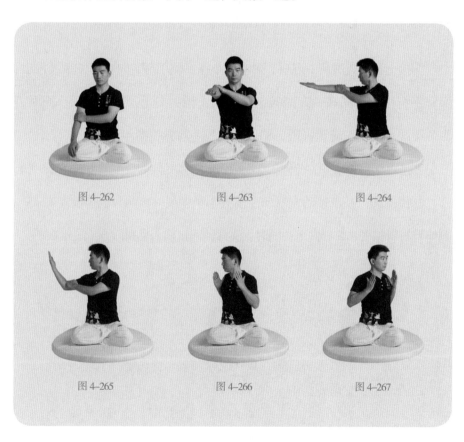

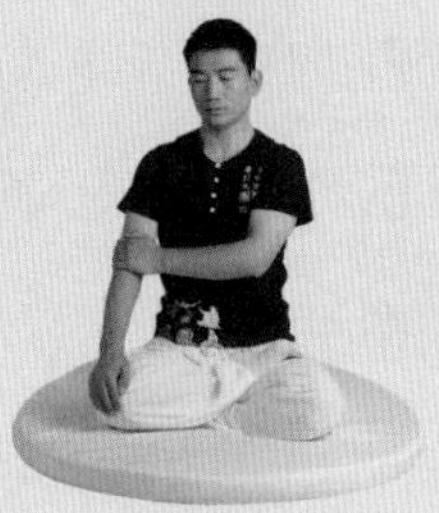

图 4–262

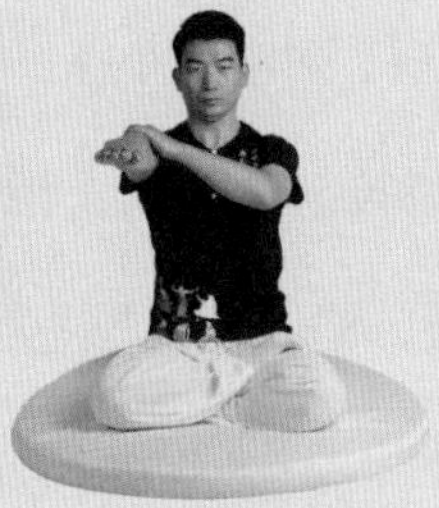

图 4–263

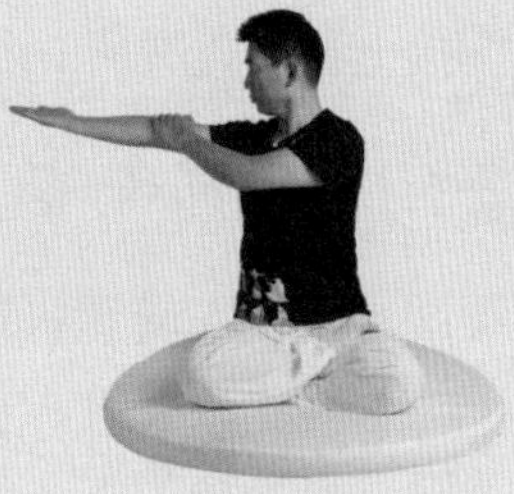

图 4–264

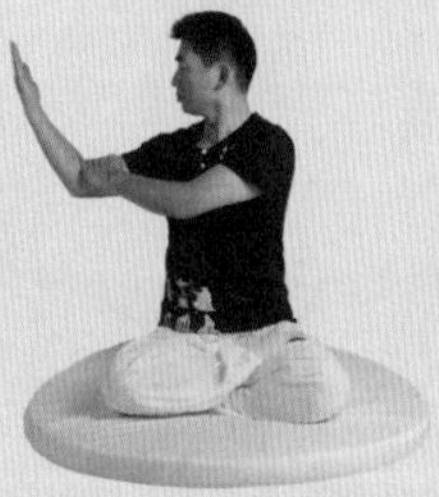

图 4–265

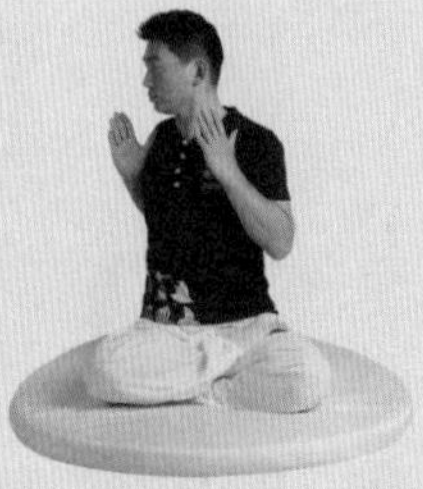

图 4–266

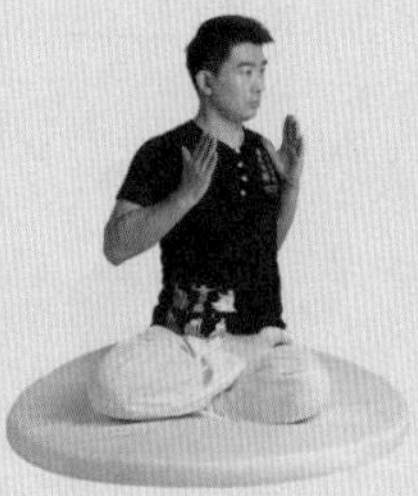

图 4–267

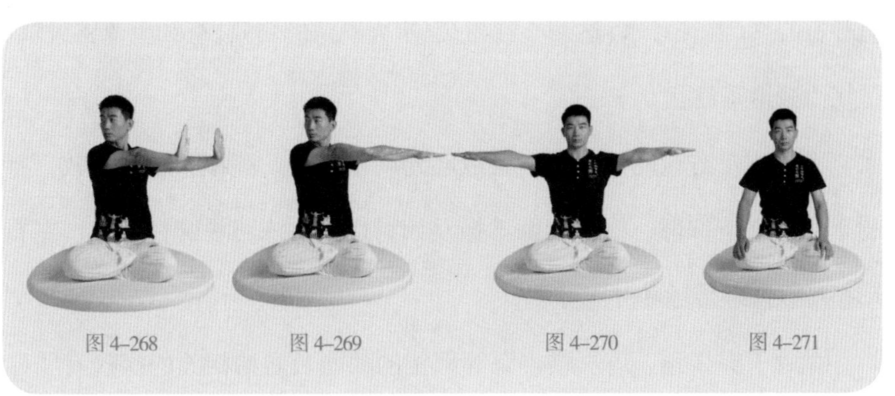
图 4–268　图 4–269　图 4–270　图 4–271

二、动作要点

①侧伸原则：中指往远、小指往上带动手臂左、右侧伸，中指和小指劲力要达到肩部。

②右掌覆按在左肘内侧时，采用“黏字诀”的方法，使右掌与左臂形成一个整体，左臂抬臂、旋臂、展臂，右掌亦不丢、不领，与其紧紧相黏，反之亦然；体会两臂之间的屈伸、松紧的矛盾劲、整劲，以及消力与耸力。

③两掌前推时，两肩先后展，再以小指一侧引领，推掌一半时，逐渐转掌心向前，指尖向上，掌根与肩对拔，并且此动作应与头颈的转动协调一致，一左一右，形成争力。

④身体在整个练习中保持中正直立，不能倾倚，体会身体斜向，但身形中正的“斜中寓正”的要点。

三、功理功用

①人的手属阳，归心，足属阴，归肾，此导引术更侧重于手的练习，

有补益心气，温补肾水，达到心肾相交、水火既济的功效，有利于改善失眠、记忆力减退等症状。

②身体左右转动的练习，可以起到调整带脉、调和肝胆的功效，有利于改善心情抑郁、精神萎靡不振及妇科疾患（练习腰调整带脉，左右动作可以调理带脉和肝胆经）。

③对于提高颈、肩、腰、脊等部位的功能及防治相关的疾病有明显的效果。

第二十式　小雪导引术——蛇行蛹动式

一、导引动作

①采用盘坐式（散盘、单盘、双盘均可），下颌微收，虚灵顶劲，两手自然覆按于两膝，目视前方，呼吸调匀，思想安静，全身放松（图4–272）。

②右掌向右侧伸，目视右掌的方向，经体前划弧至掌心轻覆在左肘内侧，目随掌行（图4–273）。

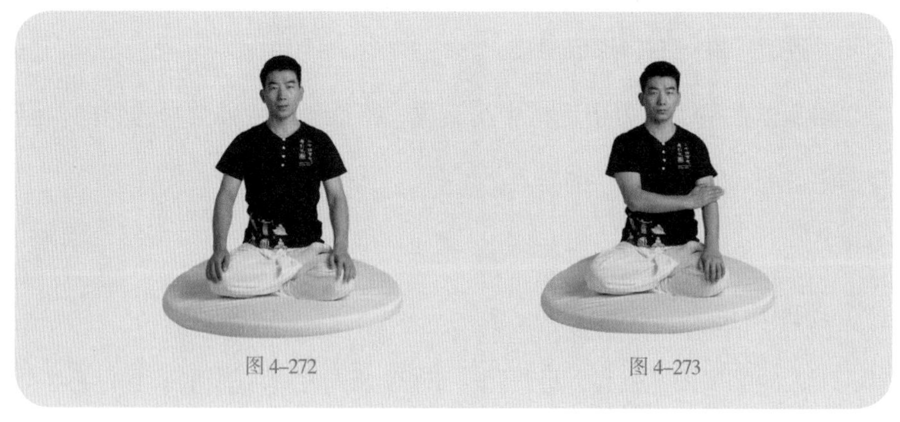

图4–272　　图4–273

③接上式，右掌不动，左掌中指带动左臂向前、向上伸至与肩平，指尖向前，掌心向下，目视前方（图 4–274、图 4–274 附图）。

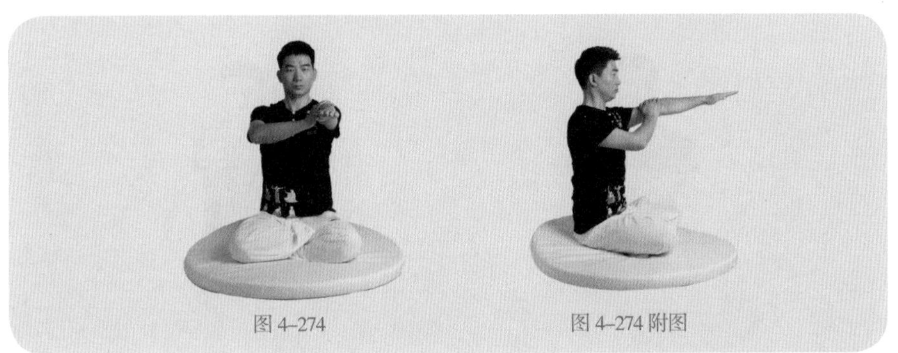
图 4–274　　图 4–274 附图

④接上式，左掌指尖远伸并坐腕起“剑诀”（见剑诀图），食指、中指指尖向上，掌心向前，目视指尖，略停（图 4–275、图 4–275 附图）。

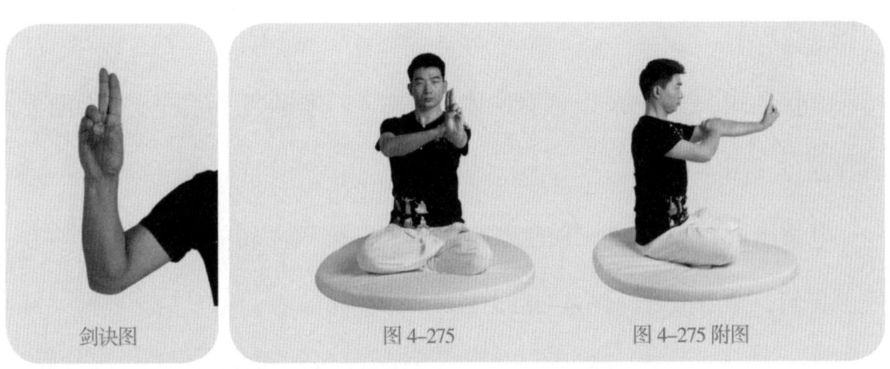
剑诀图　　图 4–275　　图 4–275 附图

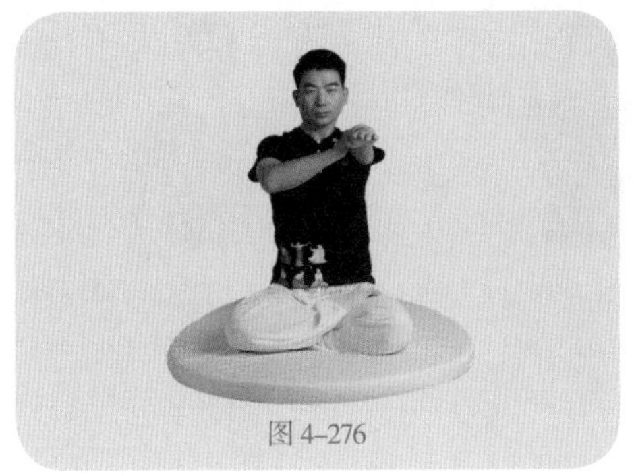
图 4–276

⑤接上式，左手小指、无名指、大指弹开，五指前伸成掌，指尖向前，掌心向下，目视前方（图 4–276）。

⑥接上式，左肩向后、向下、向前依次催动左臂、肘、腕、掌、指，呈波浪式向前伸展，节节贯通，如蛇行蚕蛹，重复练习3次（图4–277、图4–278）。

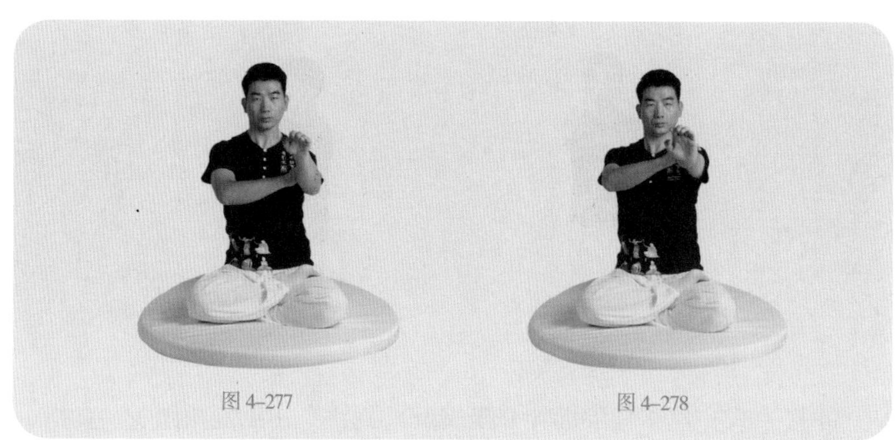

图4–277　图4–278

⑦接上式，左臂沉肩坠肘，松腕舒指，下落还原，左掌覆按左膝（图4–279）。

⑧接上式，右掌松开，两臂向体前左右45°侧伸至与肩平，掌心向下，目视前方（图4–280）。

⑨接上式，沉肩坠肘，松腕舒指，两臂下落，两手覆按两膝，目视前方，呼吸自然，全身放松（图4–281）。

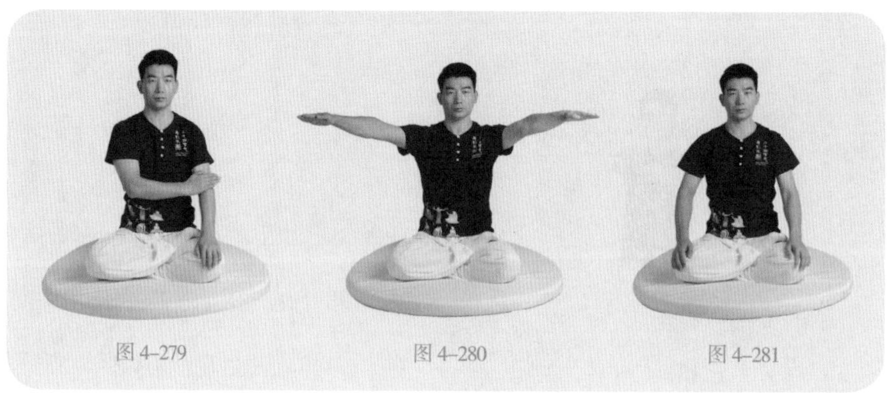

图4–279　图4–280　图4–281

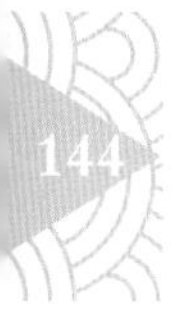

⑩进行对侧练习，动作相同，唯左右相反（图 4–282 ～图 4–289）。

以上动作左右各做 1 次为 1 遍，共做 3 遍。

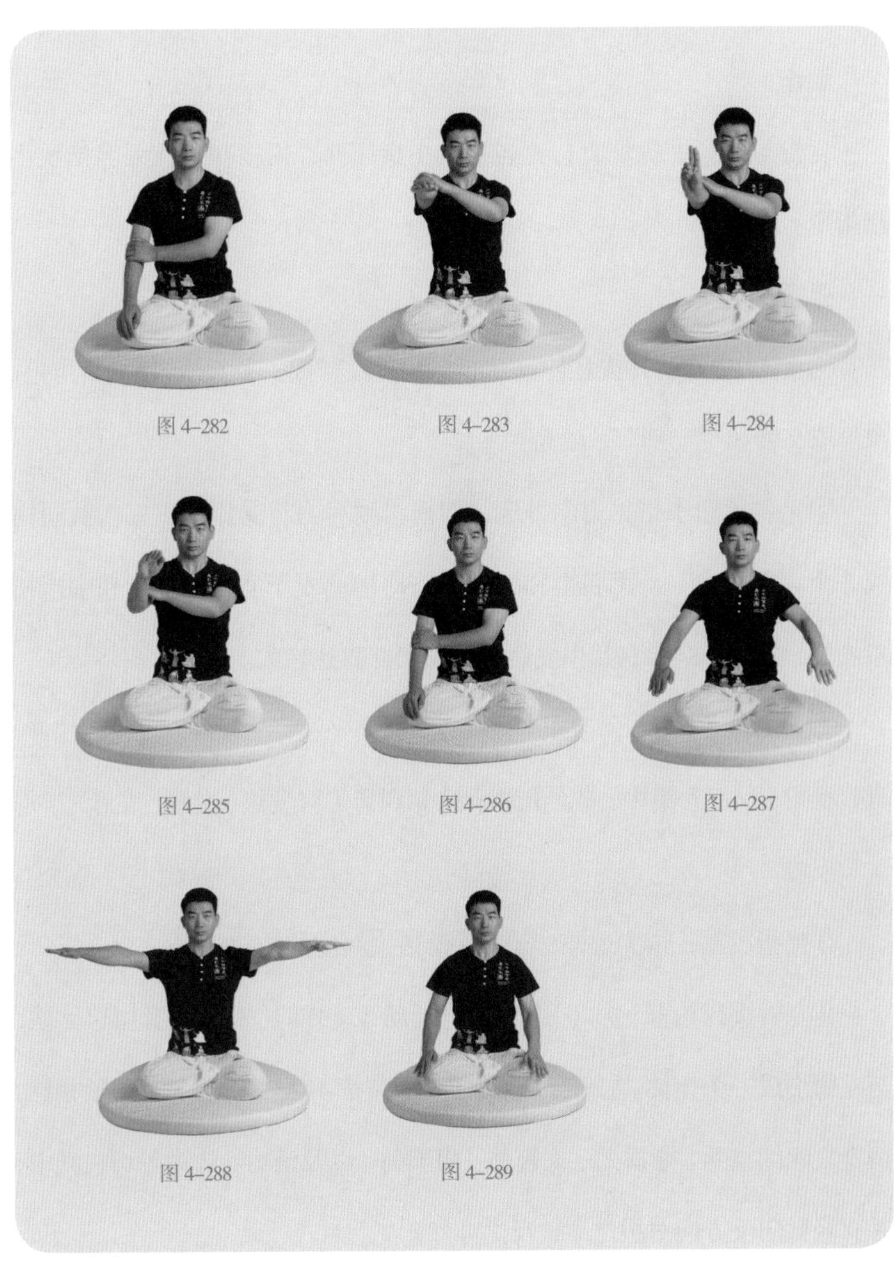

图 4–282　图 4–283　图 4–284

图 4–285　图 4–286　图 4–287

图 4–288　图 4–289

二、动作要点

①“剑诀”手势动作及要领如下：

动作：

食指与中指并拢伸直，无名指及小指屈曲，拇指扣压在无名指及小指指甲上。

要领：

ⓐ食指、中指要并拢且伸直，同时要与腕、臂成一条直线，使力贯指尖，象形取义皆如“宝剑”，故名。

ⓑ无名指和小指尽力向外绷，而拇指则尽力将其压紧，三指共同构成一个“太极圈”，无名指和小指均与拇指形成矛盾力；食指和中指相对放松，这时内劲会自然由食、中指发出并直达指尖。

②立“剑诀”时，食指和中指往远、往上坐腕，手臂得以更大的拉伸，且目视指尖，意念集中，一会儿就会感觉到指尖有发热、发胀、发麻等“得气”反应。

③弹指成掌，指尖远伸，是对手臂最大幅度的拉伸。

④左臂进行抬臂、立“剑诀”、蛇行蛹动等动作时，右掌采用“黏”字诀，与左臂形成一个整体，左臂有任何动作，右掌都不丢、不领，与其紧紧相黏，两臂之间的整劲、矛盾劲、太极劲、阴阳劲，以及消力、耸力等均在其中，并有轻微向反方向对拔之意，反之亦然。

⑤蛇行蛹动时，手臂从肩到指都要保持劲力的传导，且不可耸肩缩头，身体不可左右倾倚、前后摇动，要始终保持中正，而身体其他部位则尽量放松。

三、功理功用

①“蛇行蛹动”的导引动作，能够疏通手三阴、三阳六条经脉的气血，改善微循环，对手指麻木、疼痛，手脚冰凉及肩臂等疾患有很好的改善作用。

②丹医理论认为，上肢属于心，心属火而主神明；下肢属于肾，肾属水而主骨、主力，而此导引术以练属于心的上肢为主，有升阳益气、补心益肾的作用。

③“剑诀”的训练，能集中精神，聚集真气于食指、中指指尖，为学练内功导引按蹻术、治病救人奠定基础。

第二十一式　大雪导引术——活步通臂式

一、导引动作

①两脚并拢，自然站立，两臂自然下垂，头正颈直，竖脊含胸，目视前方，呼吸调匀，思想安静，全身放松（图 4–290）。

②左脚向左开步，略宽于肩，两脚平行，脚尖向前；同时，中指带动两臂侧伸至与肩平，成一字，掌心向下（图 4–291）。

③接上式，右脚经左脚后向左后方插步；同时，左肩催动左臂、肘、腕、掌、指依次向左水平伸展，节节贯穿，力达指尖，右臂随之内收，头颈左转，目视左侧（图 4–292）。

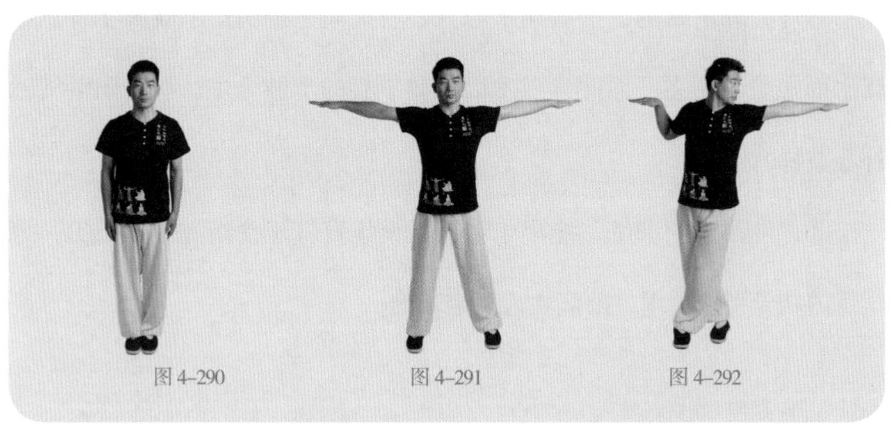
图 4–290　图 4–291　图 4–292

④接上式，左脚再向左开步，同时两臂伸展成一字，头颈转正，目视前方（图 4–293）。

⑤接上式，两掌十指向远、向上伸展，并顺势坐腕立掌，掌心向外，指尖向上，以掌根带动两臂尽力远伸，动作略停（图 4–294）。

⑥接上式，十指远伸，两掌放平，掌心向下，还原成一字（图 4–295）。

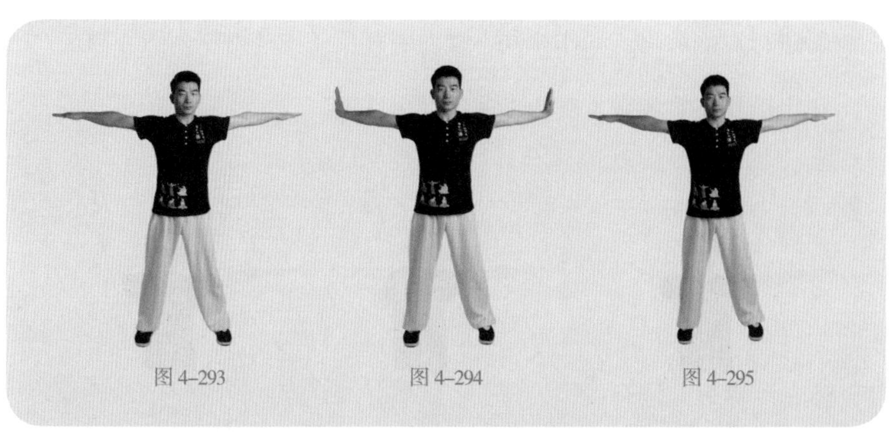
图 4-293　图 4-294　图 4-295

⑦接上式，右肩催动右臂、肘、腕、掌、指依次向右水平伸展，节节贯穿，力达指尖，左臂随之内收，头颈右转，目视右侧；同时，左脚经右脚前向右前方盖步（图 4-296）。

⑧接上式，右脚向右开步，同时两臂伸展成一字，头颈转正，目视前方（图 4-297）。

⑨接上式，两臂下落，还原体侧；同时，左脚收回，并步站立，呼吸调匀，思想安静，全身放松（图 4-298）。

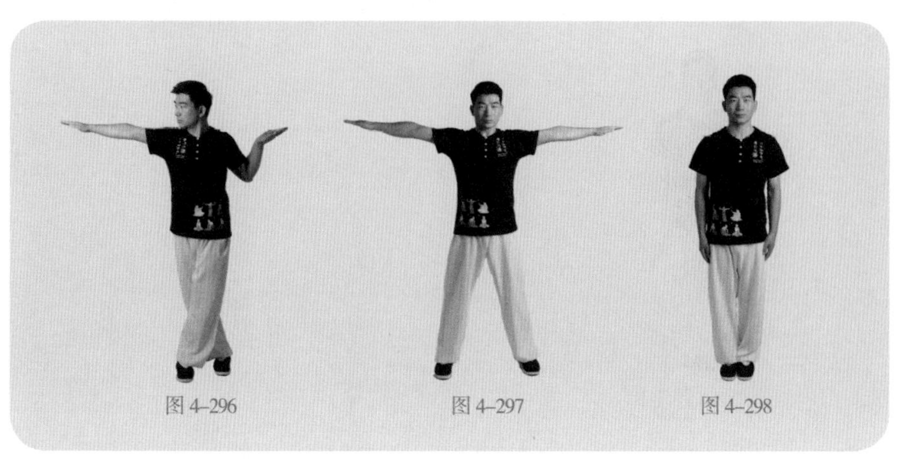
图 4-296　图 4-297　图 4-298

⑩进行对侧练习，动作相同，唯左右相反（图 4–299 ~ 图 4–305）。

以上动作左右各做 1 次为 1 遍，共做 3 遍。

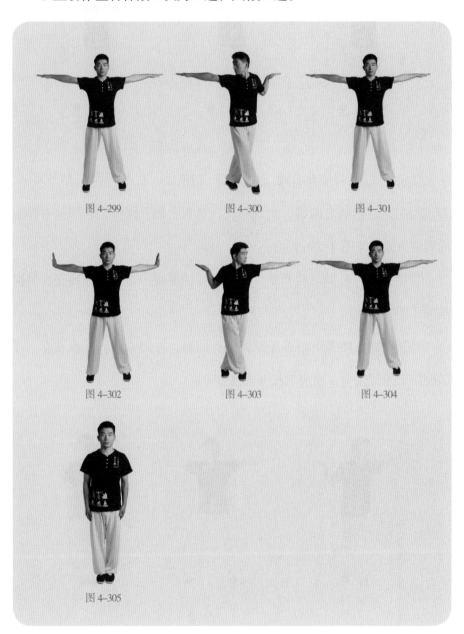

图 4–299

图 4–300

图 4–301

图 4–302

图 4–303

图 4–304

图 4–305

二、动作要点

①以中指带动两臂侧伸，抬至与肩同高的同时，两脚分开，成站立姿势，上下肢协调一致。

②插步与盖步的步法变化要与上肢的肩、臂、肘、腕、掌、指依次伸展的动作协调一致。

③坐腕立掌时，掌根要尽力外撑。

④由坐腕立掌还原成一字时，十指指尖要尽力向远处伸展，带动手掌放平，并不是直接放松腕掌，这是动作的关键。

⑤手臂的蛇行蛹动，动作从肩部开始，逐渐至肘、腕、掌、指，节节贯穿。

三、功理功用

①此导引术，从外而言，以锻炼腰腿、肩臂为主；对内而言，则以调补心肾为主；上下肢的协调配合练习，使全身气脉得以锻炼。

②蛇行蛹动可以有效疏通手三阴、三阳经脉，促进阴阳经脉气血交汇。

③步法变化的练习，可以提高腰腿的灵活性，达到补肾、壮腰、健腿等功效。

第二十二式　冬至导引术——升嘶降嘿式

注：此式需左转 90° 进行练习。

一、导引动作

①正身平坐，两腿前伸，两手覆按两膝，竖脊含胸，目视前方，呼吸调匀，思想安静，全身放松（图 4–306）。

②两手十指张开成“鹰爪”（见鹰爪图），随后屈指内扣成“虎爪”（见虎爪图），顺势抓、扣两膝盖骨；同时，向上提拉，两腿借力屈膝内收至胸前，脚跟着地；同时，吸气念“嘶字诀”，并收腹提肛，动作到位略停（图 4–307、图 4–308）。

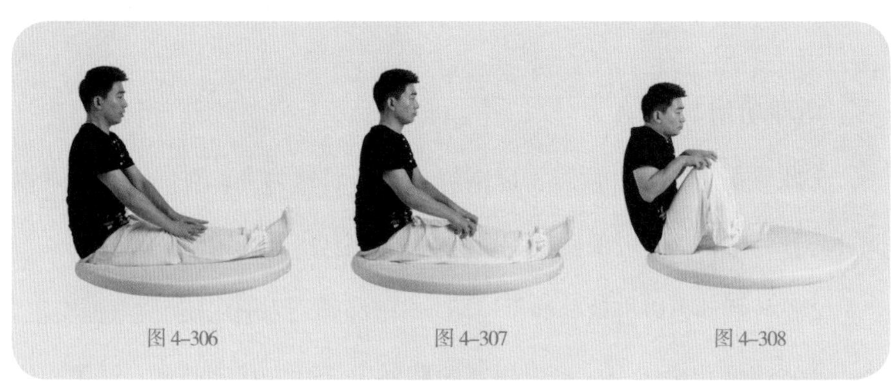
图 4–306　图 4–307　图 4–308

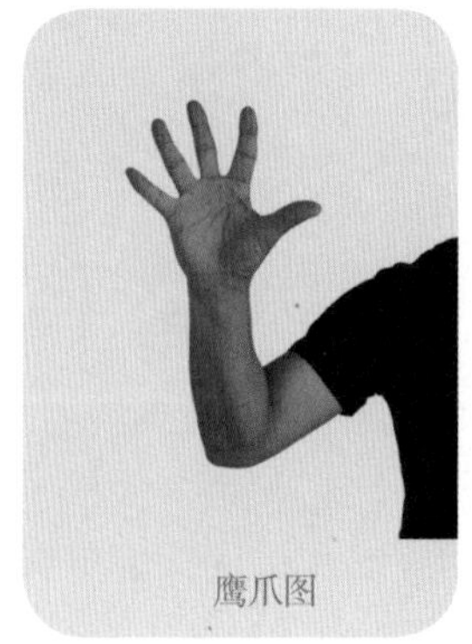
鹰爪图

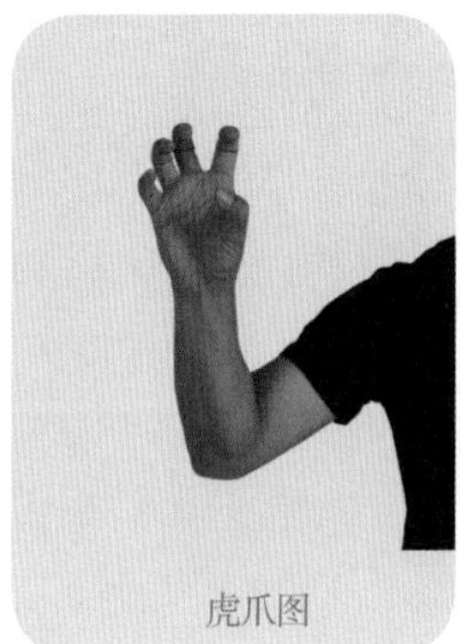
虎爪图

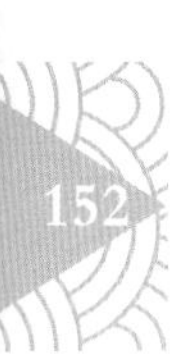

③接上式，两手变掌，顺势内旋成指尖朝内，轻按两膝，两腿顺势伸直放平；同时，呼气念“嘿字诀”，全身放松（图 4–309 ~ 图 4–311）。

④接上式，两掌外旋成指尖向前，动作略停，呼吸自然，体会掌心热力向两膝深处传导。

⑤重复以上② ~ ④动作，3 ~ 6 次后，还原成正身平坐的姿势，呼吸调匀，思想安静，全身放松。

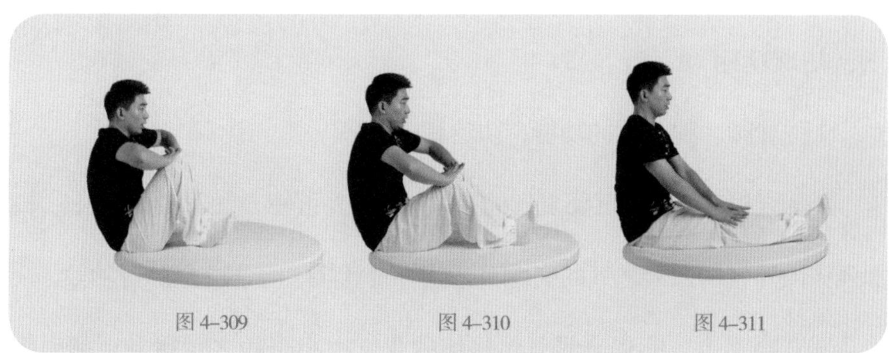

图 4–309　　图 4–310　　图 4–311

二、动作要点

①鹰爪的动作：

十指张开，中指不动，力达指尖，故名鹰爪。

要领：

五指用力张开时，使气、力、劲畅达指尖及整个手掌，体会内劲及内气直达指尖的感觉。

②虎爪的动作：

在鹰爪十指用力张开的基础上，屈曲十指第 1、2 指关节，力贯指尖，形如虎爪。

要领：

虎爪内扣时，掌指关节保持不动，指关节屈曲内扣，并成四指与拇指对握的姿势，且虎爪内扣时，必须在十指张开、力达指尖鹰爪劲的基础上进行练习，若直接屈曲手指，则力量很难贯达指尖。

③“嘶字诀”和“嘿字诀”操作方法详见第三章。

三、功理功用

①强壮腰、腿、膝的功能，防治相关疾病。

②加强提升真气、沉降真气的控制能力，并可使心气下降、肾气上升，加强体内外先后二天之气的交融，达到补肾壮腰、养心、益肺等功效。

③“嘶字诀”能提升真气，将体内真气由小腹随之缓缓升至胸中膻中穴，并渐渐布满玉堂与华盖；“嘿字诀”能沉降真气、壮气发力，使体内真气由胸中沉降腹部并使丹田壮紧。

④“嘶”字吸气，“嘿”字呼气的呼吸方法，古人说有类似“爻变”的作用，有利于心肾相交、水火既济。

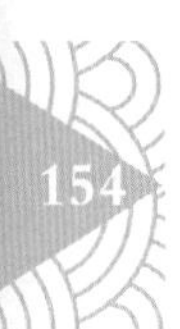

第二十三式　小寒导引术——只手擎天式

一、导引动作

①采用盘坐式（散盘、单盘、双盘均可），下颌微收，虚灵顶劲，两手覆按两膝，目视前方，呼吸调匀，思想安静，全身放松（图 4–312）。

②两臂侧伸至掌心约与肚脐相平，小指在上，大指向下，掌心向后，目视前方（图 4–313）。

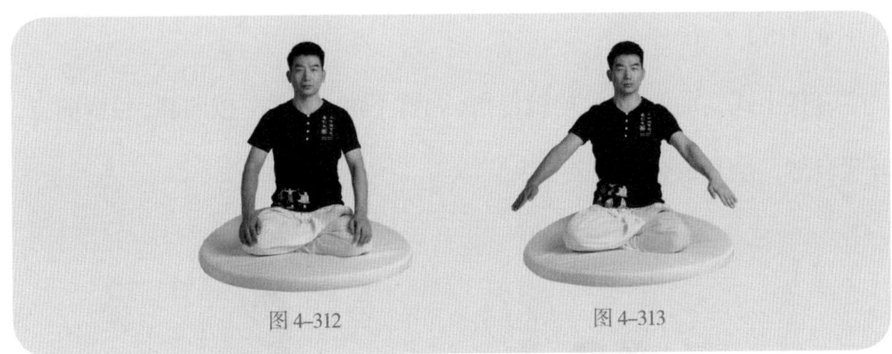
图 4–312　图 4–313

③接上式，两臂外旋，经体前划弧，屈肘，两掌收至腰间，掌心向上（图 4–314）。

④接上式，右掌向左侧穿掌，略高于肩；同时，身体随之左转，目视右掌方向（图 4–315）。

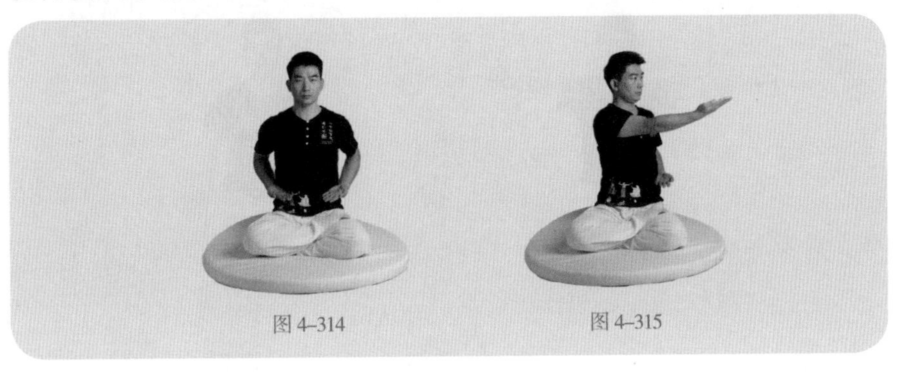
图 4–314　图 4–315

⑤接上式，右臂内旋并转掌上托至头顶上方，掌心向上，指尖向左，头身随之仰转，目视右掌；同时，左臂内旋，前伸并转掌心向下按于地面，动作到位略停（图 4–316）。

⑥接上式，右臂松肩坠肘，经体前缓慢下落至腰间；同时，左掌收回腰间，两掌掌心向上，头颈转正，目视前方（图 4–317）。

⑦接上式，两臂向体前左右 45° 侧伸至与肩平，掌心向下，目视前方（图 4–318）。

⑧接上式，沉肩坠肘，松腕舒指，两臂下落，两手覆按两膝，目视前方，呼吸自然，全身放松（图 4–319）。

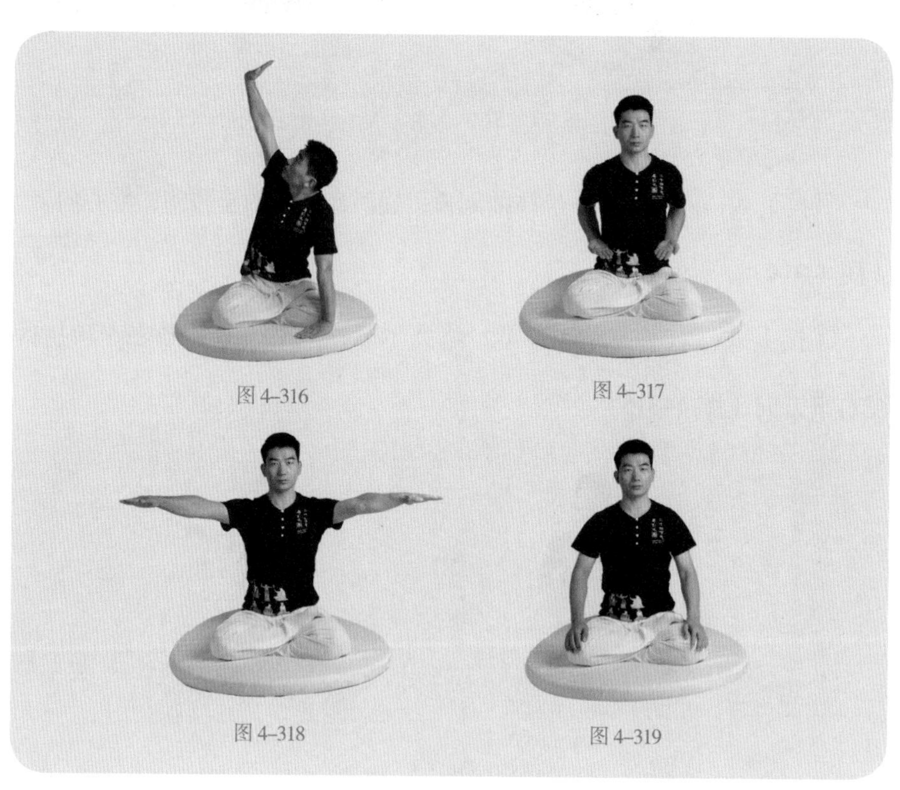

图 4–316　图 4–317

图 4–318　图 4–319

⑨重复以上②～⑧动作，进行对侧练习，动作同前，唯左右相反（图 4–320 ～图 4–325）。

以上动作左右各做 1 次为 1 遍，共做 3 遍。

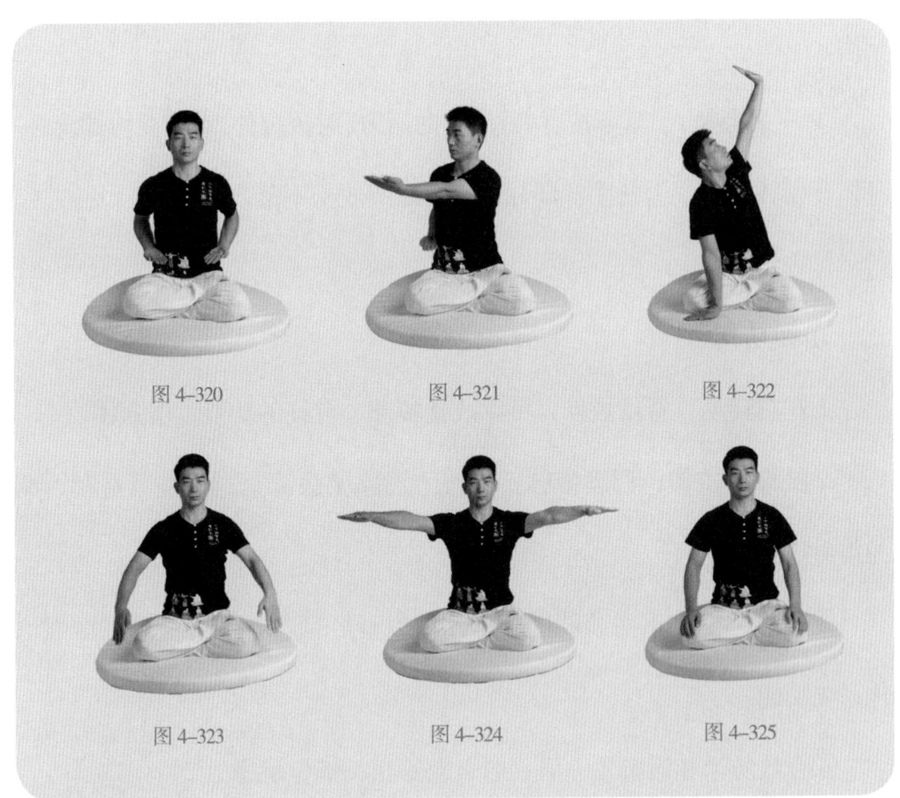

图 4–320　图 4–321　图 4–322

图 4–323　图 4–324　图 4–325

二、动作要点

①手掌向左或向右穿出时，意念集中在中指指尖，以中指带动穿掌及身体的转动，找到中指拉到肩的劲。

②身体左右转动时，要中正不倾倚，脊柱旋转、拔伸，且穿掌手臂与身体保持 90° 夹角。

③穿掌后，中指带动手臂继续边旋臂边转掌上托，同时另一掌边旋臂边转掌下按，转掌、坐腕、托天按地、转头目视上方手掌等动作要一气呵成，并带动身体躯干微旋转、拔伸，使身体尤如一个螺旋上升的金字塔。

④ 一掌上托，一掌下按，两臂反方向用力、对拔拉伸，动作要协调统一。身体开始转正时，上托手臂即开始从肩逐节放松下落。

三、功理功用

①左右转动，脊柱拔伸，可以改善腰部、脊柱的功能，增强体质。

②腰部的拉伸，调理带脉，有益于消除腰腹部赘肉，补肾益精、调经益血。

③两掌一上一下对胁肋的拔伸，可以舒肝理气，和胃健脾，增强消化系统功能。

④有效防治和缓解颈、肩、肘、腰等相关部位疾患。

第二十四式　大寒导引术——单腿地支式

注：此式需右转 90° 进行练习。

一、导引动作

①正身跪坐，两手覆按于两腿上，头正颈直，竖脊含胸，目视前方，呼吸调匀，思想安静，全身放松（图 4–326）。

②下颌内收、百会上顶，带动身体立起成跪立姿势（图 4–327）。

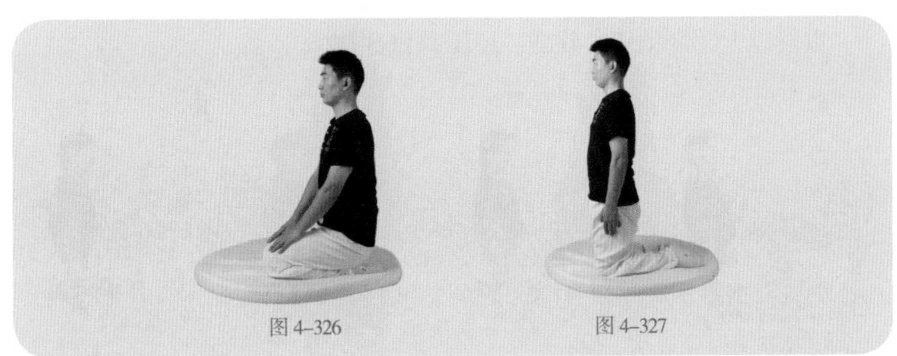
图 4–326　图 4–327

③接上式，重心移至右腿，提左腿带动左脚向前踏地，身体中正，目视前方（图 4–328）。

④接上式，重心后移，臀部坐于右脚跟上；同时，两手顺势支撑于身体两侧，掌心按地，指尖向前，目视前上方（图 4–329）。

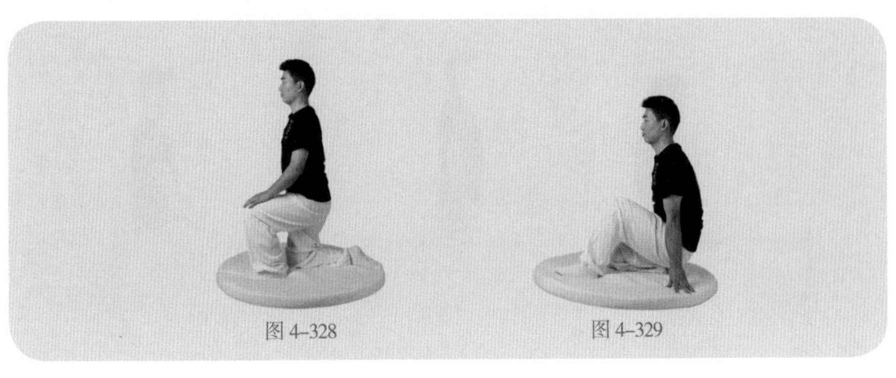
图 4–328　图 4–329

⑤接上式，身体后仰，左脚缓缓向前上方踢出，左腿伸直，脚背绷直，目视脚尖（图 4–330）。

⑥接上式，左脚尖尽力内勾，动作略停（图 4–331）。

⑦接上式，屈左腿并尽力向胸前收回，身体其他部位不变，动作略停（图 4–332）。

⑧接上式，左脚跟向前上方缓缓蹬出，力达脚跟，左腿伸直，动作略停（图 4–333）。

重复以上⑦⑧动作，收腿、蹬腿共做 3 次。

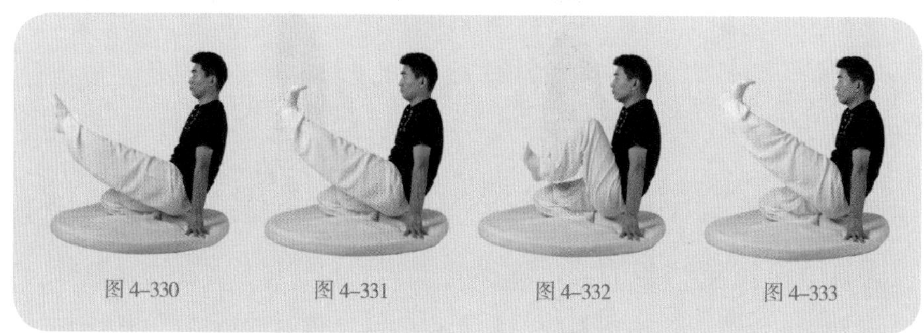

图 4–330　图 4–331　图 4–332　图 4–333

⑨接上式，左腿收回胸前（图 4–334）；左腿下落，左脚踏地，重心前移，两手离地，上身直立，左腿收回，成跪立姿势（图 4–335）；重心后移成跪坐，两手覆按于两腿上，目视前方，呼吸自然，全身放松（图 4–336）。

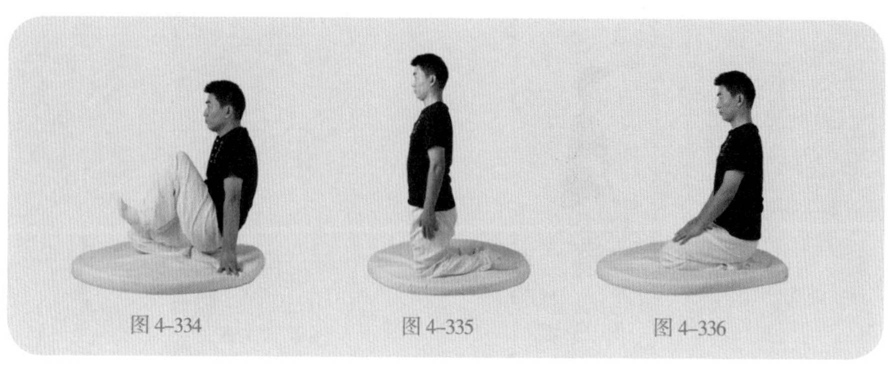

图 4–334　图 4–335　图 4–336

⑩进行对侧练习，动作同前，唯左右相反（图 4–337 ~图 4–345）。

以上动作左右各做 1 次为 1 遍，共做 3 遍。

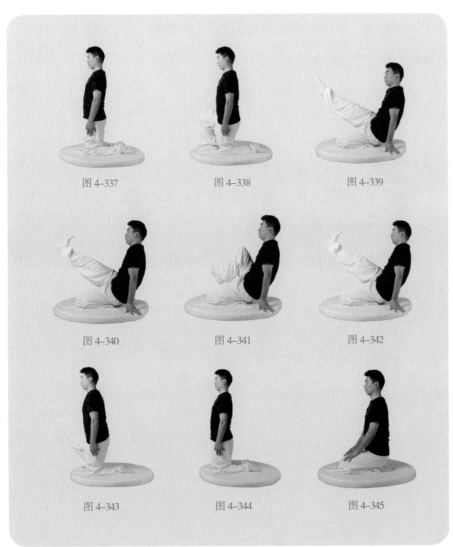

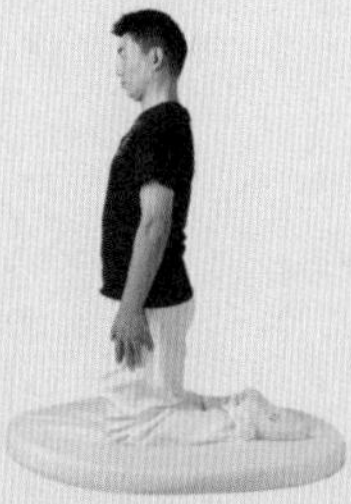

图 4–337 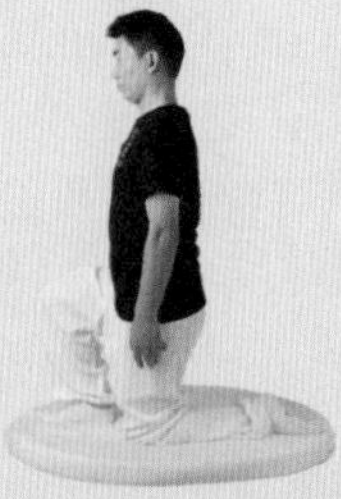　图 4–338 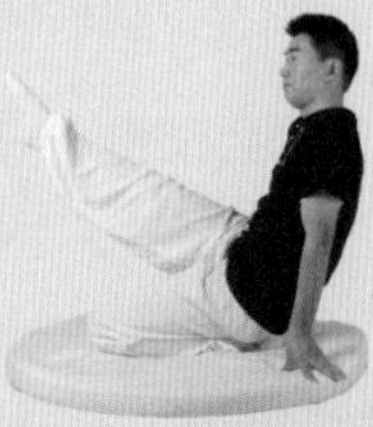　图 4–339

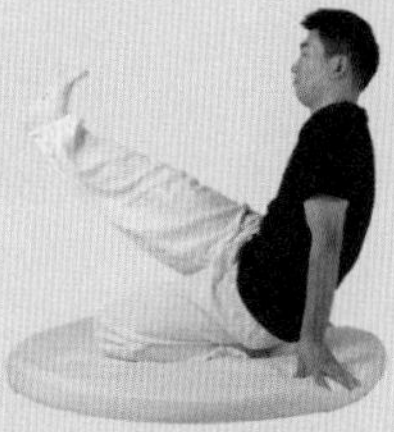

图 4–340 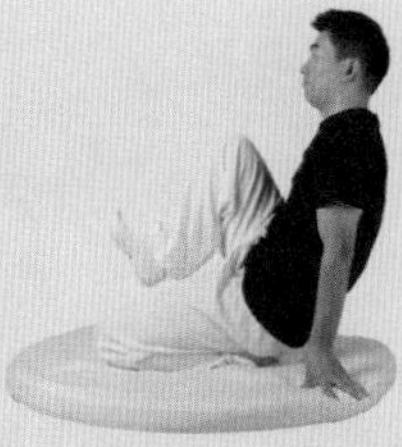　图 4–341 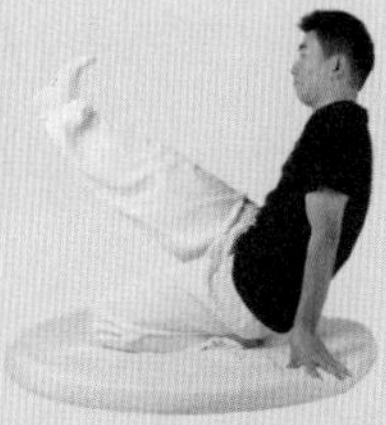　图 4–342

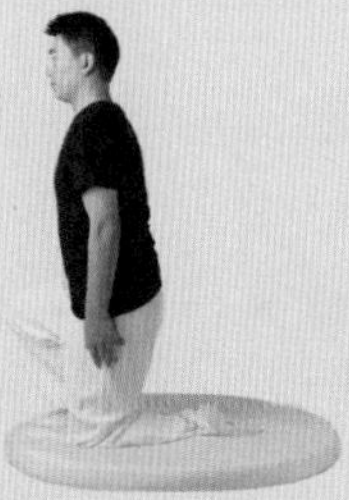

图 4–343 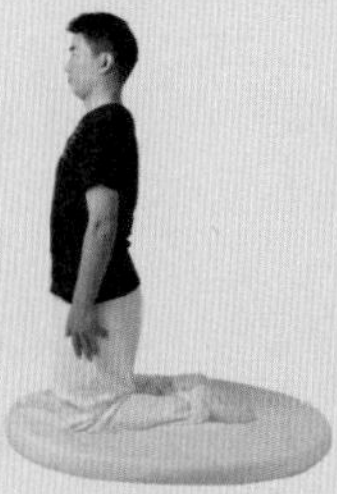　图 4–344 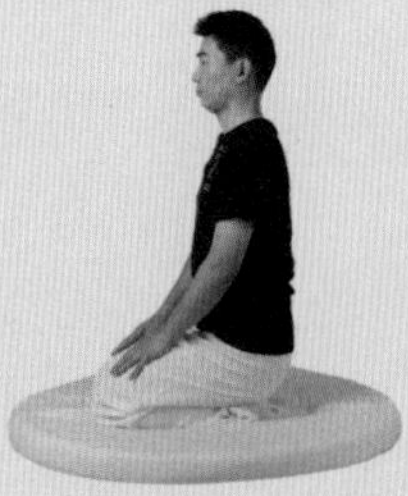　图 4–345

二、动作要点

①脚踏地的动作，应整个脚掌置于地面，大腿与小腿形成直角，动

作过程中注意保持身体平衡。

②身体后坐，臀部坐于脚跟时，脊柱保持对拔拉伸。

③蹬腿时，要力达脚跟，脚跟拉到大腿根部，体会腿后侧的伸展；收腿时，尽力将腿向胸前靠拢。

④动作要缓慢、分明，不可拖泥带水。

三、功理功用

①大寒导引术运动量和运动强度偏大，着重加强了属于肾的腰腿的锻炼，有强健腰腿、补肾壮骨的作用。

②疏通腿部阴阳经脉及奇经八脉，增强腰腿部的力量及柔韧性，防治腰腿疾患。

第五章

二十四节气导引术辅修

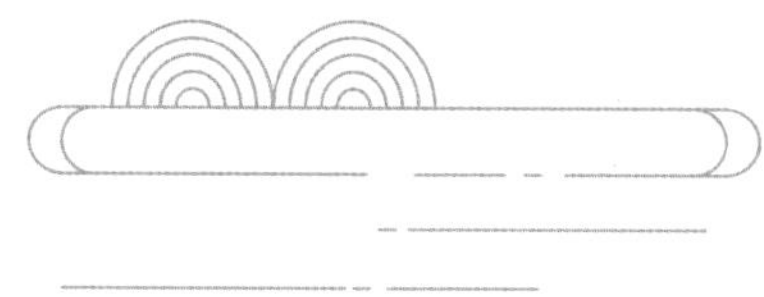

一、功前导引

1. 伸展功

伸展功是笔者在修习易筋经、二十四节气导引术、峨眉十二庄基础上，为让初学者练习导引术达到动作标准和伸展顺畅，根据很多学员需要编创的伸展性的热身运动。能让全身关节、肌肉及各个部位都得到充分伸展，这样的练习会收到事半功倍的效果。

该方法融入了峨眉、青城学术流派的很多思想，也参考了瑜伽的习练术式，为了有别于其他伸展功法，也称为“峨眉伸展功”或“青城伸展功”，在多年的导引教学和导引修习中，笔者一直把“伸展功”作为每次练功前必备的热身动作，也把它作为每天早上起床之后的必修课程。这个运动也受到了国内外许多导引学习者的推崇。兹将“伸展功”的练习方法简要介绍如下，详细内容请另参见《唤醒你的身体——中医形体导引术》一书。

第一式　颈项式

⑴ 松静站立

两脚平行，与肩同宽，松静站立；两手叉腰，拇指在后，轻按腰眼；下颌微收，虚灵顶劲，周身中正。

⑵ 左右转头

头水平向左侧转动，稍停；再转回正前方；随后再水平向右侧转动。左右重复 3 次。

⑶ 左右侧弯

左耳向左肩靠拢，稍停后还原，再向右侧进行相同动作。左右重复 3 次。

⑷ 前屈后伸

头前俯，稍停后还原，再后仰。前后重复 3 次。

⑸ 左右环绕

头部前俯，向左—后—右—前环绕 3 圈，再循反方向环绕 3 圈。

⑹ 还原动作

抬头，两臂还原体侧，松静站立。

第二式 肩肘式

⑴ 屈肘点肩

两脚并拢，两臂以中指指尖带动由体侧上举至头顶上方，在头上方合掌仰头，目视两掌，稍停；低头平视，两掌下落，两中指自然轻点在肩上。

⑵ 前后伸展

两肘尽量向胸前靠拢，稍停，然后再尽力后展，稍停。前后重复 3 次。

⑶ 上下伸展

两肘向上，在头后尽量靠拢，稍停；两肘下落，尽力向胁肋靠拢；同时，展肩扩胸，稍停。上下重复 3 次。

⑷ 前后环绕

两肘循前—下—后—上—前的方向环绕 3 圈，再循反方向环绕 3 圈。

⑸ 还原动作

两手在头后合掌；中指带动伸臂、仰头；两臂分开成侧平举；头还原，两眼平视前方，转掌心向下，两臂还原体侧，松静站立。

第三式 腕指式

⑴ 伸臂握拳

①以中指带动两臂由体前抬起，至与肩部相平，掌心向上。

②由拇指开始，五指依次用力“握固”成拳。

③由小指开始，五指依次打开；同时，转掌心向下。

④以中指带动双臂向身体两侧打开成一字。

⑵ 前后旋腕

①由拇指开始，五指依次用力“握固”成拳。

②两拳循前—下—后—上—前的方向环绕 3 圈，再向反方向环绕 3 圈。

③由小指开始，五指依次打开。

⑶ 伸臂握拳

①以中指带动两臂向前收回，掌心向下。

②由拇指开始，五指依次用力“握固”成拳。

③转掌心向上，由小指开始，五指依次打开。

⑷ 还原动作

两臂还原体侧，松静站立。

第四式 摇头摆尾式

⑴ 伸臂上托

①两手十指交叉，掌心向上，上托至胸前，再转掌心向上抬至头顶上方。

②两臂伸直，掌心向上；同时，抬头，目视两掌，稍停。

③头部还原，两眼平视前方。

⑵ 双臂伸展

两臂用力上撑，放松，再上撑。重复 3 次。

⑶ 胁肋伸展

①以腰为支点，上半身弯向左后方。

②两臂在头后屈肘，以左臂带动右臂伸展右侧胁肋，稍停。

③还原到两臂伸展，向右侧进行相同动作。左右重复 3 次后还原。

⑷ 摇头摆尾

①仰头，目视两掌，上身前屈，两手尽量接近地面直至与地面接触。

②塌腰，头和尾间尽量上翘。

③头部及臀部同时向左摆动，然后向右摆动。左右重复 3 次。

⑸还原动作

身体慢慢直立，两臂还原体侧，松静站立。

第五式 旋腰式

⑴左右旋腰

①左脚横开至两脚间距离略比肩宽。

②中指带动两臂侧起成一字，掌心向下。

③以腰带动两臂向左后方水平转动至接近极限。

④右手搭于左肩，左手反贴于右腰，头部尽量向左后方向转动。

⑤双臂伸直成一字，以腰带动两臂转正。

⑥向右侧做反向动作。左右重复 3 次。

⑵还原动作

身体转正，两臂还原体侧，松静站立。

第六式 胁肋式

⑴左右侧弯

①中指带动两臂侧起成一字，掌心向下。

②中指带动，右臂向上同时外旋至掌心向左，左臂向下，掌心向右，两臂尽力伸展。

③两臂屈肘，左手反贴于背部，掌心向后，右手轻抱脑后，右肘向后展开。

④身体向左侧弯屈，尽力伸展右侧胁肋，稍停。

⑤身体直立，两臂还原成一字。

⑥向右侧做反向动作。左右重复 3 次。

⑵还原动作

身体直立，两臂还原体侧，松静站立。

第七式 双角式

⑴抬臂塌腰

①两手十指于身后交叉，两臂伸直并尽力抬高。

②塌腰，仰头，尾闾上翘。

⑵下蹲前俯

①两腿弯曲下蹲，头向两腿间尽力靠拢。

②保持头部向两腿间靠拢的姿势，两腿慢慢伸直；同时，两臂尽力向前伸展。

③抬头伸腰，身体直立，稍停。

⑶头身后仰

身体尽力向后伸展，稍停。

⑷还原动作

身体直立，两臂还原体侧，松静站立。

第八式 腰胯式

⑴ 转动腰胯

①两脚平行，相距与肩同宽，松静站立；两手叉腰，拇指在后，轻按腰眼；下颌微收，虚灵顶劲，周身中正。

②腰胯部循左—后—右—前—左水平转动3圈，再循反方向转动3圈。

⑵ 还原动作

两臂还原体侧，松静站立。

第九式 旋膝式

⑴ 扶膝下蹲

两脚平行，与肩同宽，两腿微屈，两手扶按两膝盖。

⑵ 内外旋转

两膝关节内旋3圈，外旋3圈。

⑶ 左右旋转

两脚并拢，两膝向左—后—右—前—左转动3圈，再循反方向转动3圈。

⑷ 上下屈伸

两膝伸直—弯屈下蹲—再伸直。重复3次。

⑸ 歇息动作

屈膝下蹲，两臂环抱腿部，头面向两膝中间靠拢，全身放松，稍停。

⑹ 还原动作

身体直立，两臂还原体侧，松静站立。

第十式 展腿式

⑴ 左弓右展

①左脚向左侧迈一大步，身体转向左；左腿弓，右腿向后伸展。

②两手十指在头顶上方交叉,掌心向上；手臂向后上拉伸,上半身后弯。

⑵ 右弓左展

身体转向右侧进行相同动作。左右重复 3 次。

⑶ 还原动作

腿伸直，身体转正，两臂还原体侧，松静站立。

第十一式 仆腿式

⑴ 左右仆步

① 两手扶按两膝或两腿上；左腿下蹲，右腿伸直成仆步并尽量伸展。

②对侧练习，动作相同，方向相反。左右重复 3 次。

⑵ 还原动作

两腿及身体伸直，左脚收回，两臂还原体侧，松静站立。

第十二式 左顾右盼式

⑴ 上身前俯

左脚向左侧迈一大步，左手在身后握住右手手腕，上身前俯，头面

向左腿靠拢，稍停；以腰带动，上身再向右腿靠拢。左右重复 3 次。

⑵ 左顾右盼

①头部带动上半身水平前伸，引腰展体。

②上半身水平向左摆动，至极限后微转体后瞧。

③回到中间，成引腰展体的姿势。

④再向右侧转动，动作相同，方向相反。左右重复练习 3 次。

⑶ 还原动作

身体转正，恢复直立，左脚收回至与肩同宽，两臂还原体侧，松静站立。

2. 哈气放松功

心静体松，呼吸自然，是中医导引、气功的基本要求。要求身心精神的放松状态，不仅仅是身体的放轻松，更多的是追求一种自然松静的修养境界。最简单的方式可以先从调息开始，息静心平，体自松，可以在每次练习导引术之前，做几次深呼吸，这样可以收到很好的效果。

青城嫡传哈气放松功是一套简便易行、见效迅速的呼吸放松法，非常适合初学者，并且对于疲劳的消除，以及抑郁症、高血压、糖尿病、中风等都有很好的效果，其方法简述如下。

呼吸放松法可以选择站立、端坐等姿势。

第一段：放松身体后面。自然呼吸几次之后，鼻吸气；同时，头微仰，身体其他部位不动，保持放松，略停 3 ~ 5 秒；嘴呼气，并吐“哈（ha）——”音；同时，头颈放松还原，呼气时注意力集中在头、颈、背部，感觉自己身体背面随着呼气、吐音和动作慢慢放松，一直放松到尾骨。

第二段：放松身体前面。鼻吸气，身体维持原有姿势，保持放松，

没有任何动作；以嘴呼气；同时，吐“哈（ha）——”音，无身体动作，呼气时注意力逐渐由前额到胸部，再到腹部，感觉自己的身体前面随着呼气吐音慢慢放松，从胸腹一直到小腹。

第三段：放松身体侧面及上肢。鼻吸气；同时，头微仰，两手臂从体侧抬起，掌心向下至头两侧上方，身体其他部位放松，并保持原有姿势；嘴呼气，口吐“哈（ha）——”音；同时，头及手臂随之还原，呼气时注意力集中在手臂、上肢及身体两侧，感觉自己上肢和侧面随着呼气吐音和动作慢慢放松。

第四段：放松全身。鼻吸气；同时，仰头、塌腰，尾骨翘起，两手臂由身体前方向上提起，腿微屈（若采取坐姿，腿部不用移动）；嘴呼气，口吐“哈（ha）——”音；同时，全身还原，手臂缓缓落下，呼气时注意力集中在腿部，感觉自己全身，尤其是腿部随着呼气吐音和动作慢慢向下放松。

二、功后导引

青城嫡传学术思想认为，功后的行气漱津对于提升二十四节气导引术的修习效果有着显著作用。叩齿、吐纳、漱咽、咽液的相关修习方法记载于多部古典导引功法的传承文献当中，在《万寿仙书钞本》二十四节气导引术图谱关于“导引”的文字描述上，多处可见功后行气漱津的描述。现代研究认为，这些功后行气漱津的方法不仅仅具有简单、有效的保健、养生作用，同时还具有冥想功能，可以改善人体内感受，从而显著调摄情绪，防治情志病。它们通常还被作为禅修、静坐、导引、练

功之后的结束性导引动作的练习，因此被称为“功后导引”。功后导引，一方面可以增强正式导引的“正作用”；另一方面又可以将可能由于疲劳训练和动作不标准引起的“副作用”减小到最低。

下面介绍青城嫡传二十四节气导引术中最常用的几种功后导引法，这些方法既可以单独练习，也可以在每次练完导引术后进行练习。

1.吐纳

吐纳，即吐浊、纳清，在古代典籍中，吐纳与导引往往处于同等位置，导引为运动养生，而吐纳为静功之根本。在吐纳中，吐是有意识的呼气，纳是有意识的吸气，所以吐纳并不是一般状态下自然的生理性呼吸，而是一种有意识、有目的、主动性的呼吸练习，因此吐纳并不等于呼吸的概念。丹医理论认为，体内血液的流动是依靠“气”的推动，而“气”运行的动力则来源于呼吸。如果呼吸停止，则气、血的运行也随之停止。相反，如果主动地进行呼吸的练习，则有助于体内气血的运行，行气活血自然有助于健康长寿，故曰“明吐纳之道，则曰行气，足以延寿矣”。

二十四节气导引术，几乎在每个节气导引术练习结束后，都要求做几个呼吸吐纳的练习。一方面具有呼出体内浊气、吸入体外清气的作用；另一方面，也有导引“行气”的功能，以防止在导引术练习过程中由于操作不当导致某些部位发生气血瘀滞的现象。具体的吐纳方法，可以采用鼻吸口呼的逆腹式呼吸法，并配合“哈字诀”的运用，具体操作另请参见拙作《二十四节气导引养生法——中医的时间智慧》一书，此处从略。

另外，在传统导引养生法中，也有专门以呼吸吐纳为主要练习方法的养生术。其中，流传广泛并具有代表性的就是“六字诀养生法”。对

此有兴趣者，可以参阅近年来由国家体育总局普及推广、笔者参与整理编创的《健身气功·六字诀》。

2. 叩齿

中医理论认为，齿为骨之余，而肾主骨。牙齿坚固，则肾气不衰，肾为先天之本，和身体的健康息息相关，古代养生家多以养肾为根本，其在导引修习中也有着至关重要的作用，所以叩齿练肾气也成为传统修炼的一项重要内容。

叩齿功法千年流传，多受推崇，中医理论认为“肾为先天之本”“肾主骨”“齿为骨之余”。肾乃人体先天之本、维系着人的生、老、病、死，肾功能强健，则自然健康长寿。同时，全身骨骼系统的功能状态，又是肾功能的一种综合体现，骨骼强健有力则肾功能强健；相反，诸如骨质疏松、骨质增生，以及颈椎、腰椎等骨骼系统有病，则说明肾功能低下。牙齿是人体最晚生成，却又最先衰落的骨质器官，所以中医认为牙齿是骨、肾功能的一个综合反应点。因此古人认为经常做叩齿等保健牙齿的练习，不仅具有坚固牙齿的作用，同时也具有壮骨、补肾及延缓衰老的功效。

叩齿如果放在导引术开始的部分进行练习，一般是取其帮助“集中精神”的作用，所谓“叩齿集神”，如在“十二段锦”之中就是采用了这种练习方法。如果把叩齿放在了静坐、导引的结束部分进行练习，则有“醒神”“收功”的效果，“二十四节气导引术”就是采用了这种练习方法，所以在每个节气导引术练习结束后都要进行叩齿的练习，目的是帮助练习者从练功的状态中恢复到常态中来。

方法：

口唇合拢，上下门牙轻轻叩击 36 次，然后再叩击后牙 36 次。

要领：

叩齿时要徐缓轻微，不可叩得太急或太响。

功用：

固齿生津、提神醒脑、健脾和胃、补肾壮骨。

3. 漱咽

搅海，也称为赤龙搅海。清代傅松元在《舌苔统志》序中论述：“盖舌为五脏六腑之总使，如心之开窍为舌，胃咽上接于舌，脾脉挟舌本，心脉系于舌根，脾络系于舌旁，肾肝之络脉，亦上系于舌本。”五脏皆系根于心，通过经络，手足阴阳脉气亦通于舌，所以通过舌可以间接影响到脏腑气血。舌因其色红而转动灵活，故被古人称为“赤龙”。舌头在口腔内不住搅动，可促使口内津液大量分泌，津液出于肾，溢于满口如“海”，舌头在口内不住搅动，故曰“搅海”或“赤龙搅海”。漱咽，也称为咽液，鼓漱吞津。传统理论认为，唾为肾之液，乃肾之真阴所化。真阴为珍，应避免外泄，所以唾液不能随意吐出，并且被列为修炼“禁忌事项”的重要内容之一。口内津液，尤其是禅修、静坐、导引中所产生的津液，在《丹亭真人玄谈集》中记载，具有泻火添水之助也。此时津液更为珍贵，被形容为“玉液”。将津液如法吞入，意达丹田，也成为一个重要的修炼内容，而被称为练津成精、玉液还丹之法，是练精化气、练气化神、练神还虚的基础。

方法：

口唇轻闭，舌前部抵牙龈外侧转动，方向如下：上门牙—左上臼齿—左下臼齿—右下臼齿—右上臼齿—上门齿龈，重复3次，再反方向重复3

次。舌前部抵牙龈内侧转动，方向如下：上门牙—左上臼齿龈—左下臼齿—右下臼齿—右上臼齿—上门牙，重复 3 次，再反方向重复 3 次。之后用搅海所得的津液做鼓漱的动作 36 次，然后将口内津液分 3 次慢慢咽下，意达丹田。

要领：

搅海时使上下唇颊和舌侧各个部分牙龈均被充分按摩。鼓漱时，津液在口腔内如翻江倒海，洗漱口内各个部位；津液咽下时要汩汩有声。

功用：

滋养五脏、荣养周身，健脾开胃、增进食欲，滋阴潜阳、养心补肾。

在传统导引养生功法中，功后导引、功前导引与导引功法本身共同构成了一个有机而完整的修炼体系，三者相得益彰。例如，在青城嫡传的学术体系中，就有一套“内功导引按蹻术”，它既是一套独立的养生功法，也可以作为其他功法修炼结束之后“系统而标准”的功后导引法，其具体的练习方法另详专著。

三、导引法诀

导引法诀导引口诀有“屈伸松紧，妙得玄机”之义（图 5–1）。导引

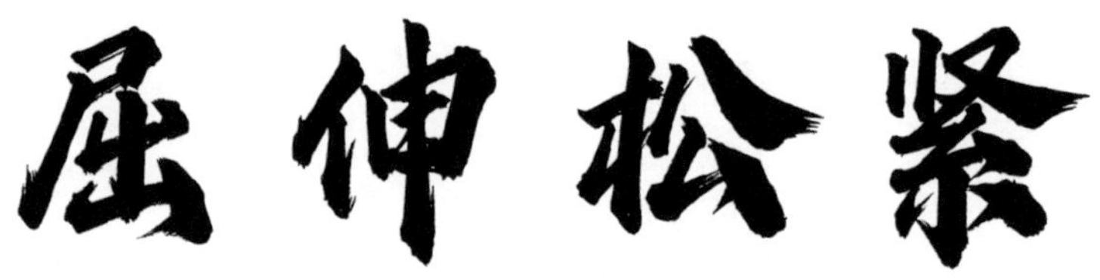

图 5–1

虽功法繁多，动作千百，但从形体导引的角度而言，按照青城嫡传，归纳起来主要有屈、伸、松、紧四种方法，故称为“导引四字法诀”。它是解决“导引具体怎么做”的问题。屈伸时气血如水流输送灌溉，滋养躯体；松紧之间气血如水液交通，排污纳新，实现全身的新陈代谢。

屈——意指肢体、躯干的屈曲、弯曲，目的是控制该部位气血的流通。

伸——意指肢体、躯干的拉伸、伸展，目的是促进该部位气血的流通。

松——意指肌肉、关节要放松而不用力，目的是促进该部位气血的流通。

紧——意指肌肉、关节要用力收紧，目的是控制该部位气血的流通。

1.屈与伸

在很多导引术中，尤其是在伸展功与二十四节气导引术中，我们一直强调动作要伸展和屈曲，动作移动路线要尽量是简洁的直线，动作的转折要尽可能是“直角”，这是为什么呢?

我们做一个形象的比喻，就比较容易理解了。

如果把我们的身体、血管、经络等好比是一条输水的管道，气血为水，流转播撒，滋润全身；“伸展”就是把管道疏通，成为气血流动的基础和条件；“直线”是减少弯道，这样最有利于气血在管道中流动并减少消耗；屈曲成“直角”则好比控制管道和水的阀门，可以有效调节和控制气血的运行，实现水液的有序播撒、择机灌溉。

没有伸、直，则管道中无气血所运，阀门就没有任何意义；没有屈曲进行阀门的调节与控制，则气血失其锁钥之用，气血漫流、消散殆尽，故有失导引之目的。所以，伸，是基础；直，是条件；屈、角，是关键。

2. 松与紧

相较于屈伸动作，松、紧就更好理解了，屈伸是气血输布全身，松、紧则是气血由肢端、躯干输注于内，松与紧之间气血如水液交通，排污纳新，实现全身的新陈代谢。

松、紧主要指肌肉和关节的用力和放松状态，根据动作的要求，进行动作维持和动作放松，同时不仅仅是身体的松紧结合，也需要心意的配合，做到极力用意，体松心静，如太极之阴阳，循环往复，生机自成。

导引就是通过屈与伸、松与紧的方法，起到调节和控制体内气血流动，实现灌溉肢体，新陈代谢的作用，从而达到养生祛病、延年益寿的目的。导引功法中，屈与伸、松与紧的对比状态越明显，导引的效果就越明显。所谓对比好，就是该用力的地方用力，该放松处放松，并且随着我们动作熟练和功法理解的加深，做到由身及心，由息及意，实现身心相依、心意相应。如此次第渐升，功法渐成，自然而然达到无时无刻不处于导引修养状态，一吸一念之间，自有周天气机流转。

若习练者通过长期修炼，可以在同一个动作中，甚至同时将屈、伸、松、紧及其对比都能做好，则导引的功夫及效果就更进一步了。相关内容和论述，另请参阅《二十四节气导引养生法——中医的时间智慧》《唤醒你的身体——中医形体导引术》两书中的论述，此处从略。

四、导引要诀

在屈、伸、松、紧四字法诀的基础上，怎样才能把导引法练得更好并发挥出最大的作用呢？按照青城嫡传学术观点，加上笔者归纳起来也

有个四字要诀，即“大慢停观”（图 5–2）。它是解决“怎么能把导引做好”的问题。

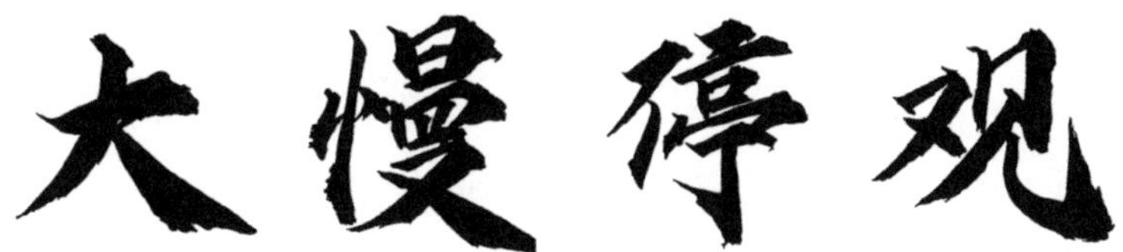

图 5–2

学练二十四节气导引术，和学习其他导引术尤其是峨眉伸展功一样，同样要遵循导引术的“大慢停观”，兹简述如下，详细可参见笔者《唤醒你的身体——中医形体导引术》一书。

1. 大——使气血畅达全身

做导引术时，第一步，动作一定要大，做到最佳状态，实现足够的伸展，不要一上来先想放松，这一点很重要。只有这样才能有利于气血的运行，有利于将气血运行到全身各处，甚至毫发末端。所谓大则圆，圆则空，空则通，通则泰。此峨眉诀所云“圆空法生”之意也。

2. 慢——时、空的控制

中医理论认为，形、气、神三者协调统一是生命和健康的基础。在这三者中，人的“神”刹那间可以周游十万八千里，人的“气”则常壅塞不通，而人的“形体”则常气血瘀滞、经脉不畅，故形、气、神三者常不相和谐，进而成为疾病、痛苦、烦恼的根源。用慢的方法，心息的转慢，也会带着身体的松紧相依，不仅可以达到收心入静、吐纳运气、行气导脉、导引练形的功效，而且还可以通过慢的方法，使形、气、神

三者协调统一。这种方法从气脉内景的角度而言，是一种时、空的控制方法。

3．停——等候“气”的到来

诚如上言，导引不仅要慢，有时还需要停、需要等候。如站桩何故？候气也！针灸中，留针何故？候气也！武功中所谓形断神连而以候气至。停、等候，是给气血交融足够的时间和空间罢了。

4．观——发现

即返观内视、自我觉察的意思，在导引练习过程中，要静静地体会和觉察来自身、心、气等各方面的反应和感觉，也是传统修炼中“内景功夫”的开端。导引过程中，始终保持清静之心，静静观察身体的动作，以及这些动作给身体的哪些部位带来怎样的变化，这些动作给呼吸、内心甚至周围的环境带来怎样的变化，但面对这些变化，只要静静地观察就好了，此法久久行之，越行越妙！

五、辅行法诀

青城嫡传学术流派将经穴按跷、元气保生、起居养生、药饵服食作为二十四节气导引术的辅行法诀，具体如下。

1．经穴按跷

青城嫡传学术流派非常重视经穴理论，继承了《黄帝内经》关于经络的相关记载和论述。经络，内属于脏腑，外络于肢节，沟通内外，贯串上下，将人体各部的组织器官联系成为一个有机整体；并藉以运行气血，营养全身，使人体各部的功能活动得以保护协调和相对平衡。腧穴

是人体脏腑经络之气输注于体表的特殊部位，人体的腧穴与经络、脏腑、气血密切相关。《灵枢·九针十二原》载："欲以微针通其经脉，调其血气，营其逆顺出入之会。"经穴按跷即在既定的节气时间，根据气血输布的规律按摩特定的经络穴位，从而调理血气，刺激脏腑，激活精气，达到防病养生的效果。

2．元气保生

二十四节气导引术侧重于导引动作，元气保生法则侧重于呼吸吐纳、导引行气及存思观想等与节气相对应的养生方法。

3．起居养生

起居养生是传统习俗、音乐、诗歌、花道、香道等日常起居生活中与二十四节气相应的各种养生方法。

4．药饵服食

药指丹药，即中药学及药物炮制学发展到极致之学。从药物的性味、道地药材的选择、药物采取的时间及保存方法，到炉鼎、杵具、器皿的选择，以及武火、文火、微火、子母灰火、木炭火、桑柴火、阴火等各种火候的运用等都具有一套极其严密与精细的方法，也是"天人相应"学说在中医药学中的一项具体体现。当年，从青城山所传承的这套二十四节气导引术，原本就有一系列与之相应的医药、食饵养生方法，经过与峨眉、青城等丹道医药养生学的融合之后，这方面的内容就更加丰富多彩了。古人认为，在练习二十四节气导引术、二十四节气元气保生法的同时，若能配合古传"二十四气丹"，以及春、夏、秋、冬"四时导引助功丹"等丹药和专属食饵的服用，可以起到所谓"外丹"与"内丹"相辅相成、

事半功倍的作用和效果。

饵指饮食，即根据节气的不同而进行相应的饮食调摄的养生方法，古代称为食饵养生，或药膳、药饵等，相当于现代的饮食疗法、营养学。它是根据辨证施治的原则，以药物和食物为原料，经过特殊的配方，炮制和烹饪加工，取药物之性，用食物之味，使苦口之药变成美味佳肴。食饵寓医疗保健、防病治病于家庭日常饮食之中，是饮食营养与药物治疗完美结合的一种方法。具有取材容易、制法简单、疗效可靠、无毒副作用等特点而为历代医学家、养生家所推崇。俗语说“民以食为天”，饮食与人类生命活动息息相关，唐代医家孙思邈曾在其著作《备急千金要方》中引用春秋战国时期名医扁鹊的话说：“安身之本，必资于食”“不知食宜者，不足以存生也”。“精”与“气”是人体生命活动的物质基础，同时也是练功养生的物质基础，而它们都是来自于饮食中“五谷”精微之气的化生，所以食饵养生是中华养生学中最基本的养生方法，并且比较其他各种养生方法具有更广泛的服务对象和实用价值。

第六章

二十四节气导引术研究

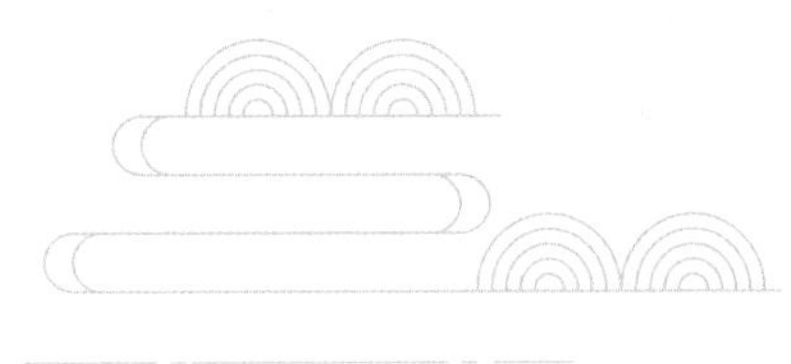

一、二十四节气研究动态

1. 五运六气与节气

古人很早就认识到，气候变化是影响人体生理变化、病理变化、疾病发病率、预防和治疗的重要因素。《黄帝内经·素问·四气调神大论》揭示了人体生理与季节气候变化的关联性，提出了顺时养生的原则，但其仅以四季为节律，时间划分比较粗疏。《黄帝内经》中运气七篇大论提出“必先岁气，无伐天和”的原则，建立起一套体系严密的五运六气学说，来预测气候的变化、疾病的发生与预后，并给出了预防、治疗相关疾病的原则与方法。在《黄帝内经·素问·脉解篇》中，论述了正月立春雨水节前后、三月清明谷雨节前后、五月夏至节前后、七月立秋处暑节前后、九月寒露霜降节前后、十一月冬至节前后天地阴阳的变化，人体气机的变化，及相应经脉的病证。

较为完整的专门使用“导引术”作为“节气疾病”的治疗手段，

可追溯至刊于明武宗正德丙寅年（1506年）的《保生心鉴》。书中将二十四节气与五运六气、脏腑经络密切对应，对“太清二十四气水火聚散图”（即二十四节气导引术）做了重点介绍，对每一导引方法及主治病症叙述详尽，配有精美图谱，对后世影响较大，明代《万寿仙书》《寿养丛书》《万育仙书》《遵生八笺》等竞相刊载，到清朝时，更被编入著名的《四库全书》《中外卫生要旨》等，使二十四节气导引术流传至今。

2. 节气关联多发病及防治的现代研究动态

越来越多的当代学者认识到节气与体质、节气与疾病之间具有内在相关性，并积极投入到这方面的探索中。有学者通过对北京地区5年内各节气的急诊病例的研究，得出二十四节气各节气易于每年发作的高危疾病；另外有学者发现清明、谷雨和白露等节气为发病高峰，且以中青年为主；脑卒中疾病有明显的二十四节气发病规律，在惊蛰、春分、清明、谷雨之间发病率最高，在大暑、大寒节气发病率最低。

结合节气干预临床治疗，其典型代表有当代名医顾植山，善于运用五运六气理论诊治疾病、指导处方用药。又如时下流行的三伏贴、三九贴，均属于二十四节气在临床中的直接应用，目前在全国开展普遍。这些研究为临床预测、防治疾病提供依据，并与《黄帝内经·素问·脉解篇》相关论述对比、印证，为探索各节气气化特点及对人体气化影响的规律提供依据。

3. 时间与疾病防治现代研究

《黄帝内经》中记载了人体阴阳、气血的节律性，并阐述其与自然节律及子午流注规律的相关性，对疾病的预防调摄、发生发展及治疗预后都有指导意义。《伤寒论》中提出的“六经病欲解时”理论为临床诊

断疾病、选择用药时间和判断疾病预后提供了重要参考依据。时间节律通过影响人体阴阳的变化、气血的盛衰而影响疾病的发生、发展与转归。

近年来，时间医学逐渐兴起。时间可以影响疾病诊断和治疗，将时间医学的理念及其得出的方法应用于产后护理措施中，可帮助产妇调整生物钟，有效预防产后便秘，减轻产妇的痛苦。可见中医特色疗法是立足于人体的整体观念的，其通过药物与经络脏腑相结合，辅以中医时间医学指导可使其功效最大化。

通过对以上研究成果的系统梳理，发现古典文献记载二十四节气和节气多发病的关系的内容虽多，但缺乏深入和系统的整理，缺乏根据中医学理论和方法进行“创造性转化和发展”。

二、天人合一与二十四节气导引术研究

1.天人合一与顺时养生

青城嫡传《万寿仙书》学术流派高度重视天人合一理论，并把二十四节气导引术作为实践天人合一理论的具体方法。中医学理论也认为天人合一是中医有关人与自然和谐健康观的重要内容，它包括人自身的形神统一和人与自然的统一。

《黄帝内经》奠定了“天人合一”思想形成和发展的基础，其内涵体现了宇宙自然的宏观与人体生命现象的微观之间的和谐统一。自然环境发生变化时，人体也会发生与之相应的变化。天地大宇宙，人体小宇宙。“天人合一”观是中医独有的理论，即把人和宇宙合起来统一探索它们的共性。宇宙形成之际，一气分阴阳，《黄帝内经·素问·阴阳应象大论》

曰："清阳为天，浊阴为地。"天在上，地在下，人生活于中间。人生来就禀受了天地之性，从而在生理结构和功能上与天地相通。

顺时养生就是在天人合一理论指导下的养生思想。《黄帝内经·素问·四气调神大论》论述了春、夏、秋、冬的节气特点和养生要点，在此基础上，中医学和中国传统历法中的二十四节气紧密结合起来，逐步形成节气养生理论和方法。

《黄帝内经 · 四气调神大论》有云："阴阳四时者，万物之始终也，死生之本也。逆之则灾害生，从之则苛疾不起，是谓得道。"这说明人体健康与四季气候的变化紧密相连。顺应四时变化调摄人体，才能达到阴阳平衡、脏腑协调的养生保健目的。由于季节气候的更替，阴阳盛衰随之改变，人体内脏功能也有一定改变。不同季节，阴阳消长不同，所对应的脏腑不同，为求平衡，养生之道亦不同。同样，在同一季节当中，不同节气自然界气候也不尽相同，在四季养生的基础上，二十四节气养生进一步细化，逐渐形成更为精细的节气养生，从饮食、运动、药膳、防病、治病等多方面指导人们的生活。

2. 二十四节气导引术操作还原

基于师传和笔者的系统整理，每一节气导引术均包括以下内涵，即①节气，包含节气的特点，人体随之发生的变化；②三候，相应节气代表性动植物的变化；③动作名称及其内涵，该节气动作名称的含义；④口诀，将动作、原理等高度浓缩；⑤导引动作，动作的步骤和路线；⑥要点和功用，动作的要领和功效；⑦方向和时间，这一导引法锻炼的最适合方向和锻炼的时间；⑧说明，有关该导引法相关问题的说明；⑨摄养，

该节气生活方式注意事项。一个节气一套动作，一共二十四套动作，每套动作对应一定的脏腑、经络和主治病症，充分体现了中医学整体观念、天人合一的理论。每套动作都配有朗朗上口的歌诀。

整体论之，青城二十四气导引术将天人合一、四季养生、十二月养生、二十四节气养生、十二时辰养生以及经络养生、气脉内景等的理论和方法完美地融为一体。讲求“按时行功，分经治病；身心行境，天人相应”，是一种典型的人体与天地同参共修的导引养生方法，可以养生保健、对症治病，有助于提高人体免疫及自愈系统的能力，促进人与人、人与社会、人与自然之间的适应与协调能力，拓展人体各种潜在的能力。

3. 发展展望

中医养生学中，身心实践与体会，是所有理论和实践方法的根源与基础，如果离开这两大因素，许多理论甚至变得苍白无力。导引法是中医学的特色和优势，近年得到高度认可和广泛应用，如用于中晚期癌症、老年痴呆、便秘、关节炎、精神疾病、感染、亚健康、儿科疾病、指导脂肪肝患者的生活方式、辅助疾病康复指导饮食调节提高生活质量方面都有较好的效果。

青城嫡传学术体系认为，导引法作为中医养生及治疗学的重要组成部分，源于生活和劳动实践，中医学的整体观念、经络理论、五脏为中心的理论在导引功法中都有具体的应用和体现。青城二十四节气导引术将时间与人体紧密的联系在一起，是古老而又全新的时间养生智慧。青城二十四节气导引术不仅是一种养生、保健、防病、治病的方法，在慢病防治，如糖尿病、高血压、冠心病等方面，作为辅助治疗方法，将被

更多人熟知与认可；在康复保健方面，导引作为简便易行的中医特色方法，为医生提供了治疗思路与手段。对于普通百姓而言，中医导引作为日常保健养生操，亦为其健康提供了一种简便的方法；同时也是学习和实践中国传统文化如天人相应、人天合一、子午流注、经络藏象以及古天文学、气候学等中国文化的重要方法。

三、二十四节气饮食研究

导引运动、呼吸吐纳、情绪调节、药饵服食都是青城嫡传节气养生学术体系的重要组成部分。在饮食方面，根据师传资料，结合民俗、医理总结如下。

1. 立春

《素问·藏气法时论》说："肝主春……肝苦急，急食甘以缓之……肝欲散，急食辛以散之，用辛补之，酸泻之。"根据五脏与五味的关系，饮食调养要投其脏腑所好，有目的地选择一些柔肝养肝、疏肝理气的草药和食品。草药如枸杞、郁金、丹参、元胡等，食品选择辛温发散的食物，如豆豉、葱、香菜、花生等灵活地进行配方选膳。

在饮食方面，古有"咬春"的说法，即在立春之日食用这个季节产量较高，又符合人体健康需求的原料做成的食物，如萝卜、春饼、春卷等。萝卜，古代时称芦菔，苏东坡有诗云："芦菔根尚含晓露，秋来霜雪满东园，芦菔生儿芥有孙。"不过脾胃虚寒的人不宜多吃白萝卜。据载，六朝元旦吃五辛盘（五种辛荤蔬菜：小蒜、大蒜、韭、芸薹、胡荽），供人们在春日食用后发五脏之气。

2. 雨水

雨水节气，少去了冬日的寒冷，空气湿润，天气虽然逐渐转暖，但早晚依旧寒冷，多风干燥，风邪会使人的皮肤、口舌干燥，嘴唇也会脱皮、干裂，因此应多食水果、蔬菜、西洋参、蜂蜜等以补充体内的水分和津液。

春天万物生发，阳气上升，此时应少食膏粱厚味，应以和肝养胃，健脾益气为主，特别要注意肝气的疏泄顺达，避免肝木疏泄太过伤及脾胃，可多吃蛋白粉、莲子、百合、淮山药、薏米、绿豆、红枣、枸杞子、杭白菊等。

3. 惊蛰

惊蛰天气明显变暖，应顺肝之性，助益脾气，令五脏和平。饮食方面应清温平淡，多食一些新鲜蔬菜及富含蛋白质的食物，如春笋、菠菜、芹菜、鸡肉、蛋、牛奶等，增强体质，抵御病菌的侵袭。惊蛰时节，乍暖还寒，气候比较干燥，很容易使人口干舌燥、外感咳嗽。民间素有惊蛰吃梨的习俗，生梨性寒味甘，有润肺止咳、滋阴清热的功效。除了生食之外也可以蒸、榨汁、烤或者煮水，制作简单方便。另外，咳嗽患者还可食用莲子、枇杷、罗汉果等食物缓解病痛，饮食宜清淡，油腻的食物最好不吃，刺激性的食物，如辣椒、葱、蒜、胡椒也应少吃。

4. 春分

由于春分节气平分昼夜、寒暑，在养生保健时应注意协调机体功能，调和体内阴阳平衡，使人体始终保持一种相对平静、平衡的状态。避免过度劳累或超强度的体能锻炼破坏人体平衡而引发各种疾病。

进入春分节气时节，人体血液处于旺盛时期，激素水平也处于相对

高峰期，此时易发各种非感染性疾病如高血压、月经失调、痔疮及过敏性疾病等，应根据个体所处年龄段的不同和生理特点，调整饮食结构，补充必要的微量元素，维持人体内各种元素的平衡。忌大热、大寒及过于肥腻的汤品膳食，如在烹调鱼、虾、蟹等寒性食物时，其原则是必佐以葱、姜、酒、醋类温性调料，以防止本菜肴性寒偏凉，食后有损脾胃而引起脘腹不舒之弊；又如在食用韭菜、大蒜、木瓜等助阳类菜肴时，常配以蛋类等滋阴之品，以达到阴阳互补之目的。

5. 清明

在“清明”的三候里，一些呼吸道和关节的慢性疾病容易复发。所以，在这个时节里，要忌食海鱼、海虾、羊肉、竹笋等发病食物；宜多吃一些养肝补血、温中益气、健脾除湿的食物，如薏米粥、首乌粥、鸡肉等。

6. 谷雨

按照中医的说法，谷雨时节脾的功能处于相对旺盛时期。脾的旺盛会使胃强健起来，从而使消化功能处于旺盛的状态。消化功能旺盛有利于营养的吸收，按照中医“春养肝”的观点，要抓紧时机调理肝血，养肝护肝。此时的食疗要点重在养肝护肝、滋养明目可以用枸杞和桑椹煮汤来养肝，肝火盛的人还可以用夏枯草、冬桑叶、菊花泡茶来去肝火。

进入谷雨之后，空气中的湿度逐渐加大，会让人体由内到外地产生多种不适反应。所以，谷雨时节的养生应注意祛湿，在饮食上要注意合理调配。宜多食用具有良好祛湿效果的食物，如薏米、白扁豆、红小豆、山药、荷叶、芡实、冬瓜、陈皮、白萝卜、藕、海带、竹笋、鲫鱼、豆芽等。同时，要少食酸性食物和辛辣刺激的食物。可饮用红豆汤、酸梅汤、绿茶等，

防止体内积热。不宜进食羊肉、麻辣火锅，以及辣椒、花椒、胡椒等大辛大热之品，以防邪热化火，诱发疮痈疖肿等疾病。

7. 立夏

立夏节气，天气逐渐转热，饮食宜清淡，应以易消化、富含维生素的食物为主，大鱼大肉和油腻辛辣的食物要少吃。立夏以后的饮食原则是“春夏养阳”，而养阳重在养心。养心可多喝牛奶，多吃豆制品、鸡肉、瘦肉等，既能补充营养，又能起到强心的作用。平时应多吃蔬菜、水果及粗粮，可增加纤维素、维生素 B 和维生素 C 的供给，能起到预防动脉硬化的作用。

8. 小满

到了小满节气，人体的气血运行最为旺盛，消耗的营养物质也最多。所以，此时进行导引练习以调养气血，并及时为身体补充所需营养成分，显得尤为重要。饮食方面，应注意勿过多食用温热性质的食物，也不宜过食寒凉、油腻的食物，饮食应偏于清凉，可选用菊花、芦根、百合、绿豆、山药、冬瓜等，代茶、煮粥皆可。

还应注意的一点是，人们不能只顾眼前舒服，而过于避热趋凉。如在露天乘凉过夜，或饮冷无度，都会致使人体中气内虚，进而导致暑热与风寒之邪乘虚而入。在乘凉时，要特别注意盖好腹部，以免受到风寒湿邪的侵袭。

9. 芒种

在夏季，人体新陈代谢旺盛，汗易外泄，耗气伤津之时，宜多吃具有祛暑益气、生津止渴作用的食物。老年人因机体功能减退，热天消化

液分泌减少，心脑血管存在不同程度的硬化，饮食宜以清补为主，辅以清暑解热、护胃益脾和具有降压、降脂作用的食品。女士在月经期或产后期间，虽天气渐热，也应忌食生冷、性凉之品以防引发其他疾病。

芒种时节有煮梅的食俗，梅子有生津止渴的功效，很适合夏天食用。煮梅的方法有很多种，较为简单的方法是用糖与梅子一同煮或用糖与晒干的青梅混拌均匀使梅汁浸出，也可以再加入紫苏、甘草、山楂、冰糖一同煮，便制成了消夏佳品——酸梅汤。如果在里面加入桂花卤冰镇后再饮，则味道更佳。

10. 夏至

夏至是自然界阳气最旺盛的节气。对于人体而言，夏至时节，人体阳气运行畅达，气血趋于体表，人体腠理开泄，津液外泄，出汗量增加，多汗易使心气涣散，此时保存或及时补充津液至关重要。可以多食用苦瓜、芹菜、绿豆等食物。

在我国的部分地区，夏至日有一些民俗，如“冬至饺子夏至面”，北京人在夏至这天就讲究吃面。吃些生冷之物可以降火开胃，又不至于因寒凉而损害健康。西北如陕西等地，夏至吃粽子，并取菊为灰用来防止小麦遭受虫害。在广东阳江等地，还流传着夏至食狗肉的习惯。《史记》有云：“秦人以狗御蛊，俗谓夏至宜食狗肉。”意谓夏天多流行性疾病，夏至适宜食用狗肉，以增强抵抗力。

同时，夏天有些朋友喜欢对着空调的出风口直吹，这样会使身体受到寒邪的侵袭，全身的关节部位原本循环及温度调节功能就相对薄弱，又缺少肌肉和脂肪组织覆盖，长时间冷气直接吹向关节，容易引起关节

僵硬与疼痛。因此要避免这种行为。

11.小暑

小暑之日天气炎热，人们常常要在这一天把衣服、书籍等拿出来晾晒，谓之“晒龙袍”，据说此日晾晒后，可以避免被虫蛀。在不少农村地区，有“吃新”的习俗。将新割的稻谷碾成米后，全家围坐一起，一同吃尝新酒。而在城市，一般会买来新米，与家中的老米同煮，辅以新上市的蔬菜。在乡下，一般在小暑过后逢卯日“吃新”。民间有“小暑吃黍，大暑吃谷”的说法。

小暑时节宜参加一些户外活动和适宜的娱乐活动，听一些悠扬舒缓的音乐曲调，以利于调节夏季给人体带来的炎热烦恼。此所谓“听曲消愁，有甚于服药矣”。另外，可适当进行肢体导引运动，使体内阳气得以向外宣泄，以应“夏长”之气。

12.大暑

夏季气候炎热，酷暑多雨，暑湿之气容易乘虚而入；且暑气逼人，心气易于亏耗，尤其对于老人、儿童、体虚气弱者，容易导致疰夏、中暑等病的发生。如果出现明显乏力、头昏、心悸、胸闷、注意力不集中、大量出汗、四肢麻木、口渴、恶心等症状时，多为中暑先兆。一旦出现上述症状时，应立即将患者移至通风处休息，给其喝些淡盐开水或绿豆汤、西瓜汁、酸梅汤等。预防中暑应注意劳逸结合，避免在烈日下暴晒，注意室内降温，睡眠要充足，讲究饮食卫生。

大暑时节，由于天气炎热，食欲往往减退，选择食物宜清淡、宜芳香，因为芳香可增进食欲，清淡则易于消化。同时进食要定时定量，多饮开

水或淡盐水，适当吃一些瓜果或凉拌菜，适当喝一些新鲜果汁，注意防暑降温。

13. 立秋

立秋时节，燥气当令，易伤津液，故饮食应以滋阴润肺为宜。《饮膳正要》说："秋气燥，宜食麻以润其燥，禁寒饮。"更有主张入秋宜食生地粥，以滋阴润燥者。总之，秋季时节，可适当食用芝麻、糯米、粳米、蜂蜜、枇杷、菠萝、乳品等柔润食物，以益胃生津。辛味有发散肺气的功能，而秋天不宜发散，所以要尽量少吃葱、姜等辛味之品，适当多食酸味果蔬。

立秋时节民间有"贴秋膘"一说。意思是在炎热的夏季，人们吃饭不香，一旦立秋，虽然天气尚热，却无潮湿黏腻之感。因此可以在秋天把夏天身上掉的肉吃回来，所以叫"贴秋膘"。在杭州有立秋吃西瓜的习惯，在天津有咬秋的习俗，四川东、西部还流行喝"立秋水"，山东莱西地区则流行立秋吃"渣"，这么多食俗大都为预防腹泻等胃肠疾患。

14. 处暑

处暑时节，燥热之气盛行，在饮食方面重点要预防"秋燥"，多吃一些寒凉多汁的蔬菜水果和流食，如黄瓜、西红柿、冬瓜、百合、白萝卜、胡萝卜、梨、苹果、葡萄、荸荠、甘蔗、柑橘、香蕉、柿子、菠萝、罗汉果、大枣，以及汤、粥等。这不但有利于维生素的补充，还能够增加水分的摄入。不宜食用花椒、辣椒等辛热食物，更不宜吃烧烤食品，以免加重秋燥的症状。

15. 白露

白露时节，人们容易出现口干舌燥、干咳少痰、皮肤干燥、便秘等症状，

所以应进补一些富含维生素与宣肺化痰、润燥滋阴、益气活血的饮食。特别是因体质过敏而引发鼻腔、哮喘和支气管疾病的人群，平时应少吃或不吃鱼虾海腥、生冷炙烩腌菜、辛辣酸咸甘肥的食物，如带鱼、螃蟹、虾类，韭菜花、黄花、胡椒等，宜以清淡、易消化且富含维生素的食物为主。

16. 秋分

秋分节气已经真正进入到秋季，作为昼夜时间相等的节气，人们在养生中也应本着阴阳平衡的规律，使机体保持“阴平阳秘”的原则，按照《素问 · 至真要大论》所说 “谨察阴阳之所在，以平为期”，阴阳所在不可出现偏颇。在饮食调养方面，宜多喝水，多食酸味甘润的果蔬食物，如芝麻、核桃、糯米、蜂蜜、乳品、梨等，可以起到滋阴润肺、养阴生津的作用。尽量少食葱、姜等辛味之品。

17. 寒露

自古称秋为金秋，肺在五行中属金，故肺气与金秋之气相应，“金秋之时，燥气当令”，此时燥邪之气易侵犯人体而耗伤肺之阴精，如果调养不当，人体会出现咽干、鼻燥、皮肤干燥等一系列的秋燥症状。所以暮秋时节的饮食调养应以滋阴润燥（肺）为宜。寒露时节，在饮食方面应根据个人的具体情况，适当多食甘淡、滋润的食品，既可补脾胃，又能养肺润肠，还可防治咽干口燥等症。

18. 霜降

“霜降”后一般被认为是进补的好时候，谚语有“补冬不如补霜降”的说法，饮食调养应以润燥、健脾养胃为主，宜多吃梨、苹果、白果、洋葱、雪里蕻等，少吃冷硬食物，忌强刺激、暴饮暴食，还要注意胃的保暖。“春

天吃花，秋天吃果”，白薯、山芋、山药、藕、荸荠等，都是这个时节适宜吃的食物。

在我国的一些地方，霜降时节要吃红柿子，这样可以御寒保暖，补筋骨。泉州老人对于霜降吃柿子的说法是，“霜降吃丁柿，不会流鼻涕”。有些地方对于这个习俗的解释是，霜降这天要吃柿子，不然整个冬天嘴唇都会裂开。每到霜降时节，闽台地区有吃鸭子的习惯。霜降时，我国台湾南部的二期水稻已经成熟，准备收割。同时，霜降也是台南市麻豆区白柚的收获期，白柚具有降低血压和退热的疗效，也是这个季节的时令食品。

19. 立冬

立冬时节，我国南北地区的温差拉大。最北部的漠河和最南部的海口两地的温差可达 50℃左右。所以在饮食调养等方面会有一些地区性差异。不过饮食方面还是遵循相对普遍的规律，就是应少食生冷性寒的食物，多吃滋阴潜阳、热量较高、具有御寒功效的食物进行温补和调养，以滋养五脏、扶正固本、培育元气，促使体内阳气升发，从而温养全身组织，促进新陈代谢，使身体更强壮，有利于抵抗外邪，起到很好的御寒作用，减少疾病的发生。

20. 小雪

小雪节气的前后，天气时常是阴冷晦暗，光照较少，此时容易引发或加重精神方面的病症。可适当食用以下食物：①全麦面包：研究发现，微量元素硒能振奋情绪，全麦面包等谷类食物富含硒。鸡肉、海鲜等食物也含有较多的硒，可以适当食用。故，可以把面食、点心类食物当作

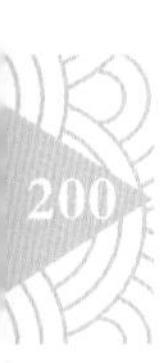

可以食用的抗抑郁剂；②香蕉：当人体脑内 5- 羟色胺含量减少时，会出现失眠、烦躁、悲观、厌世等一系列抑郁症状。香蕉中含有丰富的 5- 羟色胺，适当增加香蕉的摄入会促使人的心情变得安宁、快活。但脾胃虚寒的人不宜多吃香蕉。此外，粗面粉制品、谷物颗粒、酵母、动物肝脏及水果等富含 B 族维生素的食物，对改善不良情绪及抑郁症也大有裨益。

21. 大雪

大雪时节是身体进补的大好时节，大雪至冬至期间，可食用一些滋阴补血、滋肝补肾、生津除烦、清胃涤肠、滋补强身、祛寒育肾的食物。牛羊肉都属于红肉，中医认为二者性温，有滋补养生、补气养血的功效。牛羊肉中含有丰富的蛋白质，能帮助增强人体的免疫力。山药可以健脾益肾，脾胃素虚者冬季可以多多食用。另外，黑米、黑木耳等“黑色食物”也是此时餐桌上的佳肴，能补肾益气、养血健胃，还能消脂清血。

22. 冬至

冬至到小寒、大寒，是最冷的季节，在起居方面应注意防寒保暖。在气温降到 0℃以下时，要及时增添衣服，衣裤不宜穿得过紧，以利血液流畅。在精神方面应保持良好的心境，情绪要稳定、愉快，切忌发怒、急躁和精神抑郁。平时，适当进行御寒锻炼，坚持用冷水洗脸等，以提高机体对寒冷的适应性和耐受能力。

冬天阳气日衰，脾喜温恶冷，因此宜食温热之品保护脾肾。吃饭宜少量多餐，应注意“三多三少”，即蛋白质、维生素、纤维素多，糖类、脂肪、盐少。饮食宜多样，谷、果、肉、蔬合理搭配，且适当选用高钙食品。食宜清淡，不宜吃浓浊、肥腻和过咸食品。

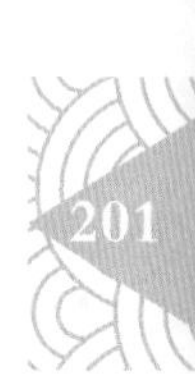

23.小寒

从饮食养生的角度讲，小寒时节，日常饮食应多食用一些温热食物补益身体，比如进食羊肉、海参等。小寒时节也是吃麻辣火锅、红焖羊肉的最佳时节。饮食上，“小寒”节气中还有一重要的民俗就是吃“腊八粥”。《燕京岁时记·腊八粥》中记载：“腊八粥者，用黄米、白米、江米、小米、菱角米、栗子、红豇豆、去皮枣泥等，合水煮熟，外用染红桃仁、杏仁、瓜子、花生、榛穰、松子及白糖、红糖、琐琐葡萄，以作点染。”上述食品均为甘温之品，有调和脾胃、补中益气、补气养血、祛寒强身、生津止渴的功效。

24.大寒

大寒节气是冬令进补的好时机。无论是药补还是食补，都应结合自己的体质或病证进行。偏于阳虚怕冷的人食补以温热食物为宜，如羊肉、鸡肉等；偏于阴虚者以滋阴食物为宜，如鸭肉、鹅肉、鳖、龟、藕、木耳等。饮食应遵循保阴潜阳的冬季饮食原则。饮食宜减咸增苦以养心气，使肾气坚固，切忌黏硬、生冷食物，且宜热食，以防止损害脾胃阳气。但燥热之物不可过食，食物的味道可适当浓一些，要有一定量的脂类，保持一定的热量。此外，还应多食用黄绿色蔬菜，如胡萝卜、油菜、菠菜等。

四、基于时间医学解析中医时辰导引及其应用

根据中医“天人相应”的观点，在不恰当的时间进行锻炼可能达不到养生的目的，甚至适得其反，例如《素问》中强调人体阳气应时变化，到了晚上阳气虚少、毛窍闭塞，不宜动扰筋骨，否则容易损伤形体。在

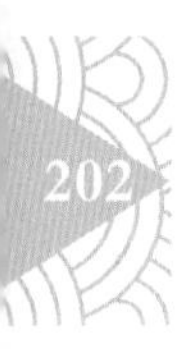

传统针灸医学中也有利用人体阴阳盛衰随一日时辰变化而发展出的子午流注针法，认为人体内的气血游行存在时间规律。因此，顺时养生尤为重要。

1. 中医时间医学启示

中医经典《灵枢》认为疾病在一天之内的症状从早晨、白天、傍晚、入夜呈现逐渐加重的趋势。这一天中，四个时间节点的变化对病情的影响，可以将早晨对应春天，中午对应夏天，傍晚对应秋天，夜半对应冬天，人体的阳气变化也与此相适应，部分疾病也随之加重或缓解。《灵枢》中还基于此，描述了针灸治疗应时理论，其卫气行篇有曰："谨候其时，病可与期。"明确说明了对应的时辰内进行针灸治疗可以促进疾病恢复。后世发展为子午流注针法，其将气血在身体里的运行比作水流，以十二时辰为主线，在人体十二经络中循环流注。《伤寒论》中所提"六经病欲解时"理论也同样论证了时间通过影响人体阴阳、气血的盛衰变化而影响疾病。

2. 中医基础理论与时辰导引

经络理论是导引法的核心，经脉流行经过的地方也是经络治疗的主要病位。而在不同的时辰，经络的盛衰情况不同会影响疾病的发展及治疗，如伤寒阳明病日晡潮热是因阳明经气旺于申时（15 ~ 17 时），因胃肠燥热内结，故在此时热势加重。因而习练者在通过自主锻炼来激发全身经络、阴阳、气血平衡的基础上，在经气旺盛时习练或可促进经络气血流行而提高效果。

传统导引法中，二十四节气导引术是发展比较完善、现代临床应用

较广的时间医学理论导引法。从习练时间要求可以看出，导引法练习主要是在子时之后、午时之前进行的。选择这个时间段的原因主要与时辰阴阳变化有关，《周易参同契 · 春夏据内体章第五》中指出："春夏据内体，从子到辰巳，秋冬当外用，自午讫戌亥。"如果冬至为子，巳午为夏至，四季阴阳变化类比一天中从子时到巳时，则辰巳时为阳动时，午至戌亥为阴静时，一天中从子时后到午时前人体内阳气长阴气消。

子午流注补泻也可以对导引习练进行指导，可从经络腧穴、子母补泻原则、阴阳关系几方面来考虑，同时加以"按跷"，即在习练导引功法的同时，习练者自行按摩体表相应部位或腧穴。而经脉因时辰不同有盛时和非盛时，经脉盛时行导引按跷法，则能够根据补泻原则提高治疗效果。

3. 现代研究

有不少研究学者将子午流注理论或现代的时间医学理论运用于抑郁症、糖尿病、脑卒中、鼻炎等疾病的临床治疗，效果显著。临床研究发现，缺血性卒中多在气血运行至肺经、大肠经、胃经、脾经等四经所主之时而发病，此时人体气血流行于诸脏腑，脑部处于相对空虚状态，此时若有卒中诱因，便易发病，所以，以上四经所主之时卒中发病率相对较高。疾病的发生与人体阴阳、气血的盛衰有关，而十二时辰阴阳、气血的变化对疾病产生了一定的影响，因而利用导引防治疾病需要对应时辰阴阳、气血变化制订合理的方案。

而在疾病的诊断治疗方面，有实验证明，白细胞计数下午高于上午，冬天高于夏天。也有专家研究发现，艾灸 30 分钟后，辰时胃经的温差要

更大。这反映了在辰时胃经的腧穴敏感性较强，经过艾灸激发后可快速传导刺激效应。另外，用针灸配合经络子午流注规律治疗时，伤口愈合速度加快。这些现代研究为疾病的诊治提供了全新的思路。

4. 讨论

导引法的“引气令和”理念与针灸能导引阴阳之气相同。因而，导引习练也能通过践行针灸治疗的经络、藏象等理论基础实现相应类型疾病治疗的目的。利用中医理论指导时辰导引，进而掌握阴阳、气血盛衰变化角度，去顺应自然对人体施加的影响而调整治疗方案，才能利用时辰导引法更好地辅助治疗现代常见慢性疾病如糖尿病、高血压、关节炎性疾病等。

另外，导引作为一种中医的传统疗法，注重调神与调形的结合，这是区别于简单的运动训练增强机体免疫力的最大区别。因此在临床慢病防治实践中进行推广应用，结合现代时间医学理论，以及古代文献中对导引习练时间的规定，制定出各种慢性疾病的导引术式，需要临床处方者熟练掌握，然后教授于患者。导引法对于患者而言相对简便易行，在导引处方过程中，对患者进行简单阐释，能更好地普及中医理念，并提升患者习练导引法的信心。

第七章

二十四节气导引术传承

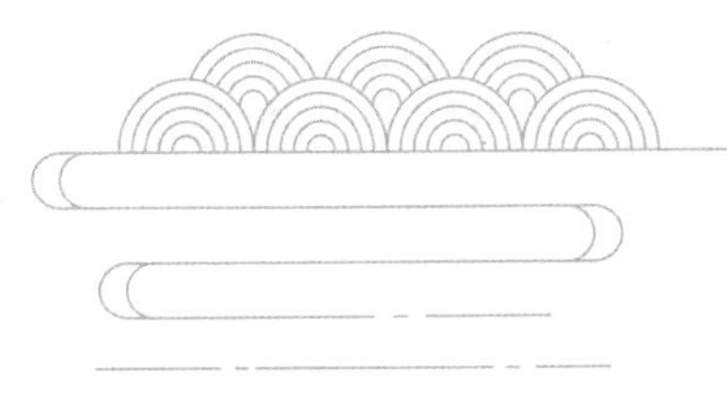

青城嫡传二十四节气导引术当代传承人张明亮老师从多年前即开始先后在山西、北京、江苏等省、市开展与二十四节气导引术及相关的教学工作。特别是2003年起先后在北京中医药大学、中国中医科学院、北京体育大学等开设培训班、讲座，将项目带入高等院校和科研机构。

在张明亮老师带领下，项目团队将二十四节气导引术传播到法国、瑞士、日本、希腊等国家。2005年至今，日本心身研究会、日本峨眉养生文化研修院曾组织日本学员近1000人次，来中国专门学习二十四节气中医导引法，先后到过山西五台山，四川峨眉山、青城山，陕西终南山，山东崂山，江西景德镇，上海等地研修学习。2011—2019年，张明亮老师曾多次赴法国巴黎传授二十四节气中医导引法，也曾数次带领法国学员来中国学习研修，先后到过北京、上海、西藏、安徽九华山、四川峨眉山等地。2021年8月至2022年6月，举办“二十四节气中医导引养生法丹医导引师培训班”，其中中国学员33名；日本学员35名；法国11名；加拿大、希腊、英国各1名。

历经数十年传承与推广，张明亮老师培养了众多中医与传统体育复合型人才，着重培养了青城嫡传二十四节气中医导引法新一代传承人。二十四节气导引术已经传播到全国各地及世界数十个国家和地区，学练者甚众，可谓桃李芬芳遍天下。其中，中国中医科学院研究员代金刚在中央电视台科教频道《健康之路》栏目连续讲授二十四节气导引术，并与中央电视台中文国际频道、人民日报社《生命时报》《大众医学》等开展合作，对二十四节气导引养生术进行系列讲解。中医学博士李云宁在香港多次开办课程讲授二十四节气导引术，并尝试将共在临床中作为辅助治疗的手段而受到患者的喜爱，还在当地《中医生活》杂志中连载“二十四节气导引术”。山西大学体育学院博士研究生导师李金龙教授从中国古代体育与二十四节气导引法的角度进行了许多有益的探索和研究。北京王府中西医结合医院治未病科主任王颖辉副主任医师则开始二十四节气导引术在中医治未病及临床运用的尝试与探索。张明亮老师在海外也培养了众多学员，其中，帕纳吉奥提斯 · 康塔克萨基斯是希腊20世纪80年代撑杆跳高国家冠军及纪录保持者。从2010年开始跟随张明亮老师系统学习二十四节气导引术，并深深地被其中蕴含的博大精深的中国文化所吸引。此外还有，日本峨眉养生文化研修院5位理事和全体节气导引普及指导员，以及法国 Patricia Duprat、瑞士朱少帆、加拿大陈素军等。

一、桃李芬芳 教泽绵长

1. 代金刚——中医药学与导引术相融合的倡导者

代金刚，中国中医科学院研究员、医学博士、博士研究生导师、中

央电视台《健康之路》《夕阳红》等栏目医学嘉宾。跟随张明亮老师学习二十余年。

学修心得：依托中国中医科学院研究平台，围绕二十四节气导引术从理论挖掘、实验研究、临床研究及应用、文化传播等不同维度开展系统研究，阐释人体脏腑功能、经络气血随着节气变化的规律，挖掘人体适应节气变化的传统导引法，进行规范化、可视化的慢病防治实效验证，以经典和科技推动守正创新。

新冠肺炎疫情期间，武汉雷神山医院、客厅方舱医院等患者宣教平台采用课题组录制的节气导引法作为患者康复操。居家节气健身视频通过各媒体平台播放，丰富广大群众居家防疫措施。在央视《健康之路》《夕阳红》栏目录制节气导引养生节目三百余期。二十四节气导引术是一套融合了传统文化、中医药、民族体育的养生导引术，适应人群广泛，健身养生效果良好，可以灵活应用于慢病康复、国际交流、文化传承等多个领域。

2. 李金龙——传统体育与导引术紧密融合的推动者

李金龙，山西大学体育学院教授，教育学博士，博士研究生导师；国家级健身气功社会体育指导员，国际级健身气功裁判员，健身气功7段；山西省健身气功协会常务副主席，山西省武术协会副主席，山西省健身瑜伽协会副主席。

学修心得：长期跟随张明亮老师系统学习二十四节气导引术，掌握了二十四节气导引的具体方法和思路。导引作为中国传统的养生思想和方法，为中国人防治疾病作出了长盛不衰的贡献。导引追求“导气令和，引体令柔”，在具体手段上追求肢体和躯干的“屈伸松紧”，导引就将“通

则不痛”的疾病预防与治疗原则落实在了可操作的层面上。在张明亮老师所传授的二十四节气导引养生理论与方法中，不仅有与二十四个节气相对应的具体导引动作，还包括了与练功相关的饮食、睡眠、劳作、休息、呼吸吐纳、心理情绪等方面应该注意的方面，围绕预防、治疗疾病和健康促进提供了整体方案。

在科研和研究生教学工作中，着重将传统体育、传统武术与导引术融合起来，培养了一批导引术教练、传统体育管理者，他们在各自岗位上为导引术的推广和传播作出了很大贡献。

3. 李云宁——导引术在香港的传播和应用的开拓者

李云宁，中国中医科学院博士研究生、执业医师、香港特别行政区注册中医师。

在香港多次开办课程讲授二十四节气导引术，并在临床中将其作为辅助治疗手段应用而受到患者的喜爱。曾在香港《中医生活》杂志中连载“二十四节气导引术”。

学修心得： 节气体现了自然界的变化规律，应用范畴远不只农业，而是对我国传统生活的方方面面都有深远影响，反映了中国人的价值观和世界观。节气导引动作看似简单，其实有深厚的中医理论基础，是导引通过漫长发展逐渐演变形成的典范功法，有很多细节值得推敲、体会。明代道书《救命索》中有谓“循环往来，周流不息，与时偕行，与时偕极者也”，指的是人体内阴阳气血的动态变化，这种变化跟随时间而行。中医所说的“天人合一”“人天相应”其实就是通过跟随时间所反映的自然变化，进行积极调节来达成，而二十四节气导引术正是最佳的身体

力行。愿与更多朋友一起，以二十四节气导引这套锻炼方法来达到与时偕行、与时偕极。

4. 苑中娟——健康文化旅游的实践者和传播者

苑中娟，健康旅游从业者，常年奔波在国际旅游第一线。在工作中结识了希腊人彼特，自 2008 年认识师父张明亮后，开始学习中医导引。

学修心得： 导引是最环保也是最安全的疗法。术虽有不同，但围绕的都是人，不同而同，所以大多都是相通的，可以相互借鉴，融会贯通，学以致用。可以这样理解，我们的身体就像一座大山，从不同的方向看去肯定有不同，但是山还是那座山。古人曰："法、侣、财、地，缺一不可。"口诀、师传、身教都很重要，口诀诵读，炼神；功法练习，炼形；同修相聚，可以互相促进，相互帮助。所以练习导引，不论是形还是神，受益都是直接的，这慢慢地都能够从身上找到答案，当然这是一个持续的过程，虽慢，但只要练，在不经意间我们就会有了收获。

5. 王颖辉——医养结合、体医结合的佼佼者

王颖辉，现为北京中医药大学中医内科学博士，北京王府中西医结合医院治未病科主任，副主任医师，师承国医大师吕仁和教授、北京中医药大学东直门医院中医内科学专家赵进喜教授。

学修心得： 2021 年初，张明亮老师编著的《二十四节气导引祛病图诀》一书出版，本人参与了部分整理工作。在跟老师学习、整理材料的过程中，我对此导引法在养生治病方面的认识更加深入，并在临床上也开始应用。我针对慢病患者选择了几式导引习练方法作为导引处方，得到患者一致好评，我也得到了一些导引实际应用的经验。

对于身为中医师的我，二十四节气导引术的妙处不仅在于可以通过自身的修炼去品味季节的轮回交替，更可以借由观察病人习练后的反应，去了解人体是如何通过自我的内在调整来适应外在自然界的变化。在习、诊、教的实践中，我越来越体会到这套导引法不仅是顺时养生的智慧，更是妙不可言的防病、祛病方法，是中医“天人合一”和“治未病”思想的最佳典范。在这种体悟的感召下，我会不断努力把导引这种传统智慧与中医临床实践相结合，希望将导引作为中医名片带给更多的人。

6. 陈惠娟——健身气功与导引术融合发展的践行者

陈惠娟，江苏省连云港市人，原在连云港市银行监督管理局从事财务及管理工作。中国健身气功七段，国家级裁判员、国家级社会体育指导员。

学修心得：我曾先后参加了“峨眉内功导引按蹻术”首届三年制学术传承班、“黄亭中医导引三年制培训班”“首届峨眉伸展功丹医导引师培训班”“二十四节气中医导引养生法导引师培训班”等相关导引学课程的学习，从中学习到系统的中医、导引、气功理论，对我习练健身气功有了很大的帮助，有幸多次作为助教跟随张明亮老师赴吉林省、江苏省、浙江省等地为社会指导员和精英授课。李白《上安州裴长史书》中说：“天不言而四时行，地不语而百物生。”二十四节气不再仅仅是一种天气节令的提醒，它沉潜到我们的生活中，让我们的生命有了温度。蕴藏顺时养生智慧的二十四节气导引术，也将让我们领略到它更多的精妙之处，似甘霖滋养我们的身心。

7. 李利民——傅山医学与节气导引融合发展探索者

李利民，国家执业中医师、国家高级营养师、国家二级心理咨询师，中华傅山园医药院负责人，北京黄亭中医药研究院傅山丹医导引传承中心主任，太原傅山中医传习所副所长。

学修心得： 通过对二十四节气导引术的练习，不仅让我深刻地感知到了大自然的变化、大自然对人体的影响，更让我受益的是“一气周流”的过程中，精细的身体气机变化。

一年中有二十四个节气，一天中有二十四个小时，从天人合一的角度来看，其中有很多相同的气机变化，如果仅是书本的背诵、理解可能会生出“执念”，在二十四节气导引术的亲身体验之后，让我更加客观、灵活地认识了这些问题。很多人对大自然气机的了解或认知，可能仅是“春升、夏长、秋收、冬藏”，对于身体或药性的了解或认知也就是“升、降、浮、沉”，而二十四节气导引术把“升、降、浮、沉”分别分为六个阶段，这样可以更加细致地来体会到气是怎么“升”起来的、怎么“降”下去的，并且可以指导临床，进而增强临床处方效果，如细心体会过“秋分导引术”的中医，可能会在“升降散”的使用方面或在用“桔梗、前胡、枳壳”的药物组合调节肺功能方面，会更加深刻、灵活。

8. 冯尚华——传统文化和导引术孜孜以求的奉献者

冯尚华，内蒙古鄂尔多斯市人，会计学、法学专业本科毕业，先后在人民检察院、纪律检查委员会、政府审计机关从事专业及管理工作。

学修心得： 二十四节气导引术，它不仅尊崇自然、养护生命，而且还可以随时融入日常生活。比如它的摄养作用，就为我们的衣、食、住、

行提供了生活指南；又如按照古法它虽然有最佳的练习方向和最佳时间，但是这套导引养生法也客观地提出："自己喜欢练习的任何方向，为本导引术练习的最佳方向""自己喜欢练习的任何日期和时辰，为本导引术练习的最佳日期和时辰"。

二十四节气导引术，值得我们用一生的精力去学习、去践行。因为它不仅是一招一式、一动一静的动作功夫，还是包罗了"上知天文，下知地理，中晓人和"的生命健康宝典。可谓"日出日落时，人生天地间"，让我们一起去感受一季、一月、一节、一天内在的"无限风光"！

二、国际传播 惠及八方

1.友野惠子（日本）

友野惠子，气功教练，1944年出生于日本，1979年，加入当地的"健康自我管理"研究小组。跟随星野稔老师和津村乔老师学习各种治疗方法，并学习太极拳和气功。后来见识到焦国瑞老师、周稔丰老师、张宇老师等许多来自中国的老师们介绍的气功。

学修心得：1987年，在北京跟随张广德老师学习气功，在西安跟随马振邦老师学习剑法。回到日本后，在培训班开始指导气功和太极拳。2005年，向张明亮老师学习峨眉功法及六字诀。之后，担任"日本峨眉养生文化研修院"的理事进行活动，并且自己也一直在练功。之前，我对二十四节气只有日本人的一般的理解而已。例如，一年有二十四个节气，有应节气的食物，有享受节气的许愿的活动等，这些都是与一般生活有关的事情。

而在中国学习二十四节气导引术的过程中，知道每个节气有相对应的导引，观察其对身心的影响，进而加深对自然界的认识，我们也应该配合自然界的变化，最终达到“天人合一”的境界。

2. 佐藤朱实（日本）

佐藤朱实，生于1941年2月，住在日本爱知县，是一名烹饪研究家。他是合格的营养师、药草专家，曾于1985—2015年在名古屋朝日文化中心担任烹饪指导员。

学修心得：参加了张明亮老师的培训（华山、青城山、武当山、承德）；成为了峨眉丹医养生研究会成员；参加了在高野山、五台山、丽江、峨眉山（两次）和太原的培训班；在“峨眉养生文化研修院”成立时，成为该机构的成员，通过学习不断丰富自己的导引知识。在掌握二十四节气导引术的动作后，感受到屈伸松紧的对比及气的升开合降。之前只能通过视觉、嗅觉、味觉、听觉和温度等感官感受季节的变化，现在虽然技术未成熟，但呼吸自然配合动作，体内也能感受到季节的变化。

二十四节气导引术变化多端，涵盖万事万物，使其成为一种很宝贵、很亲切的功法，并且只有在大自然的运作中才充分体现了“天人合一”的理论。

3. 帕纳吉奥提斯 · 康塔克萨基斯 Panagiotis Kontaxakis（希腊）

帕纳吉奥提斯 · 康塔克萨基斯是最早将二十四节气导引术推广到希腊的人，他是希腊20世纪80年代撑杆跳高国家冠军及纪录保持者。

学修心得：从2010年开始跟随张明亮老师系统学习二十四节气导引术，并深深地被其蕴含的博大精深的中国文化所吸引。二十四节气导引

术为我美好的中国文化旅程打开一扇别样的门，导引法的练习也提供了一个介质，加深了我对人的形及深层次气与神之间、人与自然之间的关系的理解。二十四节气导引术，这一天人合一的导引体系吸引了所有希腊学生的兴趣，他们称其为生态导引。习练过程中，通过体动、气调、意导、心感，慢慢进入一种安宁恬静的状态，从而使人的心与身以及人与自然之间达到一种和谐统一的状态。现在，练习和教授二十四节气导引术已经成为我每天生活的一部分。

4. 何丽荣 Patricia Dransard Duprat（法国）

何丽荣，法国人，住在巴黎。目前在一家生产和销售建筑材料的大型法国公司担任计算机程序总监。此前，曾在中国香港和记黄埔有限公司旗下的屈臣氏集团工作，也曾在巴黎迪士尼乐园工作。

学修心得： 二十四节气导引术与自然的联系，以及人的身心与自然之间的联系，是我最欣赏的地方。我觉得现代很多人都生活得很苦闷，因为他们忘记了这种先天的联系；虽然现代心理学有所介入，但它的方法就好像我们只关心我们的心理状态，不关注我们的身体，而有了二十四节气功法的引导，每个导引术都彰显了这种天、地、人的连接，人和自然的连接，变得如此显而易见。

在练习二十四节气导引术时，感觉一个新的世界和视角在向我敞开，它与人、自然、变化和时间有关。它虽然练习简单，但其内理深邃。对五脏六腑系统理论的理解和形气神的整体关联对应系统是非常重要的。因为任何事物都有它的四季，运动也有它的季节，而二十四节气导引术在活的形、神、能量和气候环境的功能之间为我们提供了一种有序的关系。

在练习后，身体不同部位的灵活状态都有改善，心情更加明快，思维更加清晰。他们开始意识到事物转变成不同形式或经历的方式是多么的微小和微妙。用一句话来说，我觉得二十四节气导引术是一种练习，它有助于培养自然精神的有效性，从而使人参与正确的行动。

5. 朱利文 Julien Savignol（法国）

朱利文，法国人，现住图卢兹。拥有法国教育、青年和体育部颁发的手球体育教育文凭。17 年来，指导过从儿童到成人的不同年龄和水平的团队，现在在图卢兹市政的公众园艺部门工作。

学修心得：曾在图卢兹的法国黄家中医药学院学习中医。师从该学院院长北京中医药大学王德凤教授，学医 6 年。在学习期间，我做过几次实习，其中一次是在北京中医药大学东直门医院实习。2013 年，我第一次遇到了来图卢兹讲解“伸展功”的张明亮师父。我被这套功法和张老师的教学魅力征服了。2017 年，从中国峨眉山回来后我创办了自己的协会，旨在传播峨眉派的功法和知识。

二十四节气功法背后的理论知识就是古代中国人如何在季节的交替中观察并记录下人体能量相应的变化节奏。这些身体的感觉和节气的配合，让我对呼吸有更多的体悟。事实上，在最初的练习中，我并不特意着意于呼吸，而是尽量让呼吸与动作协调一致，就这样呼吸自然而然地慢下来。在习练的过程中，当我们聆听呼吸时，它会变得更细微、更深、更平静，呼吸成为动作的辅助。身体打开、伸展和放松，让呼吸发挥它的作用，充溢整个身体内部的空间，让我受益颇多。

6. 多米尼克 Dominique Collardey（法国）

多米尼克，住在法国东部的一个叫 Munster 的小村庄，这里的鹳雀和一种与村子同名的奶酪非常有名。

学修心得: 二十四节气导引术的培训，对我的练功提出了更高的要求，我们需要深化自己的个人练习，需要坚持不懈的毅力和精益求精的精神。我开始进入练功的微妙之境，致力于对细节的打磨。慢慢地，我的身体一点点被打开了，好像身体原有的局限性在一点点被突破。练功更像一次次身体内在的旅行，每次的新发现都让我重新认识自己的身体。

7. 陈素军（加拿大）

陈素军，美国 NGH 催眠治疗师授证导师，国际瑜伽理疗联盟 IAYT 授证导师，全美瑜伽联盟 E-RYT200 和 E-RYT500 授证导师，好特瑜伽创始人 / 好特瑜伽气功学院院长。

学修心得: 自 2005 年以来，将东方两个文明古国的技法——印度的瑜伽 / 阿育吠陀与中国的中医导引养生功法，在加拿大这片土地上相融，创办了天人合一、阴阳平衡的气功和瑜伽体系，借助于瑜伽平台传播着中国传统养生文化，十几年来培训师资上千人，受训学员数万人。

二十四节气是反映季节变化、指导农事生活的我国农耕文明的产物。而二十四节气中医导引养生法是根据季节轮回交替，遵循中医天人合一，顺时养生智慧，通过顺应季节变化、自然规律，用导引、吐纳、存思等方法，适应调整人体身心健康，历经千年研习传承，是中国传统养生文化的结晶。习练二十四节气导引养生法最大的感受是，稳固底盘，静心凝神，接地气；动作简单，活络筋骨理脏器；顺应天体，同频共振，培元气。整

套功法大都以坐式始终，盘腿席地、尾骨着地，与大地能量连接，更宜静心凝神。当身体里诸神安宁，心如止水，易感应大自然微妙变化，觉知身体精微能量，对接大宇宙与人体小宇宙频道和频率，达到人与天地运行节律和谐。而根据不同节气，针对不同脏器和经络设计的动作，伴随呼吸，畅顺气血流动，感受时空状态，体悟身体内在，借助大自然的能量，唤醒自我修复潜能，平衡阴阳，滋养培元。此时此刻，身心处于恬淡虚无的状态，有助于强身健体、延年益寿。

我的学员们来自不同族裔、不同年龄，每次练完都喜悦满满！愿用余生与世人分享这瑰宝，让更多人收获健康、幸福。

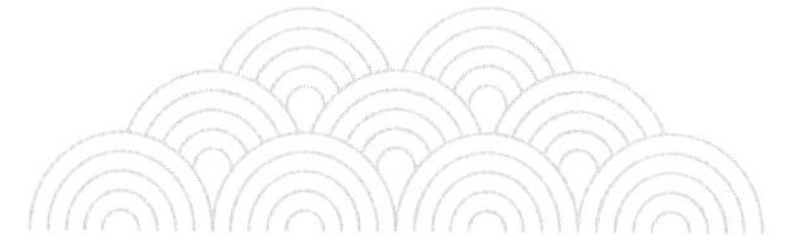

附录一　青城嫡传二十四节气导引术大事记

时间	重要事件
唐末宋初	据明·高濂《遵生八笺》记载，陈抟老祖创编二十四节气导引术。陈抟被尊为儒师道祖，对医药、养生有精深研究，其中医学、哲学思想影响深远
明武宗正德丙寅年（1506）	《保生心鉴》刊行，完整记载二十四节气导引术 该书署名铁峰居士。《保生心鉴》一书是在《圣贤保修通鉴》一书的基础上，以时间为顺序，参考《素问》《灵枢》《运气论奥》《救命索》《心印紺珠经》《十四经发挥》等众多医经，查漏补缺，并绘制了插图，精心编撰而成
明万历辛卯年（1591）	《遵生八笺》成书，据该书记载，二十四节气导引法为陈希夷所创。称为陈希夷导引坐功图 高濂，字深甫，号瑞南道人，浙江钱塘（今杭州）人，是明代著名戏曲家，同时通医理，兴趣广泛，对诗文、琴棋书画，以及茶、香、花等皆喜，而且藏书甚丰。《遵生八笺》正是他博览群书，汇聚经典编纂而成

续表

时间	重要事件
明清之际 （17世纪初）	《万育仙书》成书，该书完整的记载了二十四节气导引术。该书由曹无极辑校，曹无极，字若水，金沙人 卷上署名为：金沙曹无极若水氏订定，古杭张文启开之氏、陆嘉谷穗三氏同参；卷下署名为：金沙曹无极若水甫手辑，古杭陆嘉谷穗三、古越陆堃天臣氏参阅 明末清初医学家、养生家，余不详。天爵堂主人陆嘉谷（穗三）在《万育仙书跋》中曾写到：“曹子若水先生，身体力行，内莹外澈，其信心明悟处必谘异人异书，湛潜印证，笔之简端，著有成册” 该书分上下两卷，上卷育儿，下卷养生。下卷所论养生，注重导引的治疗作用。治疾与养生相结合，药物与气功相结合的养生学特点。全卷图文并茂，形象生动，易学易记。所授功法，简便实用，有病却病，无病养寿 据师传所授青城派嫡传《万寿仙书钞本》所载，曹无极真人系青城派金莲正宗传人
明清之际	《万寿仙书》成书 署名明代罗洪先先生秘传、清代金沙曹若水先生增辑 明清之际一部著名的中医养生奇书。由于该书内容丰富、理法方药兼备，并且简便实用、图文并茂，所以一经刊出即受到人们的广泛关注和喜爱，在中医界、养生界及道教界等流传广泛、影响深远，直至今天。罗洪先还根据师传辑录有《卫生真诀》一书流传后世
清乾隆年间 （1792年）	《四库全书》记载了二十四节气导引术 《四库全书》全称《钦定四库全书》，是清代乾隆时期编修的大型丛书。在清高宗乾隆帝的主持下，由纪昀等360多位高官、学者编撰，3800多人抄写，耗时十三年编成。分经、史、子、集四部，故名“四库”。据文津阁藏本，共收录3462种图书，共计79338卷，36000余册，约八亿字
清光绪十六年（1890年）	《中外卫生要旨》收录二十四节气导引术 清代郑官应（字陶斋）编著的一部养生类中医著作，共4卷。卷一引述历代名医、养生家养生要论；卷二择要列述泰西名医海德兰氏诸医书中的保健论说、日常调摄；卷三分述十五类常用食物之性味、功用及配合宜忌；卷四载二十四节气导引法、易筋经、八段锦、陈希夷睡功等图说，其图象文字多采自《陆地仙经》《卫生要术》 《中外卫生要旨》是中医养生和西医养生内容兼有的养生著作，作为第一部引进西洋保健内容的中医养生书籍，对于我国养生学的意义不容忽视。书中辑录了丰富的中医养生知识，征引文献丰富。通过研究其中医的养生思想，进而总结其思想特点，有助于人们了解掌握中医养生的方法，并正确地把这些养生知识运用到生活中，有一定的积极意义

续表

时间	重要事件
清代	《万寿仙书钞本》形成 《万寿仙书》在四川青城山少数丹道家内部秘密流传朱砂抄本，在很多内容、细节、系统、运用等方面都远远超出了坊间流传的《万寿仙书》，并进一步融入了青城派丹道医药、导引养生学的内容，从而形成了独有的、特色的青城嫡传《万寿仙书钞本》 青城山，位于中国西南部四川省，历史悠久，文化底蕴十分深厚，可谓人杰地灵、名士辈出。尤其是作为中国道教的发祥地，在中国道教史上有着重要的意义与独特的地位，正如唐·钱起诗云："蜀山西南千万重，仙经最说青城峰。"此外，青城山在中医、导引、养生、武术等方面，更是独树一帜"青城派"的发源地与祖庭
1895年	英国德贞 (J·Dudgeon) 将二十四节气导引术翻译成英文而开始在海外传播 德贞，字子固，一位来自苏格兰格拉斯哥的伟大人物，他的生命轨迹犹如星辰般闪耀。1862 年，他获英国格拉斯哥大学外科学硕士学位，踏入医学的殿堂。随后的一年，他奉伦敦会之命，跨越重洋来到中国，将医疗与传教融合于一身。德贞不仅精通医术，更是一位文化使者。他的手中，那把柳叶刀，既是医者的神奇工具，更是心灵的钥匙，解开了中华儿女对外来文化的戒备心房。清廷显贵敞开了门扉，他们迎接着德贞，迎接着西方的先进理念。德贞于北京创下壮丽的华章——双旗杆医院，那里不仅有先进的医疗设施，更有他悬壶济世的医德。他如同一位现代仁者，挽救了无数的生命，化解了无数的痛苦，将绝望变为希望。如今，双旗杆上的旗帜仍在风中飘扬，它见证了德贞的丰功伟绩。他是医者的楷模，更是人格的光辉
20 世纪初	赵炼师得青城嫡传《万寿仙书钞本》系统传承，并全面继承了青城嫡传中医学、养生学、导引学思想 对二十四节气中医导引养生法，以及与之密切相关的毒龙丹二十四候炼制、服用法非常精通
1930年	青城赵炼师将青城《万寿仙书》学术思想体系传于周潜川 周潜川（1907—1971 年），四川威远人。原山西省中医研究所名老中医，当代丹医大师、气功养生大师，峨眉丹医养生学派第十二代传人，青城嫡传《万寿仙书钞本》的重要传承人 出生于书香门第，自幼学习诸子百家、经史典籍、诗词歌赋等。早年从军，后因病离职，专门学医

续表

时间	重要事件
1958年	周潜川受聘于山西省中医研究所，从事中医临床及中医基础理论等的研究，并率先开展了导引疗法、食饵疗法、“南药北移”、丹医丹药及民间草药的临床运用与研究等多项工作。生前著有《气功药饵疗法与救治偏差手术》《气功疗法峨眉十二庄释密》《峨眉天罡指穴法》《农村医药卅门》等著作
20世纪五六十年代	徐一贯（1914—2013年），因病与周潜川先生相识、相知，后二人交往甚密、互为师友。徐老家学渊源，又承丹道秘传，大隐于世、躬身实修数十年，于丹道炼养之学造诣尤深，故能以带病之身起修，而终获健康百岁高龄。徐老当年曾协助青城嫡传《万寿仙书钞本》的整理及油印工作，现今我们所传承的《万寿仙书钞本》原本亦是徐老珍藏多年而传授给其弟子张明亮先生的
1959—1963年	杨凯（1926—2008年），山西沁源人。周潜川先生两名“研究生”之一、入室弟子，杨氏家传中医第五代、原山西建设机械厂医院院长、主任医师、名老中医、临床中医药家 李国章（1934—2016年），河北易县人。周潜川先生两名“研究生”之一、入室弟子，中医世家、原山西省中医研究所副所长、主任医师、名老中医、中医血液病专家 杨凯、李国章二师，于1959年山西医学院毕业后，被医学院推荐为首批“西医学习中医”的“研究生”，选派到山西省中医研究所投入周潜川先生等名老中医门下，学习和继承名老中医的学术思想与经验。二师当年除了每日随师门诊治病、学医练功、整理医案之外，也曾随周先生一起上峨眉、访名师、寻草药、炼丹药，亦曾随师外出各地讲学治病等。周潜川先生的《气功药饵疗法与救治偏差手术》《峨眉十二庄释密》《峨眉天罡指穴法》等代表性著作，以及《养生学讲习班讲义》《养生学问答》《峨眉草药简辑》《玄门大小丹药》等内部课徒资料，二师均参与了整理、编辑、校对等大量工作，故深得周师之真传
1980—1990年	张明亮自幼学医、习练导引术，得到徐一贯、李正修、释寂度、杨凯、李国章、周巢父等十多位老师的传授，系统集成青城嫡传《万寿仙书钞本》学术思想 获得青城嫡传《万寿仙书钞本》的传承之后，数十年如一日，不仅勤修实证，而且广阅经藏、四处访师，对《万寿仙书钞本》进行了多种刊本的比对，逐篇整理、逐字校对，重新厘订并整理出了目前最为完整的青城嫡传《万寿仙书钞本》

续表

时间	重要事件
1991—2000 年	张明亮在《万寿仙书钞本——四时坐功却病图诀》基础上，全面、系统地整理二十四节气导引法，从古籍文献的校释、语译、动作路线还原、要领提炼、功用阐释，到图谱绘制、祛病原理解读、与节气关系等逐一详细挖掘整理 并开展传承人培养工作，主要学生有姬文君、李红梅、张继虎、代金刚等
2001—2009 年	完成“二十四节气导引术”规范化研究，并拍摄二十四节气导引法教学、演示视频，编写内部教材。将青城嫡传《万寿仙书钞本》学术思想用于国家体育总局健身气功·六字诀、易筋经、十二段锦等功法编创 在北京中医药大学、北京体育大学授课，讲解“丹道中医”“师怀堂新九针”“中医导引术”等内容，深受学生喜爱
2010 年	1 月，张明亮在师传及多年练功实践的基础上，与其弟子姬文君等完成“二十四节气导引术”功法挖掘整理及规范化、标准化研究 2 月，白呼格吉乐图为张明亮完成“二十四节气导引术”古图彩色版的重新绘制 7 月，峨眉养生日本研修团来华学习，在五岳之一的西岳华山，张明亮首次给日本学员讲授了“二十四节气导引术” 10 月，张明亮应邀赴法国讲学期间，开始为法国学生讲授“二十四节气导引术”
2011年	1 月，张明亮专程赴广东珠海录制“二十四节气导引术”等功法演示及教学视频 6 月，张明亮著“气脉内景导引术峨眉珍藏系列——青城派二十四节气导引术”（内部教材）分春、夏、秋、冬四册彩色画册印刷成册，并在国内外开始推广 9 月，峨眉养生瑞士研修团来华学习，在江西景德镇、龙虎山等地，张明亮为瑞士学员讲授了“二十四节气导引术” 12 月，在“2012 年度汉字发布会”上，张明亮偕李云宁、帕纳吉奥提斯·康塔克萨基斯（希腊）、苑中娟、代金刚等，首次通过媒体向国内外爱好者隆重推荐了“二十四节气导引术”，并在现场为大家演示了部分节气导引法 腾讯专题页：http://news.qq.com/zt2011/2012xqs/index.htm 希腊 80 年代撑杆跳高国家冠军及纪录保持者帕纳吉奥提斯·康塔克萨基斯，从 2011 年 12 月开始在希腊讲授“二十四节气导引术”

续表

时间	重要事件
2012年	1月，《中国商界》杂志专访张明亮，并做了题为“2012:二十四节气养生术——应天地之运、顺四时之气 做天人合一的智者”“二十四节气与养生”专题报道 2月，2012年首期春季养生研修班在北京举行 8月，张明亮、代金刚在《家庭中医药》杂志连载节气养生系列，发表《处暑时节话养生》，专文介绍了“二十四节气导引术” 10月,《中国保健营养》杂志刊发了《24节气养生图谱》《静下来 感受四季》等,对“二十四节气导引术”进行了大幅介绍。法国《CHINEPLUS》杂志对张明亮进行专访，并分四期连续介绍了春、夏、秋、冬四季养生与“二十四节气导引术”
2013年	代金刚在中国中医科学院与中央电视台《健康之路》共同主办的“24节气养生”系列节目中，比较系统地介绍了“二十四节气导引术”。每个节气当天播出一集，共24集 陆续与《生命时报》《大众医学》等媒体开展合作，开始连续为读者介绍“二十四节气导引术”
2014年	4月，张明亮编著的《二十四节气导引养生法——中医的时间智慧》一书由人民卫生出版社出版发行 8月，代金刚博士参与拍摄中央电视台中文国际频道“四季中国”宣传片，并在片中演示了“二十四节气导引术”。该宣传片在CCTV-4亚洲、欧洲、美洲频道重复播出达一年 6月，张明亮赴法国、瑞士等地开设中医导引三年制培训班，开始了“二十四节气导引术”的系统教学及师资培训 9月，由代金刚主讲的“二十四节气导引术”成为了北京市中医管理局西学中高级研修班的学习内容
2015年	1月，《北京晨报》开始对“二十四节气导引术”进行连载 2月，代金刚因推广“二十四节气导引术”，荣获由健康时报、北京大学、清华大学、复旦大学联合评选的“健康中国年度风尚人物” 4月，《中国中医药报》开始对“二十四节气导引术”进行连载 9月，“二十四节气导引术”作为中国中医科学院研究生班的学习内容 12月，《二十四节气导引养生法——中医的时间智慧》一书入选国家新闻出版广电总局“首届向全国推荐中华优秀传统文化普及图书”

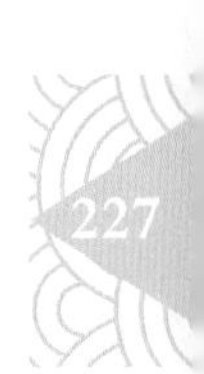

续表

时间	重要事件
2016年	2月，代金刚在北京东城区第一图书馆开始每月一期题为“中医导引养生”的系列讲座，其中包括“二十四节气导引术”的相关内容 4月，张明亮应日本峨眉养生文化研修院的邀请，开始在日本举办“二十四节气导引术”专项师资研修班，为期三年 12月，“二十四节气导引术”选入中国中医科学院研究生特色教材《中医导引养生学》，该书于12月由人民卫生出版社出版 12月，山西大学体育学院李金龙教授将“二十四节气导引术”与传统体育结合起来，开设相关课程
2017年	1月，代金刚应邀在太湖世界文化论坛岐黄国医外国政要体验中心，为多国政要等表演、讲授“二十四节气导引术” 1月，代金刚在中央电视台健康之路主讲“顺时养出健康来”系列节目，介绍“二十四节气导引术”及相关的养生理论与方法，反响热烈 6月，张明亮编著《二十四节气导引养生法——中医的时间智慧》（彩图视频版）一书由人民卫生出版社出版发行 7月，代金刚参加国务院侨办组织的亲情中华代表团，到蒙古、日本推广和讲解二十四节气导引法 9月，李云宁开始在中国香港《中医生活》杂志连载二十四节气导引术 10月，北京王府中西医结合医院王颖辉副主任医师将“二十四节气导引术”用于养生治未病和慢病康复
2018年	4月，田文彬为张明亮《图说二十四节气导引术》绘制Q版漫画插图完成 5月，代金刚在中央电视台健康之路主讲“练通气血不生病”系列节目，推广节气导引养生法，中央电视台科教频道专门制作小程序，对节目进行广泛宣传。并组织了习练节气导引法、赠送相关书籍活动，深受观众喜爱 5月，张明亮副主编、代金刚参编的《时间智慧——24节气巧养生》一书在西安交通大学出版社出版 7月，张明亮应日本峨眉养生文化研修院的邀请，对从2016年开始参加师资培训班的学员举办了“二十四节气导引术”专项师资研修提高班 9月，张明亮著《图说二十四节气导引养生法》一书由人民卫生出版社出版发行 12月，张明亮应日本峨眉养生文化研修院的邀请，对近几年来连续参加系列培训的学员，进行了“二十四节气导引术”普及协力指导员的资格培训，又经严格的认证考核，最终有25名学员获得了首批资格认证

续表

时间	重要事件
2019年	1月，李云宁在中国香港举办“二十四节气导引术”课程，每月进行一次，为期一年 3月，张明亮·中医导引三年制专修班（20人）开始上课，学期三年，每年4次，每次5天。“二十四节气导引术”为重要的学修内容之一 4月，加拿大陈素军专程到太原学习峨眉导引养生及二十四节气导引术，随后逐步开始在加拿大进行普及推广 6月，代金刚应文化旅游部公派到新西兰讲解二十四节气导引养生法 8月，张明亮应瑞士道教协会及养生文化中心邀请，赴瑞士讲授“二十四节气导引术”及峨眉导引养生 9月，张明亮应邀赴日本讲解二十四节气导引养生法，并开设学习班
2020年	2月，从立春节气起，在北京黄亭中医药研究院微信公众号上连载张明亮近年来“二十四节气导引术”的演示及讲解视频，配合新冠疫情期间大家“居家养生与锻炼”的需求，收到了广泛好评 4月，张明亮编著的《二十四节气导引祛病图诀》正式签订出版合同，将于年内由中医古籍出版社出版发行 5月，“四时中国·二十四节气导引术”荣获中华中医药学会健康文化精品第2名
2021年	5月，“中医二十四节气导引养生法”入选北京市非物质文化遗产代表作名录 6月，“二十四节气中医导引养生法”入选国家级非物质文化遗产代表作名录
2022年	张明亮多次受邀开展线上直播、授课，主讲“二十四节气导引术与健康”相关主题，助力疫情防控 9月，代金刚受邀参加中国国际服务贸易交易会“华人华侨中医药大会”，向全球华人华侨介绍并带领他们习练二十四节气导引术 12月，代金刚受邀参加中非青年志愿服务论坛，向中非青年介绍“二十四节气导引术”和中国文化 12月，青城嫡传《万寿仙书钞本》丹医导引术之一《二十四节气导引术——四时坐功却病图诀》书稿完成，将由人民体育出版社出版

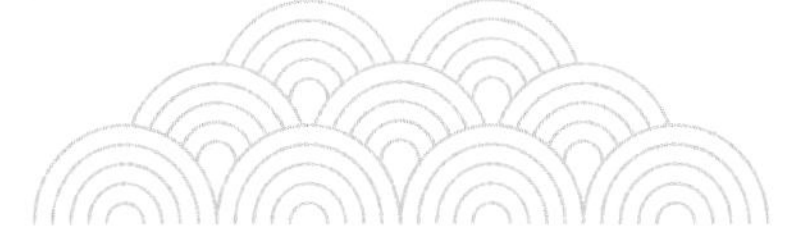

附录二　二十四节气导引术图谱口诀

总 诀

四时坐功，导引成图。

妙术谁传？陈抟老祖。

天人合一，人天共舞。

法于阴阳，和于术数。

二十四气，动静合度。

坐应八方，造化相助。

气脉内景，洞观脏腑。

彻悟妙谛，跻乎仙伍。

宜 忌

二十四式，多从坐起。

清净之所，缓带轻衣。

勿过冷热，勿过饱饥。

心静神安，声收耳底。

面恬目净，均匀呼吸。

散单双盘，各随所宜。

正身端坐，双手覆膝。

何以似之，字中之立。

形伸意静，法参天地。

第一式 立春叠掌按髀式

立春正月初厥阴，少阳三焦相火行。

子丑按髀肩耸引，耳项肩背肘痛宁。

东北起练，两臂抬前。平行相对，后臂平肩。

旋臂叠掌，左地右天。神存何处？中指之尖。

屈臂收掌，至左乳前。掌按髀上，微微耸肩。

收腹提肛，身形端严。转头右视，动至极限。

缓缓回收，头转正前。放松肩臂，气降丹田。

两臂侧伸，如按琴弦。沉肩坠肘，下落还原。

反向导引，其法同前。左右交替，术在斯焉。

第二式 雨水昂头望月式

雨水厥阴正月中，相火三焦少阳通。

子丑偏引望月式，目痛耳聋喉痹松。

东北而起，侧伸左臂。阴掌负阳，侧与肩齐。

目随掌行，指尖存意。转压右掌，掌行目移。

左转颈项，悠悠少息。两尖相对，一线肩鼻。

昂首而瞻，如望月犀。俯首拔背，观海无极。

头颈还原，右转正脊。四十五度，双臂平齐。

似鸟翱翔，目视天际。沉肩坠肘，双手覆膝。

目视下方，自然呼吸。反向导引，其法如一。

左右交错，反复修习。鹤首龙头，妙运玄机。

第三式 惊蛰握固炼气式

惊蛰厥阴二月节，燥金阳明大肠偕。

丑寅握固升丹气，腰膂肺胃苗窍撷。

面东而始，起于小指。四十五度，左右展翅。

握固成拳，安排五指。两臂外旋，屈肘垂直。

拳眼向上，拳心相持。目视前方，略微停滞。

后推两肘，动作依次。收腹扩胸，展肩含之。

收缩颈项，如寒鸡势。提肛缩肾，上方而视。

头颈手臂，还原松弛。两臂前伸，与肩平至。

下颌内收，百会顶支。力达拳面，渊渟岳峙。

屈肘收臂，回归原式。三复其法，收功而止。

第四式 春分排山推掌式

春分二月二少阴，阳明大肠属燥金。

丑寅回头排山掌，益肺调肝阳与阴。

功向东方，侧伸双掌。小指向上，掌与脐当。

顺势外旋，划弧悠长。捧于腹前，掌心向上。

缓缓上托，膻中相望。落肘夹肋，肩前立掌。

展肩扩胸，气布玉堂。沉肩送臂，缓缓推掌。

转颈左顾，气势阳刚。舒腕伸指，目视前方。

沉肩垂肘，收回臂掌。立掌肩前，一如既往。

推掌向前，转顾右方。反向导引，动作如常。

肘开太极，回复阴阳。归元静坐，春分之纲。

第五式 清明开弓射箭式

清明三月少阴看，太阳小肠经水寒。

丑寅挽弓伏龙虎，益肾胃肠腰颈肩。

面向东南，展臂如雁。与肩齐处，竖掌翩翩。

继续上升，力达指尖。仰首搭腕，右后左前。

屈肘收臂，指掌内翻。掌心向内，落于胸前。

右变虎爪，如后拉弦。左掌侧推，指尖向前。

目注左掌，张弓搭箭。指描太极，力贯指尖。

双臂一字，掌心向前。头颈转正，目视天边。

对侧练习，反复三遍。功行圆满，落掌胸前。

分掌侧伸，渐至平肩。沉肩坠肘，次第还原。

第六式 谷雨托掌须弥式

谷雨少阴三月明，寒水太阳小肠经。

丑寅托举须弥掌，疏肝和胃热痛停。

须弥之山，壮哉阳刚。坐向东南，右起两掌。

左阳右阴，乳下偎傍。头颈右转，目顾指上。

左掌内翻，贴乳下方。右立须弥，意在指掌。

上举右臂，左视泱泱。势定神凝，气象昂扬。

徐徐吐气，外翻左掌。右臂缓落，侧伸立掌。

目与掌随，悠悠相傍。舒腕伸指，侧平身旁。

还原再起，反向三章。谷雨导引，以此为尚。

第七式 立夏足运太极式

立夏四月少阴主，厥阴心包络风木。

寅卯掣膝运两足，腋肿手热湿滞除。

面向东南，两腿前出。膝上覆手，胸含脊竖。

右腿屈膝，自然踏足。左继盘屈，踵会阴处。

十指交叉，右膝少驻。抱膝至胸，足下空无。

微收下颌，拔伸脊柱。右足翕张，上勾下努。

各自略停，如此三复。右上左下，划圆三度。

反向施为，亦合其数。内外太极，谁知妙处？

松手落脚，伸腿如故。如起势时，左右交互。

第八式 小满单臂托举式

小满四月少阳三，厥阴心包风木焉。

寅卯正坐按托举，胸胁支满心憺憺。

面向东南，盘腿为起。展肘鼓翼，掌按双膝。
右掌上穿，前经躯体。顶上托举，气满天地。
松肩坠肘，动作迤逦。旋臂转掌，下落经体。
右掌还原，扶按右膝。目视前方，调理呼吸。
易右为左，如前修习。左右轮流，三番一毕。
伸臂展翼，与肩平齐。沉肩坠肘，还原归一。

第九式 芒种掌托天门式

芒种五月属少阳，手少阴心君火当。

寅卯正立掌托天，腰肾心胁消渴藏。

两脚并拢，面南站立。头正颈直，含胸竖脊。
向左开步，两臂平起。中指引领，立掌须弥。
力达掌根，排山通臂。掌托天门，脚跟缓提。
百会上顶，目视大地。双足平踏，掌留云霓。
两臂外旋，舒缓莫急。指尖向后，仰首天际。
掌带臂平，颈正头屹。两臂下落，收足并立。
反向练习，三复可矣。南方丙火，合此节气。

第十式 夏至手足争力式

夏至少阳五月中，手少阴心君火工。

寅卯手足相争力，风湿积滞诸痛松。

平坐向南，含胸竖脊。意存掌心，熨烫双膝。

右膝屈隆，脚踏实地。交叉十指，抱右足底。

上蹬右足，带掌而起。收回右腿，臂掌用力。

手足相争，矛盾太极。三复此法，通经行气。

松手舒脚，还原稍息。以左易右，对侧修习。

不求蹬直，但重适宜。屈伸松紧，妙得玄机。

第十一式 小暑翘足舒筋式

小暑六月少阳主，手太阴肺配湿土。

丑寅屈伸翘足式，除湿健脾利腿足。

西南为起，危坐调息。下颌内收，含胸竖脊。

百会上顶，身成跪立。两足勾回，脚尖着力。

重心左移，右脚踏地。坐左脚跟，十指拄地。

提起右腿，缓缓前踢。绷直足尖，体会气机。

脚尖内勾，足踵用力。勾而复伸，三匝练习。

还收右脚，平正踏地。直立起身，回归跪立。

坐双足跟，两手覆膝。对侧而为，其法如一。

第十二式 大暑踞地虎视式

大暑六月太阴四，手太阴肺湿土时。

丑寅踞地如虎视，头项胸背风毒止。

大暑时节，西南当令。盘坐巍巍，心平气静。

两臂侧伸，小指引领。握拳拄地，顶劲虚灵。

昂头伸腰，抬颌努睛。目视苍穹，气定神凝。

左后转颈，尾闾随行。摇头摆尾，动作略停。

头部回转，势如前行。抬头掉尾，目视苍冥。

左右反复，三匝为盈。正身还原，体松心静。

第十三式 立秋缩身拱背式

立秋太阴七月工，足少阳胆相火通。

丑寅缩身复拱背，补虚益损肺肾中。

起于西南，危坐正身。俯身平脊，托地前伸。

呼气拱背，收腹缩身。浊气吐尽，屏息凝神。

腰背平直，头尾对抻。拔脊竖项，劲提耳根。

抬头掉尾，节节拔伸。吸气充身，屏息凝神。

三复其法，有条不紊。重心后移，坐于足跟。

收掌舒脊，危坐正身。目视下方，调息凝神。

第十四式 处暑反捶背脊式

处暑七月太阴看，时配相火少阳胆。

丑寅反手捶背脊，主治骨痛又咳喘。

处暑盘坐，西南为初。两臂侧伸，向后划弧。

双握空拳，眼贴骶骨。俯身向前，拳护脊柱。

轻轻捶打，如将琴抚。自下而上，转体左顾。

头身转正，捶打变术。自上而下，直至骶骨。

双拳捶打，力量匀布。节奏韵律，怡然适度。

反向施为，动作如故。左右连贯，三遍其复。

头身转正，还归本初。静观片刻，气行脉注。

第十五式 白露正身旋脊式

白露八月四太阴，足阳明胃配燥金。

丑寅按膝转头引，腰脊疰痺待气临。

白露开端，西向而盘。肘翻掌旋，膝上掌安。

头身左转，极处略耽。百会尾闾，天柱伸展。

节节拔伸，脊柱龙蟠。回复中正，稳坐如磐。

反向施为，阴阳相参。再归中正，一番圆满。

三番周流，妙契自然。掌臂外转，指尖向前。

两臂侧伸，平肩下按。沉肩坠肘，舒指松腕。

次第有序，下落还原。调理脊督，祛病除患。

第十六式 秋分掩耳侧倾式

秋分八月五阳明，时配燥金胃脉行。

丑寅掩耳左右侧，腰胁除风湿滞灵。

坐向正西，两臂前起。掌心相对，与肩同齐。

屈肘掩耳，十指枕际。开肘夹背，扩胸竖脊。

头身左转，务至其极。左上伸胁，侧身极力。

直身还原，脊柱正立。反向施为，连贯如仪。

三周其复，条畅气机。蓦然松掌，訇然耳际。

古称拔耳，动作迅疾。臂掌前伸，平行侧立。

缓缓斜分，掌心向地。蛇行蛹动，还原初起。

第十七式 寒露托掌观天式

寒露阳明九月当，太阳寒水属膀胱。

丑寅观天托两掌，除风寒痛痔疟狂。

寒露肃降，当知其止。西北为始，盘坐澄思。

胸前合掌，目视中指。渐开指尖，顺序谨持。

中食无名，大小依次。如莲绽放，掌根接之。

两掌上托，仰首上视。问天之势，稍作停止。

顶上合掌，火焰之势。下颌内收，百会上支。

屈肘收臂，胸前合十。头颈还原，面平视直。

如前施为，三复诸式。掌臂还原，松静自知。

第十八式 霜降两手攀足式

霜降九月阳明五，寒水太阳膀胱属。

丑寅俯身攀足式，除风祛湿骨肾补。

西北起术，平坐脊竖。伸腿贴地，掌将膝护。

侧伸两臂，劳宫后吐。俯身向前，双手攀足。

捏持足趾，一二其数。向内拉伸，足尖勾鼓。

抬头伸腰，上视双目。头颈还原，尽力前俯。

两手回复，攀握两足。足尖向前，力到极处。

循序渐进，分寸适度。反复修习，还原如故。

滋养肝肾，调理任督。强健腰腿，入冬基础。

第十九式 立冬挽肘侧推式

立冬十月五阳明，足厥阴肝风木行。

丑寅挽肘侧推式，胸胁积滞耳目清。

立冬盘坐，西北起练。右掌划弧，缓经体前。

贴于左肘，势如落雁。左臂运动，且上且前。

与肩水平，掌背向天。旋臂转掌，身亦随焉。

左右屈肘，立掌肩前。行云流水，躯干右旋。

右前排山，头颈左转。伸指舒腕，气沉丹田。

两臂侧开，头身正前。沉肩坠肘，臂掌还原。

反向操作，方法同前。水火既济，太极寓焉。

第二十式 小雪蛇行蛹动式

小雪十月太阳终，足厥阴肝木风通。

丑寅挽肘蛹动式，补心却在益肾中。

曰面西北，盘坐巍巍。右掌弧形，体前斜飞。

掌心轻落，熨贴肘内。左臂前伸，千军可挥。

剑诀森森，势不可违。弹指成掌，力达气随。

臂肘腕掌，与指波随。蛇行蚕蛹，节节相催。

消耸粘连，三复而回。沉肩坠肘，腕指绽蕾。

两臂侧平，肩沉肘坠。对侧修习，依法施为。

三周三复，还原返归。剑诀之势，用法精微。

第二十一式 大雪活步通臂式

大雪十一月太阳，足厥阴肝风木当。

子丑活步兼通臂，交通心肾腰腿康。

大雪行功，与众不同。朝向正北，正立如松。

向左开步，两臂升空。左右伸展，高与肩同。

右脚插步，左肩催动。如波相随，节节贯通。

再开左脚，一字须工。左右立掌，排山势雄。

伸指平掌，一字正中。左脚盖步，右肩臂通。

右脚开步，再与一重。两臂下落，左脚收拢。

再开右步，反向用功。三阴三阳，手上行虹。

第二十二式 冬至升嘶降嘿式

冬至太阳月十一，足少阴肾君火依。

子丑升嘶降嘿式，通经活络壮丹气。

冬至导引，心肾相交。面北而起，平坐直腰。

张开十指，势成鹰爪。中指不动，其余护绕。

屈指内扣，继变虎爪。抓扣两膝，嘶气提高。

两腿屈膝，胸前渐靠。收腹提肛，耳根上挑。

拔伸脊柱，内外协调。转掌旋按，平伸腿脚。

嘿字壮气，同步而啸。鹰虎在膝，体会精妙。

三行其术，还原功了。先天后天，融气浩浩。

第二十三式 小寒只手擎天式

小寒十二太阳主，足太阴脾配湿土。

子丑托按若擎天，脘腹胀满除泻注。

小寒时节，助阳而练。面向东北，盘坐为先。

伸臂划弧，掌偎腰间。右掌左穿，略高于肩。

身随左转，脊柱拔旋。中指引领，余处随焉。

右臂上举，只手擎天。左掌按地，覆于腿前。

目视右掌，两臂相牵。右降左随，捧掌腹前。

侧伸两臂，下落还原。手按两膝，呼吸自然。

反向修习，其法如前。三周其复，功满行圆。

第二十四式 大寒单腿地支式

大寒十二月厥阴，脾足太阴湿土行。

子丑单腿地支式，腰腿强健腹肠鸣。

大寒之功，其术为奇。东北而起，跪坐如仪。

百会上顶，渐变跪立。右移重心，左脚踏地。

身躯后仰，双掌按地。提膝抬腿，左脚前踢。

力勾足尖，翘剪略息。屈膝收腿，至于胸齐。

伸膝伸腿，足踵用力。屈伸之间，反复修习。

还收左腿，下落踏地。前移重心，双手缓起。

左腿取回，直身跪立。反向施为，三复为宜。

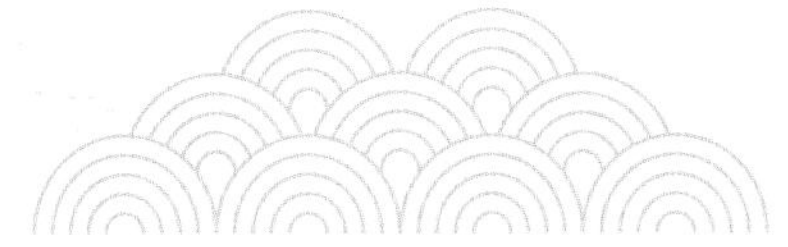

附录三　二十四节气导引术领功口令词

二十四节气导引术

立春叠掌按髀式

正身端坐，调匀呼吸。

两臂前起，掌心相对，至于肩平。

叠掌、屈肘、收臂，

缓缓下按，

耸肩，

向右转头，

略停，

转正，

松肩，

两臂侧伸，

沉肩、坠肘、松腕、舒指。

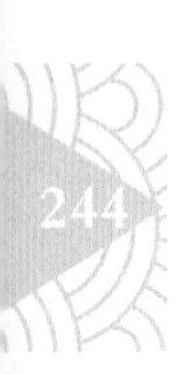

对侧练习：

中指带动，两臂前起，

叠掌，

屈肘、收臂，

缓缓下按，

耸肩，

左转，

略停，

转正，

松肩，

两臂侧伸，

沉肩、坠肘、松腕、舒指。

调匀呼吸，心静体松。

二十四节气导引术
雨水昂头望月式

正身端坐，调匀呼吸。

左臂侧起，

转头，目视左掌，

左手划弧，

目视左手，

扶按右手，

向左转头，

昂头望月，略停，

俯身观海，略停，

头还原，

转正，

两手松开，侧伸，

沉肩、坠肘、松腕、舒指。

调匀呼吸，心静体松。

对侧练习：

右臂侧起，

向右转头，

右手向左划弧，

目视右手，

扶按左手，

转头，

昂头望月，

低头，俯身观海

还原，

转正，

两手侧身，

沉肩、坠肘、松腕、舒指。

调匀呼吸，心静体松。

二十四节气导引术
惊蛰握固炼气式

正身端坐，调匀呼吸。

两臂侧起，约与肩平，

握固，

旋臂，

收臂，

置于腰间，

展肩、扩胸、缩项、略停，

顶百会，两拳前伸，略停，

屈肘收臂，

再次展肩、扩胸、缩项，目视前上方，

顶百会，两臂前伸，充分拉伸，

屈肘收臂，

两手伸开，侧伸，

沉肩、坠肘、松腕、舒指。

调匀呼吸，心静体松。

二十四节气导引术
春分排山推掌式

正身端坐，调匀呼吸。

两臂侧伸，掌心向后，

两手捧掌，

两掌缓缓上托，

落肘、夹肋，立掌肩前，

展肩扩胸，缓缓推掌，

头颈左转，略停，

舒腕伸指，头转正，

沉肩坠肘，臂掌收回，

立掌，

展肩扩胸，推，

头向右转，略停，

舒腕伸指，头转正，

沉肩坠肘，退如海水还潮，

立掌，抬肘，

两手下按至肚脐前，

两臂侧伸，

沉肩、坠肘、松腕、舒指。

调匀呼吸，心静体松。

二十四节气导引术

清明开弓射箭式

正身端坐，调匀呼吸。

两臂向左右伸展，

两臂向上伸展，手腕交叉，左手在前，右手在后，

屈肘、两手在胸前交叉，

向左开弓射箭，

目视左侧，

右手侧伸，两臂伸平，

头转正。

对侧练习：

两臂向上伸展，手腕交叉，右手在前，左手在后，

屈肘、两手在胸前交叉，

向右开弓射箭，

目视右侧，

左手画弧，侧伸，十指远伸，头转正。

重复练习：

两臂向上伸展，手腕交叉，

屈肘收掌于胸前，

两臂侧伸，沉肩、坠肘、松腕、舒指。

调匀呼吸，心静体松。

二十四节气导引术

谷雨托掌须弥式

正身端坐，调匀呼吸。

两掌右起，头向右转，

左掌贴于右胸，

右掌立掌，“须弥掌”，外撑，

右臂上举，头向左转，对拔拉伸，

转左掌掌心向上，

右臂侧伸，头向右转，

右掌舒腕伸指，两臂下落，左右侧伸，至于肩平，

沉肩、坠肘、松腕、舒指。

调匀呼吸，心静体松。

对侧练习：

两掌左起，头向左转，

右掌贴于左胸，

左掌立掌，“须弥掌”，外撑，

左臂上举，头向右转，对拔拉伸，

转右掌掌心向上，

左臂侧伸、下落，保持立掌，头向左转，

左掌舒腕伸指，

两臂下落，左右侧伸，至于肩平，

沉肩、坠肘、松腕、舒指。

调匀呼吸，心静体松。

二十四节气导引术

立夏足运太极式

正身平坐，调匀呼吸。

两手覆按两膝，

右腿屈膝，脚掌踏地，

左腿自然盘屈，

两手十指交叉，抱膝，

脚掌离地，

下颌微收、百会上提，

右脚尖向上勾，向下点。再向上，体会小腿后侧和脚跟的拉伸。向下，

体会小腿前面和脚背的拉伸。向上，向下，

右脚大趾带动，

向外、上、内、下环绕，

第二次，足运太极，第三次。

反方向：

脚尖带动向内、上、外、下环绕，

二、三，速度慢，幅度大，

右脚放松、踏地，

两手松手、伸腿、还原，

调匀呼吸，心静体松。

对侧练习：

左腿屈膝，脚掌踏地，

右腿自然盘屈，

两手十指交叉，抱膝，

脚掌离地，

收下颌、顶百会，

左脚尖向上勾，略停，点，停。再次向上，拉伸小腿后侧。向下，

拉伸小腿前面，

向上、下，

左脚大趾带动，

向外、向上、向内、向下，如此环绕，

第二次，内转太极，第三次，

反方向，外转太极，

左脚大趾向内、上、外、下，环绕，

第二次，第三次，

左脚放松、踏地，

两手松手、动作还原，

两手覆按两膝，

调匀呼吸，心静体松。

二十四节气导引术

小满单臂托举式

正身端坐，调匀呼吸。

肘尖领动，两臂外撑，两手扶按两膝，指尖向内，

臂肘撑圆，

右掌上穿，向上托举，掌心向上，指尖向左，动作略停，

松肩、坠肘，

臂掌顺原路返回，

左掌上穿，向上托举，掌心向上，指尖向右，动作略停，

松肩、坠肘，还原。

第二次：

右手向上穿掌，托举，右掌下落还原，外撑，

左手穿掌向上，托举，掌根向上，下落还原。

第三次：

右手向上，穿掌，托举，下落还原，外撑，

左手向上，穿掌，托举，展肘，左手下落，还原，

两臂向左右侧伸，

沉肩、坠肘、松腕、舒指。

调匀呼吸，心静体松。

二十四节气导引术
芒种掌托天门式

正身站立，调匀呼吸。

左脚开步，两臂侧伸，

十指远伸、两臂呈一字，

立掌，臂上举，提脚跟、伸两胁，掌心向上，

脚跟缓缓下落，两脚踏平，两掌保持向上撑，

仰头、舒胸，略停，

两臂左右伸展，下落，头颈还原，

两臂下落，还原，

左脚收回，并步站立，目视前方，心静体松。

对侧练习：

右脚开步，两臂伸展，侧伸呈一字，

屈腕立掌，臂上举，

脚跟提起，伸两胁，掌心向上，

脚跟缓缓下落，两掌保持上撑，

仰头、舒胸，目视上方，略停，

两臂向左右伸展，头还原，呈一字，

两臂下落，还原，

右脚收回，并步站立，目视前方，心静体松。

二十四节气导引术

夏至手足争力式

正身平坐，调匀呼吸。

右腿屈膝，内收，脚掌踏地，

十指交叉，右脚踏在两掌中间，

右腿用力，向前、向上蹬出，两腿尽量伸直，

两臂用力，右脚拉回，矛盾用力，

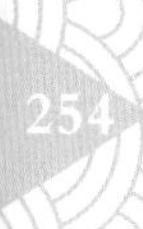

第二次，蹬，拉回，手脚相争，

第三次，蹬出，蹬直，向回拉，体会手脚的矛盾用力，

两手松开，右腿伸直，调匀呼吸。

对侧练习：

左腿屈膝，脚掌踏地，

十指交叉，左脚踏在两掌中间，

左腿用力，向前、向上蹬出，蹬直，

两臂用力向回拉，手脚矛盾用力，

蹬，拉，

第三次，蹬出，蹬直，拉回，体会手脚相争，

两手松开，左腿伸直，

两手扶按双膝，调匀呼吸，思想安静，全身放松。

二十四节气导引术

小暑翘足舒筋式

正身跪坐，调匀呼吸。

收下颌、顶百会，身体跪立，

脚尖内勾，右脚前踏，

重心后移，坐于左脚，两手拄地，

右脚踢出，脚尖绷直，

向回勾，伸出，

再勾回，前伸，

勾，伸，

右腿收回，踏地，

左脚放平，右腿收回，后坐还原。

对侧练习：

收下颌、顶百会，呈跪立姿势，

脚尖内勾，左脚前踏，

重心后移，坐于右脚，两手下落，十指拄地，

左脚踢出，脚尖绷直，

向回勾，伸，

再勾，伸，

勾，伸，

左腿收回，踏地，

右脚放平，呈跪立姿势，后坐还原，

调匀呼吸，思想安静，全身放松。

二十四节气导引术

大暑踞地虎视式

正身端坐，调匀呼吸。

两臂侧伸，

向前划弧，两手握拳，

身体前俯，两拳拄地，

下颌带动，抬头，伸腰，目视前上方，

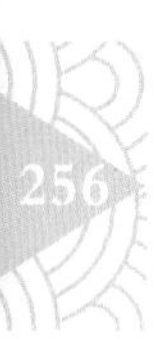

向左转头，转回，目视前上方，

再向右转头，转回。

第二次：

向左，目视左后方，转回，

向右，目视右后方。

第三次：

向左，移到中间，向右，拉伸颈部、腰部、脊柱，

下颌收回，百会上提，

两拳离地，两臂侧伸，

沉肩、坠肘、松腕、舒指。

调匀呼吸，心静体松。

二十四节气导引术
立秋缩身拱背式

正身跪坐，调匀呼吸。

俯身、两掌触地，前伸，

重心前移，上身与地面相平，

后背向上拱起，收腹凹胸，

头及尾闾内收，

放平，百会向前、尾闾向后，伸平。

反方向：

头、尾闾向上伸展，胸腹向下，目视前上，

放松，伸平，

拱背，体会后背、项部的伸展，放平，

抬头、塌腰，体会颈部、身体前面的伸展，放平，

调匀呼吸，随着呼气拱背，动作略停，放平，自然呼吸，

缓缓吸气抬头，尾闾上翘，塌腰，放平，

重心后移，跪坐，目视前下方，

调匀呼吸，思想安静，全身放松。

二十四节气导引术

处暑反捶背脊式

正身端坐，调匀呼吸。

两臂侧伸，掌心向后，

两手握空拳，向后划弧，置于腰骶部，

两拳自下而上捶打，身体缓缓前倾，

向左转头，保持捶打，

转正，自上而下捶打，至腰骶部，

右侧，自下而上，

向右转头，保持敲击，

转正，自上而下，敲击至腰骶部。

第二次：

自下而上，向左转头，保持敲击，

转正，自上而下，至腰骶部，

右侧，自下而上，右转，保持敲击，

转正，自上而下，至腰骶部。

第三次：

自下而上，左转，保持敲击，

转正，自上而下，至腰骶部，

向上，身体前倾，右转头，保持敲击，

转正，自上而下，至腰骶部，

两拳松开，两臂侧伸，掌心向下，

沉肩、坠肘、松腕、舒指。

动作还原，呼吸调匀，心静体松。

二十四节气导引术
白露正身旋脊式

正身端坐，调匀呼吸。

两掌扶按两膝，

肘尖外撑，两肩松沉，

头颈左转，略停，

转正，

右转，保持百会上顶，转正，重复三次。

第二次：

向左，回正，向右，保持两肘外撑，上下左右伸展，转正。

第三次：

向左，向前，向右，百会上顶，转正，

两臂侧伸，掌心向下，

沉肩、坠肘、松腕、舒指。

调匀呼吸，心静体松。

二十四节气导引术

秋分掩耳侧倾式

正身端坐，调匀呼吸。

两臂前起，内收，掩耳，

两肘外展，掌心捂住耳，

肘尖带动，身体左旋，

向右侧弯，直起，转正，

右旋，向左弯，略停，

直起，转正。

第二次：

左旋，侧倾，转正，

右旋，侧倾，转正，

向左，侧倾，转正，

向右，侧倾，起身，转正，

两掌拔耳，两臂侧伸，

沉肩、坠肘、松腕、舒指。

还原，调匀呼吸，心静体松。

二十四节气导引术

寒露托掌观天式

正身端坐，调匀呼吸。

两手在胸前合掌，略停，

两手中指打开，

食指、无名指打开，

小指、大指打开，

如绽放的花朵，

向上托举，

两臂向上伸展，头颈后仰，

合掌，收下颌、百会上顶，

屈肘收臂，

两手收回至胸前。

重复练习：

两手中指打开，

食指、无名指、小指、大指，

上托，两臂向上伸展，

整个身体如绽放的花朵，

两手在头上方合掌，收下颌、顶百会，

两手下拉至胸前，

手指依次打开，如莲绽放，

掌根上托，两臂伸展，拥抱自然，

两手合掌，下颌内收，头上顶，

两手用力下拉至胸前，

两臂侧伸，沉肩、坠肘、松腕、还原。

调匀呼吸，心静体松。

二十四节气导引术

霜降两手攀足式

正身平坐，调匀呼吸。

两臂伸展，

俯身向前，“攀足”，

捏持脚大趾、次趾，向内拉，脚尖内勾，

同时抬头、伸腰，目视前上方，

前俯，握脚，脚尖前伸，略停。

第二次：

捏持脚趾，抬头伸腰，俯身攀足。

第三次：

捏持脚趾，抬头伸腰，目视前上方，俯身攀足，

动作还原，平坐，调匀呼吸，思想安静，全身放松。

二十四节气导引术

立冬挽肘侧推式

正身端坐，调匀呼吸。

右掌划弧，覆按左肘内侧，

左臂前起，掌心向下，指尖向前，

左臂外展，身体左转，

屈肘收臂，肩前立掌，

躯干右旋，右前排山，

向左转头，目视左前方，略停，

指尖前伸，掌心向下，

左臂外展，两臂侧伸，目视前方，

沉肩、坠肘、松腕、舒指。

调匀呼吸，心静体松。

对侧练习：

左掌划弧，覆按右肘内侧，

右臂前起，掌心向下，指尖向前，

右臂外展，身体右转，

屈肘内收，肩前立掌，

躯干左旋，左前排山，

向右转头，目视右前方，对拔拉伸，

指尖前伸，掌心向下，

右臂外开，头颈转正，两臂侧伸，目视前方，

沉肩、坠肘、松腕、舒指。

调匀呼吸，心静体松。

二十四节气导引术

小雪蛇行蛹动式

正身端坐，调匀呼吸。

右掌划弧，覆按左肘内侧，

左臂前起，

起剑诀，略停。

弹指成掌，

左肩催动，左臂、肘、腕、掌、指，逐节伸展。

第二次：

蛇行蛹动。

第三次：

节节贯通，

左掌下落，两臂侧伸，

沉肩、坠肘、松腕、舒指。

调匀呼吸，心静体松。

对侧练习：

左掌划弧，掌心覆按右肘内侧，

右臂前起，起剑诀，略停，

弹指成掌，

右肩催动右臂、肘、腕、掌、指，逐节伸展。

第二次：

蛇行蛹动。

第三次：

节节贯通，

右掌下落，两臂侧伸，

沉肩、坠肘、松腕、舒指。

调匀呼吸，心静体松。

二十四节气导引术
大雪活步通臂式

两脚并拢，自然站立，

向左开步，同时两臂伸展，

右脚向左后“插步”，

右臂内收，头颈左转，左脚向左开步，头颈转正，目视前方，

十指伸展，立掌，略停，远伸，两掌放平，

左脚“盖步”，左臂右伸，头颈右转，

右脚向右开步，两臂侧伸，

头颈转正，目视前方，

两臂下落，还原，左脚收回，

调匀呼吸，思想安静，全身放松。

对侧练习：

向右开步，两臂伸展，成一字，

左脚向右后“插步”，

左臂内收，头颈右转，

右脚向右开步，头颈转正，目视前方，

十指伸展，立掌，略停，

十指远伸，两掌放平，

右脚“盖步”，右臂内收，头颈左转，

左脚向左开步，两臂侧伸，

头颈转正，目视前方，

两臂下落，还原，右脚收回，

调匀呼吸，思想安静，全身放松。

二十四节气导引术

冬至升嘶降嘿式

正身平坐，调匀呼吸。

两手覆按膝盖，

十指张开，成“鹰爪”，屈指内扣成“虎爪”，

抓、扣两膝盖骨，

两腿内收，吸气，

两手变掌，内旋、下按，两腿伸直发“嘿”，

两掌外旋，略停。

第二次：

鹰爪，虎爪，

两腿内收吸气，

两手下按，两腿伸直发“嘿”，

两掌外旋，

还原，正身平坐，

调匀呼吸，思想安静，全身放松。

第三次：

鹰爪，虎爪，

吸气，

下按，

还原，正身平坐，调匀呼吸，思想安静，全身放松。

二十四节气导引术
小寒只手擎天式

正身端坐，调匀呼吸。

两臂侧伸，两掌收于腰间，

右掌“穿出”，身体左转，

左臂内旋，下按，右掌外翻，托举，目视右掌，只手擎天，对拔拉伸，

右臂松肩，下落，左掌收回，

两臂侧伸，

沉肩、坠肘、松腕、舒指。

调匀呼吸，心静体松。

对侧练习：

两臂侧伸，两掌收于腰间，

左掌“穿出”，身体右转，

右臂内旋，左臂外翻，上托，目视左掌，只手擎天，对拔拉伸，

左臂松肩，下落，

右掌收回，两臂侧伸，

沉肩、坠肘、松腕、舒指。

调匀呼吸，心静体松。

二十四节气导引术

大寒单腿地支式

正身跪坐，调匀呼吸。

下颌内收、百会上顶，身成跪立，

左脚踏地，后坐，

两手按地，目视前上方，

左脚前踢，勾左脚，屈腿，蹬出，

再次屈腿，蹬出，屈腿，蹬出，

左腿收回，踏地，

重心前移，左腿收回，后坐还原，

呼吸自然，全身放松。

对侧练习：

下颌内收、百会上顶，身成跪立，

右脚前踏，后移重心，

两手按地，目视前上方，

右脚前踢，勾右脚，屈右腿，蹬出，

内收，蹬出，收回，蹬出，

右腿收回，右脚踏地，

重心前移，右腿收回，

后坐还原，

呼吸自然，全身放松。